Peter Wessely (Hrsg.)

Praktischer Umgang mit Kopf- und Gesichtsschmerzen
Symptomatik, Ätiologie und Therapie

SpringerWienNewYork

Univ.-Prof. Dr. Peter Wessely
Neurologische Universitätsklinik
Währinger Gürtel 18–20, A-1090 Wien

Das Werk ist urheberrechtlich geschützt.
Die dadurch begründeten Rechte, insbesondere die der Übersetzung, des Nachdruckes, der Entnahme von Abbildungen, der Funksendung, der Wiedergabe auf photomechanischem oder ähnlichem Wege und der Speicherung in Datenverarbeitungsanlagen, bleiben, auch bei nur auszugsweiser Verwertung, vorbehalten.

© 2000 Springer-Verlag/Wien

Die Wiedergabe von Gebrauchsnamen, Handelsnamen, Warenbezeichnungen usw. in diesem Buch berechtigt auch ohne besondere Kennzeichnung nicht zu der Annahme, dass solche Namen im Sinne der Warenzeichen- und Markenschutz-Gesetzgebung als frei zu betrachten wären und daher von jedermann benutzt werden dürften.
Produkthaftung: Für Angaben über Dosierungsanweisungen und Applikationsformen kann vom Verlag keine Gewähr übernommen werden. Derartige Angaben müssen vom jeweiligen Anwender im Einzelfall anhand anderer Literaturstellen auf ihre Richtigkeit überprüft werden.

Satz: A. Froschauer, A-3442 Langenrohr
Druck: Manz, A-1050 Wien

Umschlagbild: Mauritius/AGE

Gedruckt auf säurefreiem, chlorfrei gebleichtem Papier – TCF
SPIN: 10711506

Die Deutsche Bibliothek – CIP-Einheitsaufnahme
Ein Titeldatensatz für diese Publikation ist bei Der Deutschen Bibliothek erhältlich

Mit 2 Abbildungen

ISBN-13: 978-3-211-83421-3   e-ISBN-13: 978-3-7091-6770-0
DOI: 10.1007/ 978-3-7091-6770-0

Vorwort

Kopfschmerzen gehören zu den häufigsten Beschwerdebildern, über die Patienten in der Allgemeinpraxis klagen, wobei naturgemäß die gesamte weite Palette der Kopfschmerzen von der Banalität bis zur lebensbedrohlichen Kopfschmerzattacke in Frage kommt.

Die Folgen für die Patienten resultieren dabei nicht nur in Schmerz und allfälligen Begleiterscheinungen, sondern auch in der Verminderung der Lebensqualität vornehmlich durch Beeinträchtigung der familiär-sozialen Funktionserfordernisse. Die medizinischen, psychohygienischen und ökonomischen Faktoren im Zusammenhang mit Kopf- und Gesichtsschmerzen sind im Rahmen einer „evidence based medicine" zu evaluieren. Wenn es auch eine Reihe von umfangreichen Hand- und Lehrbuchdarstellungen und zahlreiche Einzelpublikationen über diese Thematik gibt, erschien es notwendig, ein die spezifisch österreichischen Verhältnisse der Diagnostik und Therapie von Kopf- und Gesichtsschmerzen betreffendes kleines Buch zu veröffentlichen. Es soll hier auf der Grundlage der Erfahrungen der Kopfschmerzambulanz in Wien praxisgerecht, aber allen wissenschaftlichen Erfordernissen entsprechend versucht werden, einige der wichtigsten Kapitel bei Kopf- und Gesichtsschmerzen darzustellen.

Eine vollständige Erfassung aller relevanten Aspekte war im Rahmen der einzelnen Kapitel nicht möglich, die jeweils angeführte umfangreiche Literatur ermöglicht aber dem Interessierten das vertiefte weitere Studium spezieller Fragestellungen.

Die angeführten Therapieverfahren haben Empfehlungscharakter und müssen in ihrer praktischen Anwendung den individuellen Erfordernissen angepasst werden.

Peter Wessely
Wien im Dezember 1999

Inhaltsverzeichnis

Autorenverzeichnis XI

I. **Zur Klassifikation von Kopfschmerzen** (Peter Wessely) 1
   Literatur 3

II. **Leitsymptom Kopfschmerz** (Christian Wöber und Karl Zeiler) 5
   1 Einleitung 5
   2 Untersuchungsgang 7
   3 Klinische Untersuchung von Patienten mit
     Leitsymptom Kopfschmerz 17
   4 (Fach-)Ärztliche Abklärung 26
   5 Apparative Zusatzuntersuchungen 30
   6 Differenzialdiagnose 37
   Literatur 42

III. **Migräne** (Peter Wessely) 43
   1 Epidemiologie 43
   2 Klinische Symptomatik 46
   3 Auslösefaktoren 51
   4 Pathophysiologie 56
   5 Medikamentöse Therapie 61
   6 Differenzialdiagnose 94
   7 Empfehlungen zur Durchuntersuchung 94
   Literatur 96

IV. **Migräne und Schlaganfall**
   (Karin Zebenholzer und Peter Wessely) 111
   1 Einleitung 111
   2 Verlaufsbeobachtungen 112
   3 Diskussion 117
   Literatur 119

V. **Clusterkopfschmerz** (Marion Vigl) 123
   1 Definition und Epidemiologie 123
   2 Symptomatik 124

3 Pathophysiologie 127
4 Therapie 128
5 Differenzialdiagnose 132
6 Durchuntersuchung 133
Literatur 134

VI. Spannungskopfschmerz (Susanne Aull-Watschinger) 137
1 Definition und Epidemiologie 137
2 Klinische Symptomatik 138
3 Pathophysiologie 139
4 Medikamentöse Therapie 141
5 Nichtmedikamentöse Behandlung des
  Spannungskopfschmerzes 146
6 Differenzialdiagnose 146
7 Durchuntersuchung 147
Literatur 148

VII. Kopfschmerz im Kindesalter (Çiçek Wöber-Bingöl) 151
1 Allgemeines 151
2 Migräne 153
3 Spannungskopfschmerz 157
4 Clusterkopfschmerz 158
5 Symptomatische Kopfschmerzen im Kindesalter 158
Literatur 158

VIII. Schmerzmittelinduzierter Dauerkopfschmerz (Peter Schnider) 161
1 Einleitung 161
2 IHS-Diagnosekriterien 161
3 Ursachen eines Schmerzmittelabusus 162
4 Folgen eines langjährigen Schmerzmittelmissbrauchs
  bei Kopfschmerzpatienten 164
5 Medikamente mit Suchtpotential 164
6 Pathophysiologie medikamenteninduzierter Kopfschmerzen 165
7 Anamnese 166
8 Zusatzuntersuchungen 166
9 Behandlung 167
10 Prognose und Prävention 168
Literatur 169

IX. Idiopathische Gesichtsneuralgien
(Christian Wöber und Karl Zeiler) 171
1 Idiopathische Trigeminusneuralgie 171
2 Idiopathische Glossopharyngeus-Neuralgie 178
3 Idiopathische Intermediusneuralgie 179
4 Idiopathische Auriculotemporalis-Neuralgie 180
5 Idiopathische Nasoziliarisneuralgie 180
6 Idiopathische Neuralgie des Nervus laryngeus superior 181

7 Andere idiopathische Gesichtsneuralgien 181
Literatur 182

X. **Weitere Kopf- und Gesichtsschmerzen**
(Karl Zeiler, Christian Wöber und Peter Wessely) 183
1 Weitere Kopfschmerzformen ohne strukturelle Läsion 183
2 Traumatisch verursachte Kopfschmerzen 185
3 Kopfschmerzen bei zerebrovaskulären Erkrankungen 189
4 Kopfschmerzen im Zusammenhang mit arterieller Hypertonie ... 201
5 Kopfschmerzen bei endzündlichen Erkrankungen des Gehirns
und der Meningen 202
6 Kopfschmerzen im Zusammenhang mit Tumoren 207
7 Kopfschmerzen bei Liquorunterdruck 211
8 Kopfschmerzen bei akuter Substanzeinwirkung 212
9 Kopfschmerzen bei Erkrankungen des Auges bzw. bei
Orbitaprozessen 213
10 Weitere Gesichtsschmerzen 215
11 Weitere relevante Erkrankungen, die mit Kopfschmerzen
einhergehen 221
Literatur 223

XI. **Zervikogene Kopfschmerzen** (Peter Schnider und Peter Birner) 225
1 Einleitung 225
2 Klinisches Bild und diagnostische Kriterien 225
3 Pathophysiologie 227
4 Durchuntersuchung und Differenzialdiagnose 227
5 Therapiemöglichkeiten 228
Literatur 231

XII. **Psychologische Diagnostik und psychologische
Behandlungsmethoden bei Patienten mit chronischen
Spannungskopfschmerzen und Migräne** (Joachim Maly) 233
1 Einleitung 233
2 Psychologische Schmerzdiagnostik 234
3 Psychologische Schmerzbehandlung 237
Literatur 243

XIII. **Nichtmedikamentöse Therapie des Kopfschmerzes** (Margit Faltl) ... 245
1 Einleitung 245
2 Physikalische Therapie 246
3 Akupunktur 249
4 Homöopathie 251
5 Naturheilverfahren 251
6 Zusammenfassung 252
Literatur 252

Sachverzeichnis 255

Autorenverzeichnis

Aull-Watschinger, Susanne, Dr. med.; Fachärztin für Neurologie und Psychiatrie; Klinische Abteilung für Klinische Neurologie der Universitätsklinik für Neurologie, Währinger Gürtel 18–20, A-1090 Wien.
Arbeitsschwerpunkte: Kopfschmerz, Epilepsie.

Faltl, Margit, Dr. med.; Fachärztin für Neurologie und Psychiatrie; Klinische Abteilung Neurologische Rehabilitation der Universitätsklinik für Neurologie, Währinger Gürtel 18–20, A-1090 Wien.
Besondere Interessensgebiete: neurologische Rehabilitation, Kopfschmerz, alternative Schmerztherapie, Akupunktur.

Maly, Joachim, Dr. phil.; Assistenzprofessor; Psychologe, Universitätsklinik für Neurologie, Währinger Gürtel 18–20, A-1090 Wien.
Besondere Interessensgebiete: Schmerztherapie, Biofeedback, Gutachten.

Schnider, Peter, Dr. med.; Ao. Univ.-Prof., Facharzt für Neurologie und Psychiatrie, Oberarzt an der Klinischen Abteilung Neurologische Rehabilitation der Universitätsklinik für Neurologie, Währinger Gürtel 18–20, A-1090 Wien.
Spezialgebiete: Bewegungsstörungen, Botulinumtoxin-Behandlung, Behandlung von Kopfschmerzsyndromen.

Vigl, Marion, Dr. med.; Südtirolerin, dzt. in Wien zur Facharztausbildung für Neurologie, Mitarbeit an der Kopfschmerzambulanz der Universitätsklinik für Neurologie, Währinger Gürtel 18–20, A-1090 Wien.

Wessely, Peter, Dr. med., Ao. Univ.-Prof., Facharzt für Neurologie und Psychiatrie; Klinische Abteilung für Klinische Neurologie an der Universitätsklinik für Neurologie, Währinger Gürtel 18–20, A-1090 Wien.
Leiter der Kopfschmerzambulanz, Präsident der ÖKSG, Arbeitsschwerpunkte: Schmerztherapie, Neuropathien, Gutachten.

Wöber, Christian, Dr. med.; Ao. Univ.-Prof.; Facharzt für Neurologie und Psychiatrie, Klinische Abteilung für Klinische Neurologie an der Universitätsklinik für Neurologie, stv. Leiter der Einheit für Klinische Neurophysiologie, Universitäts-

klinik für Neurologie, Währinger Gürtel 18–20, A-1090 Wien.
Besonderes Interesse: Elektroneurodiagnostik, Schmerztherapie, Epilepsie.

Wöber-Bingöl, Çiçek, Dr. med., Ao. Univ.-Prof., Fachärztin für Neurologie und Psychiatrie, Universitätsklinik für Neuropsychiatrie des Kindes- und Jugendalters, Leiterin der Kopfschmerzambulanz für Kinder und Jugendliche, Universitätsklinik für Neuropsychiatrie des Kindes- und Jugendalters, Währinger Gürtel 18–20, A-1090 Wien.
Arbeitsschwerpunkte: Schmerztherapie.

Zebenholzer, Karin, Dr. med.; in Ausbildung zur Fachärztin für Neurologie, derzeit Klinische Abteilung für Klinische Neurologie an der Universitätsklinik für Neurologie, Währinger Gürtel 18–20, A-1090 Wien.
Arbeitsschwerpunkte: Kopfschmerzen und Multiple Sklerose.

Zeiler, Karl, Dr. med.; Ao. Univ.-Prof., Facharzt für Neurologie und Psychiatrie, Klinische Abteilung für Klinische Neurologie an der Universitätsklinik für Neurologie, Währinger Gürtel 18–20, A-1090 Wien.
Arbeitsschwerpunkte: Zerebrale Durchblutungsstörungen, periphere Nerven, Kopfschmerzen.

I. Zur Klassifikation von Kopfschmerzen

Peter Wessely

Es zeigt sich in allen großen Untersuchungen bei Kopfschmerzpatienten, dass der Anteil an grobstrukturelle Veränderung gebundener Kopfschmerzen, sofern sie von Relevanz bzw. Chronizität sind, auf eine Größenordnung von etwa 10% oder knapp darüber beschränkt bleibt und der überwiegende Großteil den primären Kopfschmerzen und den medikamenteninduzierten Kopfschmerzen vorbehalten ist. So sind auch die Schwerpunkte dieses Buches gewichtet.

Zur Einteilung und diagnostischen Zuordnung von Kopfschmerzen wurden seit *jeher* entsprechende Kriterien erstellt. Diese wurden von einzelnen Kopfschmerzforschern bzw. Forschungseinheiten oder Gesellschaften vorgeschlagen, waren vielfach nur für den lokalen Gebrauch geeignet und fanden keine allgemein gültige Akzeptanz. Die international am häufigsten benutzte Einteilung war die überwiegend deskriptive des Ad-hoc-Klassifikationskomitees von 1962 bzw. die Modifikation durch die World Federation of Neurology 1970. Das Hauptproblem war und ist, dass in jeder Klassifikation einerseits kryptogenetische, so genannte „primäre", und symptomatische Kopfschmerzen („sekundäre") untergebracht werden müssten und deshalb häufig ätiologische und deskriptiv-phänomenologische Parameter überschneidend verwendet wurden. Erschwerend ist, dass es für die Definition keine Laborkorrelate oder andere objektive Marker gibt.

Die International Headache Society (IHS) hat 1988 eine neue Klassifikation für Kopfschmerzen, Kopfneuralgien und Gesichtsschmerzen sowie deren Diagnosekriterien herausgebracht. In dieser Einteilung sind für jede Art von Kopfschmerz einheitliche, nachvollziehbare, vergleichbare, unmissverständliche und möglichst auch „messbare" Kriterien erstellt und dabei ein vertretbarer Kompromiss zwischen Sensitivität und Spezifität erzielt worden. In erster Linie werden solche Klassifikationskriterien in der Forschung, der wissenschaftlichen Dokumentation und überall dort verwendet, wo es z. B. um die Vergleichbarkeit internationaler Publikationen geht. Anderseits kann aber auch der nicht unmittelbar wissenschaftlich arbeitende Arzt seine eigene Differenzialdiagnose gut überprüfen (speziell für den klinisch-praktischen Gebrauchsalltag sind aus dem umfangreichen Originalmanuskript handliche und vereinfachte, praxisorientierte Kurzversionen abgeleitet worden).*

Dennoch wird es auch unter exakter Berücksichtigung der vorgegebenen Einteilungskriterien nicht immer möglich sein, im Rahmen des Erstinterviews oder auch unter Verwendung spezieller Computerprogramme wie sie z. B. von Göbel und Mitarbeiter (1994) für die häufigsten Kopfschmerzformen vorgestellt worden sind, eine eindeutige Diagnose zu erstellen. Deshalb verlangt die IHS – zumindest für die Diagnose der primären Kopfschmerzen –, dass die endgültige Diagnose erst nach Vorliegen von einigen Kopfschmerzepisoden/-anfällen (bei der Migräne z. B. 5) in einem bestimmten überschaubaren Zeitraum erfolgen soll und dass die Diagnose im Verlauf der Kontrollen jeweils kritisch hinterfragt werden müsse. Wichtig ist es, den Patienten anzuhalten, insbesondere wenn chronisch rezidivierende Kopfschmerzen auftreten, ein entsprechendes Kopfschmerztagebuch zu führen und die Symptomatik, Intensität, Frequenz, Befindlichkeit etc. möglichst gewissenhaft einzutragen und die Schmerzstärke auf einer VAS-Skala festzuhalten.

Selbstverständlich ist auch diese IHS-Klassifikationsversion nicht ideal und manchmal in der Handhabung etwas mühsam, letztlich aber in den meisten Fällen sehr exakt. Deshalb wird an einer verbesserten und noch praxisorientierteren Version gearbeitet, wobei auch einzelne Einseitigkeiten oder Vereinfachungen (z. B. Kopfschmerzen im Zusammenhang mit der HWS) ausgemerzt werden sollen. Eine generelle Abkehr von der vorliegenden Version ist schwer vorstellbar, wenn auch von einzelnen heftigen Kritikern (z. B. Barolin 1994) dies verlangt und einfache, althergebrachte Einteilungsmodelle weiterverwendet werden.

Die Autoren dieses Buches haben sich in Einteilung und Definition streng an die IHS-Kriterien gehalten (und allfällige Abweichungen von diesen jeweils gesondert hervorgehoben).

Mit Hilfe dieser Diagnose und Klassifikationskriterien fällt es einem Behandler möglicherweise auch leichter, zu entscheiden, wann mittels instrumenteller Methoden eventuell zugrunde liegende strukturelle Läsionen nachgewiesen oder ausgeschlossen werden müssen, was auch bezüglich des Vorgehens dem Patienten gegenüber große Bedeutung (letztlich nicht nur im finanziellen Sinn) haben kann. Für den Therapeuten ist aber auch die Verordnung einer zielführenden, individuell ausgerichteten Therapie nur dann möglich, wenn valide, operationell nutzbare Diagnosekriterien vorliegen. So können z. B. spezifische Antimigränetherapeutika nur dann optimal eingesetzt werden, wenn die richtige Erkrankung behandelt wird. Die phänomenologischen Aspekte einzelner Kopfschmerzattacken oder -episoden oder auch länger dauernder Kopfschmerzzustände sind naturgemäß nicht immer uniform, sondern können sowohl für den einzelnen Betroffenen als auch interindividuell äußerst variabel sein. Dies macht ein solches Ordnungssystem zur Einteilung von Kopfschmerz-

---

* Sowohl eine komplette deutschsprachige Version des englischen Originals in eigener Übersetzung als auch Kopfschmerzkalender können über das Sekretariat der Österreichischen Kopfschmerzgesellschaft angefordert werden.

formen bzw. diverser Subtypen und die Beschreibung ihrer speziellen diagnostischen Kriterien notwendig. Dabei ist nicht die Kopfschmerzursache, sondern ihre Phänomenologie die Basis, nicht die Patienten, sondern die jeweiligen Kopfschmerzerkrankungen werden dabei klassifiziert und damit der individuellen Schwankungsbreite Rechnung getragen.

Die Gesamteinteilung umfasst dreizehn Punkte mit zahlreichen Sub-items, wobei die Punkte 1–3 mit Migräne, Spannungskopfschmerz und Cluster die Gruppe der so genannten primären Kopfschmerzen abdecken und alle anderen (mit Einschränkungen bei den Gesichtsneuralgien) als symptomatische Formen anzusprechen sind (Tabelle 1).

Tabelle 1. Klassifikation von Kopfschmerzen (IHS, gekürzt)

1. Migräne
2. Spannungskopfschmerz („Tension type headache")
3. Clusterkopfschmerz und chronische paroxysmale Hemikranie
4. Verschiedene Kopfschmerzformen ohne strukturelle Läsion
5. Kopfschmerz in Zusammenhang mit Schädeltrauma
6. Kopfschmerz bei Gefäßerkrankungen
7. Kopfschmerz bei nicht vaskulären intrakraniellen Störungen
8. Kopfschmerz in Zusammenhang mit Substanzen oder deren Entzug
9. Kopfschmerz bei einer primär nicht den Kopfbereich betreffenden Infektion
10. Kopfschmerz bei metabolischen Störungen
11. Kopfschmerz oder Gesichtsschmerz bei Erkrankungen des Schädels, Nackens, Nase, Hals, der Augen, Ohren, Nebenhöhlen, Zähnen bzw. Mund oder anderer Gesichts- oder Kopfstrukturen
12. Neuralgien, Schmerz bei Affektion von Nervenstämmen und Deafferenzierung
13. Nicht klassifizierbare Kopfschmerzen

Literatur

Ad hoc Committee on Classification of Headache (1962) Classification of headache. JAMA 179:717–718

Barolin G S (1994) Kopfschmerzen – multifaktoriell. Enke, Stuttgart

Göbel H, Ensink B, Soyka D (1994) Ein Computertomogramm zur objektiven Schmerzanalyse auf Basis der IHS-Klassifikation. In: Ensink, B, Soyka D (Hrsg) Migräne. Springer, Berlin Heidelberg New York Tokyo

International Headache Society (Headache Classification Committee) (1988) Classification and diagnostic criterias for headache disorders, cranial neuralgias, and facial pain. Cephalalgia 8 [Suppl 7]: 1–96

WFN – World Federation of Neurology (1970) Definition of migraine. Heinemann, London

II. Leitsymptom Kopfschmerz

Christian Wöber und *Karl Zeiler*

1 Einleitung

Die Erhebung einer detaillierten Anamnese ist die Grundvoraussetzung für die Erstellung der Diagnose bei Patienten mit dem Leitsymptom Kopfschmerz. Mit Hilfe der Anamnese lassen sich 95% der Kopfschmerzen zuordnen, die Anamnese ist auch Voraussetzung für die Planung des weiteren diagnostischen und therapeutischen Prozedere. Es muss mit Nachdruck darauf hingewiesen werden, dass das Anamnesegespräch niemals durch eine „umfangreiche Durchuntersuchung" ersetzt werden kann. Der Versuch, dies zu tun, kann beträchtliche Probleme nach sich ziehen:

Der Patient
➤ wird unnötigen Belastungen ausgesetzt,
➤ wird durch den Zeitverlust möglicherweise zusätzlich gefährdet,
➤ kann im ungünstigsten Fall eine (zusätzliche) Gesundheitsschädigung erleiden (z. B. durch Komplikationen bei invasiver Diagnostik),
➤ wird durch Zufallsbefunde, die keinen Kausalzusammenhang mit dem Kopfschmerz haben, möglicherweise verunsichert.

Solche Zufallsbefunde
➤ können die Therapie durch eine falsche Annahme von Kausalzusammenhängen in eine falsche Richtung lenken und
➤ invasive Eingriffe zur Folge haben, die keine Änderung der Schmerzsymptomatik bewirken (als Beispiel sei die Extraktion gesunder Zähne bei Trigeminusneuralgie oder Clusterkopfschmerz angeführt, eine Vorgangsweise, die in einem Präzedenzfall als Kunstfehler gewertet wurde und für den ausführenden Arzt Schadenersatzansprüche seitens des Patienten zur Folge hatte).

Nicht zuletzt entstehen durch eine plan- und ziellose „Routinediagnostik" enorme volkswirtschaftliche Kosten.

Aus diesem Grund werden im ersten Abschnitt dieses Kapitels die Erhebung der Kopfschmerzanamnese und in der Folge relevante Aspekte der physikalischen und neurologischen Krankenuntersuchung sowie die Indikationen für Zusatzuntersuchungen dargestellt. Dabei wird durch Verweise auf die möglicherweise zugrunde liegende Kopfschmerzform oder -ursache ein weiterer unmittelbarer Praxisbezug hergestellt.

Was die Diagnostik des idiopathischen Kopfschmerzes betrifft, formulierte die International Headache Society (IHS) drei Stufen der Diagnosestellung:

1. Anamnese und klinischer Befund ergeben keinen Anhaltspunkt für eine organische Störung.
2. Anamnese und/oder klinischer Befund ergeben Anhaltspunkte für eine organische Störung, eine solche wird jedoch durch entsprechende Untersuchungen ausgeschlossen.
3. Eine organische Störung liegt vor, die Erstmanifestation des Kopfschmerzes erfolgte jedoch nicht in unmittelbarem zeitlichen Zusammenhang mit dieser Störung.

Diese Differenzierung macht auch deutlich, dass apparative Diagnostik in der Abklärung von Kopfschmerzen keineswegs zwingend erforderlich ist. Bei jahrelang bestehenden, uniform ablaufenden, rezidivierenden Kopfschmerzen, die aufgrund der Anamnese und der klinischen Untersuchung eindeutig als Migräne, Spannungskopfschmerz oder Clusterkopfschmerz klassifiziert werden können, wird eine apparative Zusatzdiagnostik nur in Einzelfällen erforderlich sein. Bei neu aufgetretenen und nicht eindeutig klassifizierbaren Kopfschmerzen, bei atypischem Schmerzverlauf, in Fällen mit einer Änderung der Kopfschmerzcharakteristik, bei Symptomen, die auf eine zugrunde liegende Erkrankung hinweisen sowie bei Auffälligkeiten in der klinischen Untersuchung ist – auf Basis des klinischen Bildes – das weitere diagnostische Prozedere individuell festzulegen. Deshalb werden nachfolgend zu allen Punkten der Anamnese und klinischen Untersuchung Differenzialdiagnosen angeführt und diese nach folgenden Gesichtspunkten klassifiziert.

- **CAVE:** bedrohliche Erkrankungen, bei denen dieses Symptom vorkommen kann, unabhängig von der Häufigkeit der Erkrankung im klinischen Alltag (bzw. andere wichtige differenzialdiagnostische Hinweise).
- Häufig, möglich, selten, sehr selten: Zuordnung abhängig von der Prävalenz der Erkrankung *und* der Prävalenz des Symptoms bei dieser Erkrankung.
- Nicht anzunehmen: Diagnosen, die sehr unwahrscheinlich sind bzw. mit diesem Symptom in der Regel nicht vereinbar sind.

Wichtig ist, dass mit einem *einzelnen* Anamnesepunkt (fast) nie eine bestimmte Kopfschmerzform bzw. -ursache bewiesen oder ausgeschlossen werden kann. Bedrohliche Erkrankungen kommen bei Patienten mit dem Leitsymptom Kopfschmerz zwar selten vor, stellen aber gerade deshalb eine differenzialdiagnostische Herausforderung dar. Entscheidend für die Planung des diagnostischen und therapeutischen Prozedere ist das Gesamtbild aus Anamnese und klinischer Untersuchung.

2 Untersuchungsgang

2.1 Anamnese

2.1.1 Familienanamnese

➤ Kommen in der Familie Kopfschmerzen vor? Wenn ja, bei wem?
 Eine genetische Disposition wird bei Migräne, nicht jedoch bei anderen idiopathischen Kopfschmerzen angenommen. Eine familiäre Häufung von Kopfschmerzen kann aber auch umweltbedingt oder „erlernt" (Beobachtung innerhalb der Familie) sein.
➤ Gibt es Gefäßerkrankungen (Herzinfarkt, Schlaganfall), Krebs, andere Erkrankungen in der Familie?
 Familiäre Belastung mit bestimmten Erkrankungen kann sich auf das diagnostische und therapeutische Prozedere auswirken (z. B.: Angst des Patienten vor einem Hirntumor oder einem intrakraniellen Aneurysma, vaskuläre Erkrankungen in der Familie bei Patienten mit Migräne mit Aura).

2.1.2 Eigenanamnese des Patienten

➤ Welche Erkrankungen oder Operationen haben Sie durchgemacht?
 Diese Frage trägt zwar meist nicht unmittelbar zur Diagnosestellung bei, ist jedoch für die Planung des diagnostischen und vor allem des therapeutischen Prozedere unabdingbar, da sich u. a.
 • Kontraindikationen (z. B.: Triptane bei koronarer Herzkrankheit, Betablocker bei obstruktiver Lungenerkrankung) und
 • Synergieeffekte (z. B.: Betablocker bei Tachykardieneigung oder koexistentem essenziellen Tremor; schlafanstoßende Antidepressiva bei koexistenter Schlafstörung)
 ergeben können.
➤ Sind Ihnen Besonderheiten (Erkrankung, Unfall, Medikamenteneinnahme, medizinischer Eingriff) in Erinnerung, und zwar
 • vor, während oder nach dem erstmaligen Auftreten der Kopfschmerzen bzw.
 • in Zusammenhang mit einer Verschlechterung vorbestehender Kopfschmerzen?
 CAVE: kritikloses Übernehmen eines vom Patienten angebotenen Kausalzusammenhanges.
 Häufig kann zunächst nur ein zeitliches Zusammentreffen erfasst werden. Inwieweit auch ein Kausalzusammenhang besteht, ist gesondert zu prüfen (z. B.: posttraumatischer Kopfschmerz, Kopfschmerz nach Lumbalpunktion oder Epiduralanästhesie, Zunahme der Frequenz von Migräneattacken unter der Einnahme oraler Kontrazeptiva, Auftreten von Kopfschmerzen unter Medikation mit Nitro-Präparaten, atypischer Gesichtsschmerz).
➤ Welche Medikamente nehmen Sie regelmäßig ein? Name des Präparates?

Einzeldosis? Tagesdosis? Seit wann?
CAVE: neu aufgetretene Kopfschmerzen bei Patienten unter Antikoagulantientherapie (intrakranielle Blutung?) oder Immunsuppression (Meningitis? Enzephalitis?).
➢ Welche Medikamente nehmen Sie im Bedarfsfall ein? Name des Präparates? Einzeldosis? Wie viele Einzeldosen pro Monat? Seit wann?

2.1.3 Sozialanamnese

➢ Wie ist Ihre familiäre und berufliche Situation (Partner, Kinder, Ausbildung, Beruf)?
➢ Bestanden Belastungssituationen zur Zeit der Erstmanifestation der Kopfschmerzen bzw. im Zusammenhang mit einer Zunahme der Kopfschmerzen?

2.1.4 Kopfschmerzanamnese

➢ Haben Sie erstmals Kopfschmerzen oder hatten Sie auch früher schon Kopfschmerzen?
CAVE: bedrohlicher intrakranieller Prozess bei Erstmanifestation bzw. Manifestation besonders heftiger Kopfschmerzen („first or worst").
➢ Falls bereits früher Kopfschmerzen aufgetreten sind:
   • Sind ihre Kopfschmerzen im Wesentlichen immer gleich oder haben Sie unterschiedliche Arten von Kopfschmerz?
     CAVE: Falls unterschiedliche Kopfschmerzformen bestehen, müssen die Charakteristika jeder einzelnen Form getrennt erhoben werden.
   • Haben sich Ihre Kopfschmerzen in letzter Zeit geändert? Hat die Häufigkeit, Dauer oder Intensität der Kopfschmerzen zugenommen? Hat sich der Schmerzcharakter geändert? Sind neue Begleitsymptome aufgetreten?
     CAVE: bedrohlicher intrakranieller Prozess bei Änderung des Kopfschmerzcharakters.
     Häufig: Wandel eines vorbestehenden idiopathischen Kopfschmerzes.
➢ Seit wann haben Sie Kopfschmerzen?
CAVE: bedrohlicher intrakranieller Prozess bei kurzer Anamnesedauer (je länger die Erstmanifestation der Kopfschmerzen zurückliegt, um so unwahrscheinlicher ist eine bedrohliche Ursache).
➢ Wie oft haben Sie Kopfschmerzen (An wie vielen Tagen pro Monat? Ggf. wie oft pro Tag? Höchste, niedrigste, durchschnittliche, derzeitige Kopfschmerz-Frequenz)?
   • Bei (fast) täglichen Schmerzen:
     CAVE: bedrohlicher intrakranieller Prozess.
     Häufig: chronischer Spannungskopfschmerz, medikamenteninduzierter Kopfschmerz.
     Möglich: Clusterkopfschmerz, chronische paroxysmale Hemikranie, Neuralgien, symptomatische Kopfschmerzen, atypischer Gesichtsschmerz.

Leitsymptom Kopfschmerz

➤ Kommen längere schmerzfreie Intervalle vor?
Möglich: Clusterkopfschmerz, Trigeminusneuralgie, andere idiopathische Gesichtsneuralgien, diverse symptomatische Kopfschmerzen.
➤ Haben Sie in diesem Moment Kopfschmerzen?
Entscheidung: Akute Diagnostik? Akute Therapie? Beides? Keines von beiden?
➤ Über welchen Zeitraum sind die Kopfschmerzen aufgetreten bzw. treten die Kopfschmerzen üblicherweise auf?
- Von einer Sekunde auf die andere, heftig/vernichtend, wie ein Peitschenschlag?
    CAVE: Subarachnoidalblutung. Sofortige Abklärung (CCT, evtl. LP, evtl. zerebrale Angiographie) erforderlich, auch wenn das Ereignis schon einige Tage zurückliegt bzw. ähnliche Schmerzattacken vorausgegangen sind.
    Möglich: benigner Kopfschmerz durch körperliche Anstrengung, Kopfschmerz bei sexueller Aktivität.
    Selten: benigner Hustenkopfschmerz, zervikogener Kopfschmerz.
    Nicht anzunehmen: Migräne, Spannungskopfschmerz, Clusterkopfschmerz, chronische paroxysmale Hemikranie.
- Über Minuten?
    CAVE: bedrohlicher intrakranieller Prozess (z. B.: Epiduralhämatom, intrazerebrale Blutung, Meningitis, Enzephalitis), Karotisdissektion, hypertensive Krise.
    Häufig: Migräne, Spannungskopfschmerz.
    Möglich: Clusterkopfschmerz, chronische paroxysmale Hemikranie, diverse symptomatische Kopfschmerzen.
- Über Stunden?
    CAVE: bedrohlicher intrakranieller Prozess (z. B.: Subduralhämatom, Meningitis, Enzephalitis, Abszess, Tumor), hypertensive Krise.
    Häufig: Migräne, Spannungskopfschmerz.
    Möglich: zervikogener Kopfschmerz, andere symptomatische Kopfschmerzen (z. B. akute Sinusitis, Otitis media, grippaler Infekt).
    Nicht anzunehmen: Clusterkopfschmerz, chronische paroxysmale Hemikranie, Subarachnoidalblutung, Neuralgien.
- Über Tage?
    CAVE: bedrohlicher intrakranieller Prozess (z. B.: Subduralhämatom, Meningitis, Enzephalitis, Abszess, Tumor).
    Möglich: zervikogener Kopfschmerz, andere symptomatische Kopfschmerzen (z. B.: akute Sinusitis, Otitis media, grippaler Infekt).
    Nicht anzunehmen: Migräne, Spannungskopfschmerz, Clusterkopfschmerz, chronische paroxysmale Hemikranie, Subarachnoidalblutung, Neuralgien.
➤ Wie sind die Kopfschmerzen aufgetreten bzw. wie treten die Kopfschmerzen üblicherweise auf?
- Aus dem Schlaf heraus, Erwachen durch den Schmerz?
    CAVE: intrakranieller Prozess.
    Möglich: Migräne, Clusterkopfschmerz, chronische paroxysmale Hemikranie, diverse symptomatische Kopfschmerzen.
    Nicht anzunehmen: Spannungskopfschmerz.

- Beim Aufwachen?
  Häufig: Migräne, Spannungskopfschmerz, zervikogener Kopfschmerz.
  Möglich: andere symptomatische Kopfschmerzen.
- Untertags, während körperlicher Anstrengung?
  CAVE: Subarachnoidalblutung, intrazerebrale Blutung, hypertensive Krise.
  Möglich: benigner Kopfschmerz durch körperliche Anstrengung, Kopfschmerz bei sexueller Aktivität, diverse symptomatische Kopfschmerzen.
  Selten: Migräne, Spannungskopfschmerz (eher bei Kindern).
  Nicht anzunehmen: Clusterkopfschmerz, chronische paroxysmale Hemikranie.
- Beim Husten, Niesen, Schnäuzen, Vornüberbeugen des Kopfes, Bücken Pressen, Lachen?
  CAVE: intrakranieller Prozess (infratentoriell), hypertensive Krise.
  Möglich: akute Sinusitis.
  Selten: benigner Hustenkopfschmerz, Arnold-Chiari-Malformation, Platybasie, Morbus Paget mit basilärer Impression.
  Nicht anzunehmen: Migräne, Spannungskopfschmerz, Clusterkopfschmerz, chronische paroxysmale Hemikranie.
- Beim Aufsetzen/Aufstehen aus dem Liegen?
  Typisch: bei Liquorunterdruck.
    Häufig: postpunktioneller Kopfschmerz.
    Selten: Liquorfistel.
- Untertags, bei Routinetätigkeit (Gehen, Stiegensteigen) oder in Ruhe?
  Kein differenzialdiagnostischer Anhaltspunkt.

➤ Wie lange dauern die Schmerzen?
- Sekunden?
  Häufig: Neuralgie.
  Selten: benigner Hustenkopfschmerz.
  Nicht anzunehmen: andere Kopfschmerzformen.
- Minuten?
  Möglich: Neuralgie (< 2 min), chronische paroxysmale Hemikranie (2–45 min), Spannungskopfschmerz (> 30 min).
  Selten: benigner Kopfschmerz durch körperliche Anstrengung, Kopfschmerz bei sexueller Aktivität, „Eiscremekopfschmerz", benigner Hustenkopfschmerz, SUNCT (shortlasting, unilateral, neuralgiform attacks with conjunctival injection and tearing).
  Nicht anzunehmen: Migräne (außer im Kindesalter).
- Stunden?
  Häufig: viele idiopathische und symptomatische Kopfschmerzen; kein differenzialdiagnostischer Anhaltspunkt.
  Nicht anzunehmen: Neuralgien.
- Tage?
  Häufig: Migräne, Spannungskopfschmerz.
  Möglich: analgetika- bzw. ergotaminassoziierter Kopfschmerz, andere symptomatische Kopfschmerzen.
  Nicht anzunehmen: Neuralgien, Clusterkopfschmerz, chronische par-

oxysmale Hemikranie, benigner Kopfschmerz durch körperliche Anstrengung, Kopfschmerz bei sexueller Aktivität, benigner Hustenkopfschmerz.
➤ Wie stark sind die Kopfschmerzen?
(Quantifizierung auch mittels visueller Analogskala [0 = kein Schmerz – 10 = stärkster vorstellbarer Schmerz]).
- Unerträglich (Patient ist unfähig, irgendeine Tätigkeit auszuüben)
  CAVE: bedrohlicher intrakranieller Prozess.
  Häufig: Migräne (Patient sucht Bettruhe).
  Möglich: Clusterkopfschmerz (Patient kann nicht liegen), Neuralgien, benigner Kopfschmerz durch körperliche Anstrengung, Kopfschmerz bei sexueller Aktivität, diverse symptomatische Kopfschmerzen.
  Nicht anzunehmen: Spannungskopfschmerz.
- Stark (Patient ist bei Tätigkeiten des täglichen Lebens sehr eingeschränkt)
  CAVE: bedrohlicher intrakranieller Prozess.
  Häufig: Migräne.
  Möglich: Clusterkopfschmerz, chronische paroxysmale Hemikranie, Neuralgien, diverse symptomatische Kopfschmerzen.
  Selten: Spannungskopfschmerz, benigner Kopfschmerz durch körperliche Anstrengung, Kopfschmerz bei sexueller Aktivität.
- Mäßig (Patient ist bei Tätigkeiten des täglichen Lebens eingeschränkt)
  Häufig: Migräne, Spannungskopfschmerz.
  Möglich: symptomatische Kopfschmerzen.
- Leicht (Patient ist bei Tätigkeiten des täglichen Lebens nicht eingeschränkt)
  Häufig: Spannungskopfschmerz.
  Möglich: symptomatische Kopfschmerzen.
  Nicht anzunehmen: Migräne, Clusterkopfschmerz, chronische paroxysmale Hemikranie.
➤ Wie sind die Kopfschmerzen?
- Pochend/klopfend/pulsierend?
  Häufig: Migräne.
  Möglich: andere idiopathische und symptomatische Kopfschmerzen.
- Dumpf/drückend?
  Häufig: Spannungskopfschmerz.
  Möglich: andere idiopathische und symptomatische Kopfschmerzen.
- Blitzartig einschießend?
  Häufig: Kopf- und Gesichtsneuralgien.
- Stechend, anders?
  Kein differenzialdiagnostischer Anhaltspunkt.
➤ Welche Seitenlokalisation haben die Kopfschmerzen?
- Sind die Schmerzen einseitig?
  CAVE: Karotis-, Vertebralisdissektion, Arteriitis temporalis, Glaukomanfall.
  Häufig: Migräne.
  Möglich: Clusterkopfschmerz, chronische paroxysmale Hemikranie, zervikogener Kopfschmerz, Kopf- oder Gesichtsneuralgien.
  Selten: Spannungskopfschmerz, andere Kopfschmerzen.

- Bestehen die Schmerzen beidseits?
  Häufig: Spannungskopfschmerz.
  Möglich: fast alle symptomatischen Kopfschmerzen.
  Selten: Migräne.
  Nicht anzunehmen: Clusterkopfschmerz, chronische paroxysmale Hemikranie, Gesichtsneuralgien.
➤ Wo sind die Schmerzen am deutlichsten?
  - Im Stirnbereich?
    Häufig: Spannungskopfschmerz, Migräne.
    Möglich: Sinusitis frontalis, andere idiopathische und symptomatische Kopfschmerzen.
  - Im Bereich der Augen, der Augenhöhle, hinter dem Auge?
    CAVE: Glaukomanfall, Zoster ophthalmicus, Sinus-cavernosus-Prozess, Karotis-cavernosus-Fistel, Retrobulbärneuritis, Tolosa-Hunt-Syndrom, okuläre Myositis, andere Affektionen des Bulbus oder der Orbita.
    Möglich: Migräne, Clusterkopfschmerz, chronische paroxysmale Hemikranie, Sinusitis ethmoidalis, andere symptomatische Kopfschmerzen.
  - Im Schläfenbereich?
    CAVE: Arteriitis temporalis.
    Häufig: Migräne, Spannungskopfschmerz.
    Möglich: Clusterkopfschmerz, andere idiopathische und symptomatische Kopfschmerzen.
  - Im Scheitelbereich:
    Häufig: Spannungskopfschmerz.
    Möglich: andere idiopathische und symptomatische Kopfschmerzen.
    Nicht anzunehmen: Clusterkopfschmerz, chronische paroxysmale Hemikranie.
  - Im Nacken-/Hinterhauptsbereich?
    CAVE: bei beidseitigen Schmerzen: Subarachnoidalblutung, Meningitis, bei einseitigen oder einseitig betonten Schmerzen: Vertebralisdissektion.
    Häufig: Spannungskopfschmerz, zervikogener Kopfschmerz.
    Möglich: andere symptomatische Kopfschmerzen.
    Selten: Migräne.
    Nicht anzunehmen: Clusterkopfschmerz, chronische paroxysmale Hemikranie.
  - Im Bereich des Gesichtes, des Ohres, des Ober- oder Unterkiefers?
    Möglich: symptomatische Gesichtsschmerzen, symptomatische oder idiopathische Gesichtsneuralgien, atypischer Gesichtsschmerz, temporomandibuläre Dysfunktion.
  - Im Bereich der Mundhöhle, der Zunge, des Gaumens oder des Rachens?
    Möglich: symptomatische Gesichtsschmerzen, symptomatische oder idiopathische Gesichtsneuralgien.
➤ Strahlen die Schmerzen aus? Wenn ja, wohin?
➤ Werden die Schmerzen verstärkt durch:

Leitsymptom Kopfschmerz

- körperliche Routinetätigkeit (Gehen, Stiegensteigen)?
  Häufig: Migräne.
  Möglich: symptomatische Kopfschmerzen.
  Selten: Spannungskopfschmerz.
- Husten, Niesen, Schnäuzen, Pressen, Lachen?
  CAVE: bedrohlicher intrakranieller Prozess (infratentoriell), hypertensive Krise.
  Möglich: akute Sinusitis.
  Selten: benigner Hustenkopfschmerz, Arnold-Chiari-Malformation, Platybasie, Morbus Paget mit basilärer Impression.
- Vornüberbeugen des Kopfes, Bücken?
  CAVE: bedrohlicher intrakranieller Prozess (infratentoriell), hypertensive Krise.
  Möglich: akute Sinusitis, Migräne, zervikogener Kopfschmerz.
  Selten: Spannungskopfschmerz, benigner Hustenkopfschmerz, Arnold-Chiari-Malformation, Platybasie, Morbus Paget mit basilärer Impression.

➤ Werden die Schmerzen ausgelöst oder verstärkt durch:
- Menstruation und/oder Ovulation?
  Häufig: Migräne.
  Möglich: Spannungskopfschmerz.
- psychische Belastungen, Depression?
  Möglich: Migräne, Spannungskopfschmerz, posttraumatischer Kopfschmerz, andere Kopfschmerzen.
- Sonnenexposition? (zur Differenzialdiagnose siehe Abschnitt „psychische Belastungen").
- Alkoholkonsum?
  Möglich: Migräne, Spannungskopfschmerz, Clusterkopfschmerz, Alkohol-Kopfschmerz, andere Kopfschmerzen.
- andere alimentäre Faktoren?
  CAVE: Überbewertung. Ausgeprägte interindividuelle Unterschiede, keine Verallgemeinerung möglich.
- Kauen, Sprechen, Berührung, Rasieren, Luftzug, Schlucken:
  Häufig: Gesichtsneuralgien.
- sonstige Faktoren?

➤ Welche Allgemeinsymptome begleiten die Kopfschmerzen?
- Übelkeit, Erbrechen?
  CAVE: intrakranielle Raumforderung, Hirndrucksteigerung, Meningitis, Subarachnoidalblutung.
  Häufig: Migräne.
  Möglich: Schleudertrauma der Halswirbelsäule, chronischer Spannungskopfschmerz (nur Übelkeit), analgetika- bzw. ergotaminassoziierter Kopfschmerz.
- Licht-, Lärm-, Geruchs-, Erschütterungsüberempfindlichkeit?
  CAVE: Meninigitis, Subarachnoidalblutung.
  Häufig: Migräne.
  Möglich: (z. T.) Spannungskopfschmerz, andere idiopathische und symptomatische Kopfschmerzen.

- Heißhunger, Appetitlosigkeit, Durchfall, Harnflut?
  Häufig: Migräne.
- Einseitig Augentränen, Rhinorrhö?
  Häufig: Clusterkopfschmerz, chronische paroxysmale Hemikranie.
  Möglich: (z. T.) Trigeminusneuralgie.
  Selten: SUNCT.
- Einseitige Augenrötung?
  CAVE: akutes Glaukom, andere Affektion des Bulbus oder der Orbita.
  Häufig: Clusterkopfschmerz, chronische paroxysmale Hemikranie.
  Möglich: (z. T.) Trigeminusneuralgie.
  Selten: SUNCT.
- Erkältungssymptome?
  Häufig: Kopfschmerzen im Rahmen eines grippalen Infektes.
- Fieber?
  CAVE: Meningitis, Enzephalitis, intrakranieller Abszess, Empyem, septische Sinusthrombose, Subarachnoidalblutung.
  Häufig: Kopfschmerzen im Rahmen eines grippalen Infektes.
- Gewichtsabnahme?
  CAVE: Malignom, Arteriitis temporalis, tuberkulöse Meningitis.
  Möglich: idiopathischer Kopfschmerz assoziiert mit Depression, Anorexie.
- Leistungsabfall, Müdigkeit?
  CAVE: intrakranieller Prozess (Tumor, Meningitis, Enzephalitis, Abszess, Empyem), Arteriitis temporalis.
  Häufig: idiopathischer Kopfschmerz assoziiert mit Depression.
  Möglich: chronischer Kopfschmerz mit/ohne Medikamentenabusus.

➤ Welche neurologischen Symptome *begleiten* die Kopfschmerzen?
  - Sehstörungen?
    - Beidseitiges geringfügiges Verschwommensehen?
      Kein differenzialdiagnostischer Anhaltspunkt.
    - Einseitige Visusminderung?
      CAVE: Arteriitis temporalis, Pseudotumor cerebri, akutes Glaukom, Retrobulbärneuritis, Karotis-Sinus-cavernosus-Fistel, Prozesse im Bereich der Orbita und des Bulbus.
      Sehr selten: retinale Migräne.
    - Einseitige Erblindung?
      CAVE: retinale Ischämie (Karotisdissektion, Arteriitis temporalis, Thromboembolie, fibromuskuläre Dysplasie), Prozesse im Bereich der Orbita und des Bulbus.
      Sehr selten: retinale Migräne.
    - Beidseitige Visusminderung/Erblindung?
      CAVE: Basilaristhrombose, okzipitale Erblindung (beidseitige Infarkte im Versorgungsgebiet der Aa. cerebri posteriores), Pseudotumor cerebri, Hirntumor, Arteriitis temporalis, okuläre Myositis.
      Möglich: Basilarismigräne.
    - Lichtblitze, Zickzacklinien, Blendungsphänomene, Verzerrtsehen (in einer Gesichtsfeldhälfte)?

CAVE: fokaler Anfall, intrakranieller (okzipitaler) Prozess (z. B.: Blutung, Tumor, Abszess).
Häufig: Migräne mit Aura.
- Halbseitiger Gesichtsfeldausfall?
CAVE: zerebrale Ischämie (Vertebralisdissektion, Thromboembolie, fibromuskuläre Dysplasie), anderer intrakranieller (okzipitaler) Prozess.
Häufig: Migräne mit Aura.
- Doppelbilder?
CAVE: intrakranieller Prozess (Raumforderung [Epidural-, Subduralhämatom, intrazerebrale Blutung, nicht rupturiertes Aneurysma, Tumor, Pseudotumor cerebri], Subarachnoidalblutung, Sinus-cavernosus-Thrombose, Karotis-Sinus-cavernosus-Fistel), Tolosa-Hunt-Syndrom, Fissura-orbitalis-superior-Syndrom, okuläre Myositis.
Möglich: diabetische Ophthalmoplegie.
Selten: ophthalmoplegische Migräne.
- Ptose?
CAVE: Karotisdissektion, Aneurysma der A. carotis interna, intrakranieller Prozess (vgl. Doppelbilder), Tolosa-Hunt-Syndrom.
Möglich: Clusterkopfschmerz, chronische paroxysmale Hemikranie.
Selten: Raeder-Syndrom.
- Bamstigkeit, Gefühllosigkeit?
  - Einseitig im Gebiet des N. ophthalmicus?
  CAVE: Symptomatische Trigeminusneuralgie, Karotis-Sinus-cavernosus-Fistel, Sinus-cavernosus-Thrombose, nicht-rupturiertes supraklinoidales Karotis-Aneurysma, Fissura-orbitalis-superior-Syndrom, Tolosa-Hunt-Syndrom, Raeder-Syndrom, Zoster ophthalmicus.
  - Gesicht/obere Extremität/untere Extremität – einseitig?
  CAVE: intrakranieller Prozess (z. B.: Ischämie [Karotisdissektion, Thromboembolie, fibromuskuläre Dysplasie], intrakranielle Blutung [Epiduralhämatom, Subduralhämatom, intrazerebrale Blutung], Tumor, Abszess), fokaler Anfall mit somatosensibler Symptomatik.
  Häufig: Migräne mit Aura.
  - Gesicht/obere Extremität/untere Extremität – beidseits?
  CAVE: Basilaristhrombose, sonstige vertebrobasiläre Ischämie, infratentorielle Blutung, Tumor, Abszess.
  Möglich: Basilarismigräne.
- Lähmungen?
  - Gesicht/obere Extremität/untere Extremität – einseitig?
  CAVE: intrakranieller Prozess (zur Differenzialdiagnose siehe Abschnitt „Bamstigkeit, Gefühllosigkeit – Gesicht/obere Extremität/untere Extremität – einseitig").
  Selten: Migräne mit Aura.
  - Gesicht/obere Extremität/untere Extremität – beidseits?
  CAVE: infratentorieller Prozess (zur Differenzialdiagnose siehe Abschnitt „Bamstigkeit, Gefühllosigkeit – Gesicht/obere Extremität/untere Extremität – beidseits").
  Selten: Basilarismigräne.

- Sprachstörungen, Wortfindungsstörungen?
  CAVE: Prozess in der dominanten Hemisphäre (zur Differenzialdiagnose siehe Abschnitt „Bamstigkeit, Gefühllosigkeit – Gesicht/obere Extremität/untere Extremität – einseitig").
  Häufig: Migräne mit Aura.
- Schwindel (Drehschwindel, Schwankschwindel, unsystematisierter Schwindel)?
  CAVE: infratentorieller Prozess (zur Differenzialdiagnose siehe Abschnitt „Bamstigkeit, Gefühllosigkeit – Gesicht/obere Extremität/untere Extremität – beidseits").
  Möglich: Schleudertrauma der Halswirbelsäule, Basilarismigräne.
- Bewusstseinsstörung, Wesensänderung, Gedächtnis-, Orientierungsstörung?
  CAVE: intrakranieller Prozess (z. B.: Epiduralhämatom, Subduralhämatom, Subarachnoidalblutung, intrazerebrale Blutung, zerebrale Ischämie, Meningitis, Enzephalitis, Abszess, Tumor), sekundäre Hirnschädigung (metabolisch, exogen-toxisch, hypoxisch).
  Selten: Migräne mit Aura.

➤ Bestanden diese neurologischen *Begleit*symptome der Kopfschmerzen passager oder halten sie noch an?
- Passager?
  Häufig: Migräne mit Aura.
  Möglich: TIA, fokaler Anfall.
- Anhaltend?
  CAVE: Blutung, Ischämie, Tumor, Enzephalitis, Abszess.
  Selten: Migräne mit prolongierter Aura, migränebedingter Schlaganfall.

➤ Bestanden passagere neurologische Symptome ohne Kopfschmerzen?
Häufig: TIA.
Möglich: fokaler Anfall.
Selten: Migräne-Aura ohne Kopfschmerz.

➤ Bei *passageren* neurologischen Symptomen:
- Wie ist der Zusammenhang mit den Kopfschmerzen?
  Die neurologischen Symptome traten auf:
  - Vor Kopfschmerzbeginn, kein Symptom hielt länger als 1 Stunde an:
    Häufig: Migräne mit Aura.
    Möglich: TIA, fokaler Anfall.
  - Vor Kopfschmerzbeginn, ein (oder mehrere) Symptom(e) hielt(en) länger als 1 Stunde an:
    Möglich: Migräne mit prolongierter Aura, TIA.
  - Während der Kopfschmerzen, kein Symptom hielt länger als 1 Stunde an:
    Möglich: Migräne mit Aura, TIA, hypertensive Krise, fokaler Anfall.
  - Während der Kopfschmerzen, ein (oder mehrere) Symptom(e) hielt(en) länger als 1 Stunde an:
    Möglich: Migräne mit prolongierter Aura, TIA, hypertensive Krise.
- Wie traten die neurologischen Symptome auf?
  - Plötzlich, von einer Sekunde auf die andere?
    Häufig: TIA.

    Möglich: Migräne mit (akut einsetzender) Aura, fokaler Anfall.
  - Allmählich, über > 4 Minuten?
    Häufig: Migräne-Aura.
    Möglich: fokaler Anfall.
    Nicht anzunehmen: TIA.
- Sind epileptische Anfälle aufgetreten (ggf. Außenanamnese)?
  CAVE: intrakranieller Prozess.
  Möglich: Koinzidenz von Kopfschmerz und epileptischen Anfällen.
  Selten: Basilarismigräne.
- Nehmen Sie schmerzstillende Medikamente zur Behandlung der Kopfschmerzen? Wenn ja, welche? Wie oft? Wie viele Tabletten pro Monat? Seit wann?
  CAVE: Analgetika-, Ergotamin-, Triptanabusus.
- Welche sonstigen Maßnahmen ergreifen Sie bei Kopfschmerzen?
- Hatten Sie Behandlungen zur Vorbeugung der Kopfschmerzen? Wenn ja, welche Behandlung(en)? Für wie lange? Wie wirksam war(en) diese Behandlung(en)?

3 Klinische Untersuchung von Patienten mit dem Leitsymptom Kopfschmerz

Eine detaillierte Beschreibung der klinischen Untersuchung würde den Rahmen dieses Buches sprengen, weshalb auf entsprechende Lehrbücher der Neurologie verwiesen wird. Nachfolgend sollen jedoch die für die Untersuchung von Kopfschmerzpatienten besonders wichtigen Punkte der Krankenuntersuchung zusammengefasst werden. Ziel dieser fokussierten Darstellung ist es, nichtneurologisch tätigen Ärzt/inn/en eine Basis dafür zu bieten, aus der großen Zahl von Patienten mit dem Leitsymptom Kopfschmerz jene herauszufiltern, die einer akuten Intervention bedürfen. Nachfolgende Ausführungen sind also ausschließlich auf die Erfassung von Notfallsituationen mit dem Leitsymptom Kopfschmerz ausgerichtet und können eine eingehende neurologische Untersuchung nicht ersetzen. Die differenzialdiagnostischen Angaben sind weitgehend auf Erkrankungen beschränkt, die üblicherweise mit Kopfschmerzen einhergehen können. Erkrankungen, die ohne Kopfschmerz verlaufen, werden aus Gründen der Übersichtlichkeit nicht erwähnt. Die Differenzierung nach Bedrohlichkeit und Häufigkeit erfolgt wie im Abschnitt „Anamnese".

3.1 Physikalische Parameter

3.1.1 Vitalparameter (Blutdruck, Puls, Atmung)

- Kopfschmerz und Hypertonie/Bradykardie/abnormes Atemmuster:
  CAVE: Hirndrucksteigerung (Änderung der Vitalparameter meist mit anderen Zeichen der Hirndrucksteigerung [v. a. Beeinträchtigung der Bewusstseinslage] vergesellschaftet).

- Kopfschmerz und Hypertonie:
  CAVE: hypertone Krise (akuter Anstieg des diastolischen Blutdrucks um > 25%).
- Kopfschmerz und auffällige Vitalparameter:
  Möglich: Koinzidenz.

3.1.2 Körpertemperatur

- Kopfschmerz und Fieber:
  CAVE: Meningitis, Enzephalitis, intrakranieller Abszess, Empyem, septische Sinusthrombose, Subarachnoidalblutung.
  Häufig: grippaler Infekt.
  Selten: subfebrile Temperatur im Rahmen einer Migräneattacke.
  Nicht anzunehmen: andere idiopathische Kopfschmerzen.

3.2 Noopsychische Parameter

3.2.1 Bewusstseinslage

- Untersuchungsgang: Reaktion auf Ansprechen, Schmerzreize.
- Befund:
  - Patient schläfrig oder schlafend, auf Ansprechen weckbar = Somnolenz.
  - Patient schlafend, keine Reaktion auf Ansprechen, Patient jedoch durch Schmerzreize für kurze Zeit weckbar = Sopor.
  - Patient ist auch durch adäquate Schmerzreize nicht weckbar = Koma (Reaktionen auf Schmerzreize sind jedoch noch möglich und lassen Rückschlüsse auf die Komatiefe zu [gezielte Reaktion → ungezielte Reaktion → Beuge-/Strecksynergismen → keine Reaktion]).
- Kopfschmerz und akute Beeinträchtigung der Bewusstseinslage:
  CAVE: akut bedrohlicher intrakranieller Prozess (z. B. intrakranielle Blutung [Epiduralhämatom, Subduralhämatom, Subarachnoidalblutung, intrazerebrale Blutung], zerebrale Ischämie, Meningitis, Enzephalitis, Abszess, Tumor), Intoxikationen.
  Nicht anzunehmen: idiopathische Kopfschmerzen.

3.2.2 Orientierung

- Untersuchungsgang: Fragen zur zeitlichen, örtlichen und situativen Orientierung sowie zur Orientierung zur Person.
- Kopfschmerz und akute Beeinträchtigung der Orientierung:
  CAVE: akut bedrohlicher intrakranieller Prozess (vgl. Bewusstseinslage).
  Möglich: Koinzidenz von Kopfschmerz und dementiellem Prozess.
  Selten: Beeinträchtigung der Orientierung im Rahmen einer Migräneattacke; transiente globale Amnesie.
  Nicht anzunehmen: andere idiopathische Kopfschmerzformen.

Leitsymptom Kopfschmerz

3.3 Meningismus

- Untersuchungsgang: Passive Anteflexion des Kopfes (Kinn-Jugulum-Abstand < 2 cm). Bei eingeschränkter Beurteilbarkeit durch (willkürliche) Gegenspannung kann der Patient zu aktiver Anteflexion aufgefordert werden.
- Befund:
    - Anteflexion in vollem Umfang möglich = Meningismus negativ.
    - Unüberwindbarer Widerstand, Anteflexion nicht in vollem Umfang möglich = Meningismus positiv.
    - Vom Meningismus zu differenzieren:
        - Schmerzhafte Einschränkung der Kopfbeweglichkeit beim zervikogenen Kopfschmerz.
        - Rigor („wächserne" Erhöhung des Muskeltonus), meist auch an den Extremitäten nachweisbar, weist auf eine extrapyramidale Störung, z. B. M. Parkinson, hin.
        - M. Bechterew o. a. Einschränkungen der Beweglichkeit der Halswirbelsäule.
- Kopfschmerz und Meningismus:
  CAVE: akut bedrohlicher intrakranieller Prozess (Meninigitis, Subarachnoidalblutung, Hirndrucksteigerung).
  NB: wenn aus Anamnese und klinischem Befund bei *akuter* Manifestation von Kopfschmerzen nicht sicher differenziert werden kann, ob ein Meningismus vorliegt oder eine andere Einschränkung der Kopfbeweglichkeit, muss eine Lumbalpunktion bzw. eine Computertomographie durchgeführt werden.

3.4 Optisches System

3.4.1 Visus

- Untersuchungsgang:
    - Hell-Dunkel-Differenzierung → Erkennen von Bewegung → Fingerzählen → Zeitungsschlagzeile → Großgedrucktes → Kleingedrucktes.
    - Exakte Quantifizierung mit Hilfe von Sehtafeln (z. B. nach Snellen).
- Befund:
    - Ein- oder beidseitige Visusminderung = möglich bei Läsion im Bereich der Cornea, der Augenlinse, des Glaskörpers, der Retina oder des N. opticus.
- Interpretation:
    - Kopfschmerz und akute, einseitige Visusminderung:
      CAVE: Arteriitis temporalis, akutes Glaukom, Pseudotumor cerebri, Retrobulbärneuritis, Karotis-Sinus-cavernosus-Fistel, Prozesse im Bereich der Orbita und des Bulbus.
      Sehr selten: retinale Migräne (Visusminderung zum Untersuchungszeitpunkt meist nicht mehr nachweisbar).

- Kopfschmerz und akute einseitige Erblindung:
  CAVE: retinale Ischämie (Karotisdissektion, Arteriitis temporalis, Thromboembolie, fibromuskuläre Dysplasie), Prozesse im Bereich der Orbita und des Bulbus.
  Sehr selten: retinale Migräne (Erblindung zum Untersuchungszeitpunkt meist nicht mehr vorhanden).
- Kopfschmerz und beidseitige Visusminderung/Erblindung:
  CAVE: Basilaristhrombose, okzipitale Erblindung (beidseitige Infarkte im Versorgungsgebiet der Aa. cerebri posteriores), Pseudotumor cerebri, Arteriitis temporalis, anderer intrakranieller Prozess, okuläre Myositis.
  Möglich: Basilarismigräne (Visusminderung zum Untersuchungszeitpunkt meist nicht mehr nachweisbar).

3.4.2 Gesichtsfelder

- Untersuchungsgang: Der Patient wird aufgefordert, geradeaus zu schauen und einen Punkt zu fixieren. Der Untersucher bewegt den Zeigefinger (von hinten) langsam in das temporale bzw. nasale, obere bzw. untere Gesichtsfeld des Patienten. Dieser gibt zu erkennen, wann er den Finger des Untersuchers wahrnimmt.
- Befund:
  - Bitemporale Hemianopsie = hinweisend auf eine Läsion im Chiasma opticum.
  - Homonyme Hemianopsie = hinweisend auf eine Läsion der Sehbahn zentral des Chiasma opticum (Tractus opticus, Sehstrahlung, visueller Kortex).
- Interpretation
  - Kopfschmerz und homonyme Hemianopsie:
    CAVE: intrakranielle Blutung, zerebrale Ischämie, anderer intrakranieller Prozess (z. B.: Tumor, Abszess).
    Häufig: Migräne mit Aura (Hemianopsie zum Untersuchungszeitpunkt meist nicht mehr nachweisbar).
  - Kopfschmerz und bitemporale Hemianopsie:
    CAVE: Raumforderung im Bereich des Chiasma opticum (z. B.: Hypophysenadenom, Kraniopharyngeom).
    Nicht anzunehmen: Migräne mit Aura.

3.4.3 Pupillen

- Untersuchungsgang:
  - Inspektion (Form, Weite, Seitenvergleich)
  - Beleuchtung der Pupille und Beurteilung der Pupillenverengung am beleuchteten (direkte Lichtreaktion) und nicht beleuchteten Auge (konsensuelle Lichtreaktion).
- Befund:
  - Pupillen isokor, rund, eng/mittelweit/weit; prompte direkte und indirekte Reaktion auf Licht = physiologisch.

- Einseitig erweiterte, lichtstarre (= direkt und konsensuell nicht auf Licht reagierende) Pupille = hinweisend auf intrakranielle Drucksteigerung oder lokalen Prozess im Verlauf des Nervus oculomotorius (evtl. auch Bulbusmotilitätsstörung, Doppelbilder, Ptose).
- Einseitig (ver)eng(t)e Pupille (beim Horner-Syndrom vergesellschaftet mit Ptose und „Enophthalmus") = hinweisend auf eine Sympathikusläsion.
- Andere Auffälligkeiten des Pupillenbefundes:
  - physiologische Anisokorie – stets prompte seitengleiche Lichtreaktion.
  - Zustand nach operativen Eingriffen am Auge, Iritis – anisokore entrundete Pupillen.
  - amaurotische Pupillenstarre bei Erblindung (Pupillen primär isokor, jedoch keine direkte und konsensuelle Lichtreaktion bei Beleuchtung des betroffenen Auges).
  - beidseits verengte Pupillen bei Miotika (Glaukombehandlung), Morphin.
  - beidseits erweiterte Pupillen bei Mydriatika-Wirkung, Kokain.
- Interpretation:
  - Kopfschmerz und (einseitig) erweiterte, lichtstarre Pupille:
    CAVE: intrakranieller Prozess (Raumforderung [Epidural-, Subduralhämatom, intrazerebrale Blutung, nicht rupturiertes Aneurysma, Tumor, Pseudotumor cerebri], Subarachnoidalblutung, nicht rupturiertes Aneurysma der A. communicans posterior, Sinus-cavernosus-Thrombose, Karotis-Sinus-cavernosus-Fistel), Tolosa-Hunt-Syndrom, Fissura-orbitalis-superior-Syndrom.
    Möglich: diabetische Ophthalmoplegie.
    Selten: ophthalmoplegische Migräne.
  - Kopfschmerz und amaurotische Pupillenstarre (zur Differenzialdiagnose siehe Abschnitt „Visus").
  - Kopfschmerz und (einseitige) Miose:
    CAVE: Karotisdissektion, Aneurysma der A. carotis interna, Tolosa-Hunt-Syndrom, zentrale Sympathikusläsion.
    Möglich: Clusterkopfschmerz, chronische paroxysmale Hemikranie.
    Selten: Raeder-Syndrom.

3.4.4 Bulbusmotilität, Lidspaltenweite

- Untersuchungsgang: Prüfung der horizontalen und vertikalen Bulbusbewegungen. Können die Bulbi beidseits bis in Endstellung bewegt werden? Bemerkt der Patient Doppelbilder? Besteht ein pathologischer Nystagmus? Sind die Lidspalten seitengleich weit?
- Befund:
  - Konjugierte Bulbusbewegungen in alle Richtungen, jeweils bis in Endstellung, keine Doppelbilder, kein pathologischer Nystagmus, seitengleiche Lidspalten = physiologischer Befund.

- Ein Bulbus wird nicht ausreichend in eine oder mehrere Richtungen bewegt; bei versuchter Bewegung in diese Richtung gibt der Patient Doppelbilder an = Augenmuskelparese.
- Beide Bulbi können nicht in eine bestimmte Richtung (nach rechts, nach links, vertikal) bewegt werden, der Patient sieht keine Doppelbilder = horizontale/vertikale Blickparese.
- Spontan oder bei Blickbewegungen Auftreten einer unwillkürlichen, horizontalen, vertikalen oder rotatorischen, erschöpfbaren oder nicht erschöpfbaren Bulbusbewegung mit einer langsamen Komponente, gefolgt von einer raschen Rückstellbewegung = Rucknystagmus.
- Die Lidspaltenweite zeigt eine Seitendifferenz:
  - Lidspalte enger, Lid völlig geschlossen, Lid kann nicht geöffnet werden = Ptose (Okulomotoriusläsion → Parese des M. levator palpebrae superioris, Sympathikusläsion → Parese des M. tarsalis).
  - Lidspalte einseitig weiter, Lid kann nicht geschlossen werden = Lagophthalmus (Fazialisparese, s. u.).
- Auffälligkeiten der Bulbusmotilität ohne akutmedizinische Relevanz:
  - Strabismus.
  - beidseitiger Endstellnystagmus (meist erschöpfbarer horizontaler Nystagmus bei maximalem Seitwärtsblick).
  - Kongenitaler Nystagmus.
  - Kongenitale Ptose, Gesichtsasymmetrie.
- Interpretation:
  - Kopfschmerz und akut aufgetretene Doppelbilder/Augenmuskelparese:
    CAVE: intrakranieller Prozess (vgl. erweiterte, lichtstarre Pupille), Tolosa-Hunt-Syndrom, Fissura-orbitalis-superior-Syndrom, okuläre Myositis.
    Möglich: diabetische Ophthalmoplegie.
    Selten: ophthalmoplegische Migräne.
  - Kopfschmerz und akut aufgetretene Blicklähmung:
    CAVE: intrakranieller, supranukleärer Prozess (Mittelhirnläsion → vertikale Blickparese; [ausgedehnte] Frontalhirnläsion, Ponsläsion → horizontale Blickparese).
    Nicht anzunehmen: Migräne, andere idiopathische und extrakranielle symptomatische Kopfschmerzen.
  - Kopfschmerzen und akut aufgetretener Nystagmus:
    CAVE: infratentorieller Prozess.
    Möglich: otologische Erkrankung, Vestibularisläsion; Basilarismigräne (Nystagmus zum Untersuchungszeitpunkt meist nicht mehr vorhanden).
    Nicht anzunehmen: andere idiopathische Kopfschmerzen.
  - Kopfschmerzen und akut aufgetretene (einseitige) Ptose:
    CAVE: Karotisdissektion, intrakranieller Prozess (vgl. Doppelbilder/Augenmuskelparese).
    Möglich: Clusterkopfschmerz, chronische paroxysmale Hemikranie.
    Selten: Raeder-Syndrom.

3.4.5 Mimische Muskulatur

- Untersuchungsgang: Beurteilung der Symmetrie des Gesichtes sowie der Innervation der mimischen Muskulatur (Stirn runzeln, Augenbrauen hochziehen, Lider schließen, Zähne zeigen, Lippen auseinanderziehen etc).
- Befund:
  - Seitengleiche Innervation der Stirnmuskulatur, (fast) seitengleicher Lidschluss, deutliche Unterinnervation (= Hängen) des Mundwinkels = zentrale Fazialisparese.
  - Unterinnervation aller drei Äste (Stirn kann nicht gerunzelt werden, Lidschluss inkomplett oder fehlend, Mundwinkel hängend) = periphere Fazialisparese.
  - Auffälligkeiten der mimischen Muskulatur ohne Relevanz: Geringe Gesichtsasymmetrien sind häufig. Rechte und linke Gesichtshälfte sind nie spiegelbildlich identisch.
- Interpretation:
  - Kopfschmerz und zentrale Fazialisparese:
    CAVE: intrakranieller Prozess (z. B.: Ischämie [Karotisdissektion, Thromboembolie, fibromuskuläre Dysplasie], Epiduralhämatom, Subduralhämatom, Subarachnoidalblutung, intrakranielle Blutung, Tumor, Abszess).
    Selten: Migräne mit Aura (Parese zum Untersuchungszeitpunkt meist nicht mehr vorhanden).
  - Kopfschmerz und periphere Fazialisparese:
    CAVE: Prozess im Bereich des Kleinhirnbrückenwinkels oder des Fazialiskerngebietes.
    Häufig (bei starken Schmerzen): Zoster oticus, Otitis media, Mastoiditis, basale Meningitis.
    Möglich: Kopfschmerzen als Vor- oder Begleitsymptom einer idiopathischen peripheren Fazialisparese.
    Nicht anzunehmen: Migräne.

3.5 Koordination

3.5.1 Armvorhalteversuch

- Untersuchungsgang: Vorhalten der gestreckten und supinierten Arme bei geschlossenen Augen.
- Befund:
  - Patient hält die Arme in unveränderter Position für mindestens eine Minute = unauffälliger Befund.
  - Einseitiges Pronieren und/oder Absinken des Armes = pathologischer Befund.
  - Auffälligkeiten des Armvorhalteversuches ohne akutmedizinische Relevanz:

- Vorbestehende periphere Parese.
- (Primär) abnorme Haltung des Armes (einseitig oder beidseits):
  * schmerzbedingt,
  * bei anamnestisch erhebbarer Fraktur oder Gelenkserkrankungen im Bereich der oberen Extremität.
- Interpretation:
  - Kopfschmerz und einseitiges Pronieren und/oder Absinken im Armvorhalteversuch:
    CAVE: intrakranieller Prozess (zur Differenzialdiagnose siehe Abschnitt „zentrale Fazialisparese").
    Sehr selten: Migräne mit Aura (Parese zum Untersuchungszeitpunkt meist nicht mehr vorhanden).

3.5.2 Finger-Nase-Versuch

- Untersuchungsgang: Zeigefinger soll bei geschlossenen Augen in weitem Bogen zur Nasenspitze geführt werden.
- Befund:
  - Die Bewegung erfolgt flüssig und zielsicher = physiologischer Befund.
  - Die Bewegung ist „ataktisch" (ausfahrend, ungerichtet, meist mit zunehmender Unsicherheit vor Erreichen des Ziels) = pathologischer Befund.
- Interpretation:
  - Kopfschmerz und Ataxie im Finger-Nase-Versuch:
    CAVE: zerebelläre Läsion (z. B.: Ischämie [Vertebralisdissektion, Thromboembolie, fibromuskuläre Dysplasie]; Kleinhirnblutung, -tumor, -abszess).
    Möglich: Koinzidenz von idiopathischem Kopfschmerz und essenziellem Tremor.

3.5.3 Gangbild

- Untersuchungsgang: Der Patient wird aufgefordert, im Untersuchungsraum in seiner gewohnten Weise auf und ab zu gehen. Beurteilt werden das Vorbringen des Beines (Seitendifferenz? Wird ein Bein nachgezogen? Erfolgt das Setzen des Schrittes mit ausfahrender/unsicherer/ataktischer Bewegung?), die Schrittlänge, der Fußabstand (breitbeiniges Gehen?), die Ganggeschwindigkeit, eine allfällige Zug- oder Falltendenz (ungerichtet oder in eine bestimmte Richtung [Ante-, Retropulsion, Lateropulsion nach rechts oder links]) sowie das Mitpendeln der Arme.
- Interpretation:
  - Kopfschmerz und akut aufgetretene Gangstörung mit Lateralisation zu einer Seite:
    CAVE: (bedrohlicher) intrakranieller Prozess (infra- oder supratentoriell).
    Möglich: akuter Vestibularisausfall.
    Selten: Migräne mit Aura (Gangstörung zum Untersuchungszeitpunkt meist nicht mehr nachweisbar).

- Kopfschmerz und akut aufgetretene ungerichtete Gangstörung:
  CAVE: infratentorieller Prozess.
  Möglich: exogen-toxisches Zustandsbild.
  Selten: Basilarismigräne (Gangunsicherheit zum Untersuchungszeitpunkt meist nicht mehr nachweisbar).
- Gangstörungen ohne akutmedizinische Relevanz:
  - Vorbestehendes orthopädisches Problem.
  - Vorbestehendes Polyneuropathiesyndrom.
  - Vorbestehende Wurzel-, Plexus- oder periphere Nervenläsion an den unteren Extremitäten.
  - Vorbestehende ZNS-Erkrankung.

3.5.4 Einbeinhüpfen

- Untersuchungsgang: Der Patient wird aufgefordert, auf der Stelle auf einem Bein zu hüpfen. Geachtet wird darauf, ob die Übung durchgeführt werden kann und inwieweit eine Seitendifferenz besteht. Durch Einbeinhüpfen lassen sich v. a. geringgradigere (zentrale oder periphere) Paresen erfassen, die beim Gehen u. U. (noch) nicht auffallen. Bei der Beurteilung müssen Trainingszustand, Vorerkrankungen und das Alter des Patienten mit berücksichtigt werden.
- Befund und Interpretation vgl. Abschnitt „Gangbild".

3.6 Sprechen und Sprache

- Untersuchungsgang: Beurteilung der Artikulation, der Sprachproduktion und des Sprachverständnisses.
- Befund:
  - Der Patient spricht undeutlich, schlecht artikuliert, z. B. verwaschen, skandierend, monoton und leise, nasal, heiser etc.; die inhaltliche Sprachproduktion sowie das Sprachverständnis sind erhalten = Dysarthrie (Störung der Sprechwerkzeuge bei entsprechenden Hirnnervenlähmungen, Kleinhirnläsionen, Hirnstammläsionen, extrapyramidalen Erkrankungen, Muskelkrankheiten, Alkohol- oder Medikamentenintoxikation. DD: [neue] Zahnprothese!).
  - Patient hat Schwierigkeiten, konkrete Begriffe zu finden (z. B. Benennung von Gegenständen), die Sprachproduktion (Bildung von Sätzen, Phrasen, Wörtern) und/oder das Sprachverständnis sind beeinträchtigt = Aphasie (Störung im Bereich der Sprachzentren bzw. entsprechender Bahnen der dominanten Hemisphäre).
- Interpretation:
  - Kopfschmerz und akut aufgetretene Dysarthrie:
    CAVE: intrakranieller (infratentorieller) Prozess, Alkohol- und/oder Medikamentenintoxikation.
    Selten: Basilarismigräne (Dysarthrie zum Untersuchungszeitpunkt meist nicht mehr vorhanden).
  - Kopfschmerz und akut aufgetretene Aphasie:

CAVE: intrakranieller Prozess (zur Differenzialdiagnose siehe Abschnitt „zentrale Fazialisparese").
Möglich: Migräne mit Aura (aphasische Störungen meist gering bis mäßig ausgeprägt [v. a. im Sinne von Wortfindungsstörungen und Paraphasien], zum Untersuchungszeitpunkt meist nicht mehr vorhanden).

4 (Fach-)Ärztliche Abklärung

4.1 Erstbegutachtung und allgemeinmedizinische Betreuung

Die primäre Anlaufstelle für Kopfschmerzpatienten ist meist eine allgemeinmedizinische Praxis, gelegentlich die Akutambulanz eines Krankenhauses.
➢ Die Mehrzahl der Patienten mit dem Leitsymptom Kopfschmerz verbleibt in *allgemeinmedizinischer Betreuung*, und zwar vor allem:
- Patienten mit unproblematischer Migräne ohne Aura, episodischem Spannungskopfschmerz und zervikogenem Kopfschmerz sowie
- Patienten mit symptomatischen Kopfschmerzen im Rahmen unkomplizierter Begleiterkrankungen.

4.2 Neurologische Akutbegutachtung

➢ Eine *Akutüberweisung* an die Notfallaufnahme eines Krankenhauses, in welchem eine suffiziente Abklärung möglich ist (Mindesterfordernisse: klinisch neurologische Begutachtung, kraniale Computertomographie, Möglichkeit zur Labor- und Liquordiagnostik), ist erforderlich bei Patienten mit dem Leitsymptom Kopfschmerz und einem der nachfolgenden Kriterien:
- Neu aufgetretene, heftige Kopfschmerzen oder akute, gravierende Änderung vorbestehender Kopfschmerzen („first or worst headache").
- Erstmanifestation massiver oder ungewöhnlicher nichtneurologischer Begleitsymptome.
- Erstmanifestation oder Änderung neurologischer Begleitsymptome.
- Erstmanifestation eines epileptischen Anfalls.
- Hirndruckzeichen.
- Neu aufgetretene oder Dekompensation einer vorbestehenden Hypertonie.
- (Status febrilis und positiver) Meningismus.
- Bewusstseinsstörung.
- (Neu aufgetretene) Orientierungsstörung.

4.3 Elektive neurologische Begutachtung

➢ Eine elektive neurologische Begutachtung ist in folgenden Fällen angezeigt:
- Sicherung der Diagnose (jeder Patient mit rezidivierenden Kopfschmerzen sollte zumindest einmal vom Neurologen gesehen werden).
- Suspekter klinischer Befund, sofern nicht ohnehin eine Akutabklärung erforderlich ist.

- Abklärung nicht eindeutig klassifizierbarer Kopfschmerzen.
- Häufige oder progrediente Kopfschmerzen.
- Therapierefraktäre Kopfschmerzen.

Ungezielte Facharztzuweisungen können die Diagnosestellung beträchtlich verzögern. Als typisches Beispiel sei der Clusterkopfschmerz angeführt, der bei Kenntnis des Zustandbildes allein aus der Anamnese diagnostiziert werden kann. Anderenfalls wird dem Patienten ein Hürdenlauf vom HNO-Arzt zum Augenarzt und über den Zahnarzt zum Kieferchirurgen aufgebürdet. Gelegentlich bleiben einige gesunde Zähne – in seltenen Fällen das gesamte Gebiss – auf der Strecke. Treffen diese oder andere wirkungslose Therapien mit dem *spontanen* Auslaufen einer Clusterepisode zusammen, wird die Erstellung der korrekten Diagnose meist weiter protrahiert. Viele Patienten mit Clusterkopfschmerz haben bereits mehrere Clusterepisoden hinter sich, ehe die Diagnose gestellt wird.

4.4 Begutachtung durch andere Fachdisziplinen

4.4.1 Augenheilkunde

- Begutachtung dringend empfehlenswert:
  - Bulbusschmerz oder periorbitaler Schmerz und zumindest eines der folgenden Zeichen: ziliare Injektion, Konjunktivitis, Chemosis, Exophthalmus, Lidödem, matte, glanzlose oder trübe Hornhaut, Blepharospasmus.
- Begutachtung empfehlenswert:
  - Bulbusschmerz oder periorbitaler Schmerz und eines der folgenden Zeichen, *sofern* sich diese Symptome *nicht* im Rahmen eines idiopathischen Kopfschmerzes (Migräne, Clusterkopfschmerz) erklären: Miosis, Mydriasis, eingeschränkte Bulbusmotilität, Ptose, verstärkter Tränenfluss, Photophobie.
  - Kopfschmerz und neurologisch nicht eindeutig erklärbare Sehstörung.
  - Verifizierung bzw. Spezifizierung eines Gesichtsfelddefektes mittels Computerperimetrie.
  - Abklärung von neurologisch nicht eindeutig erklärbaren Doppelbildern und Bulbusmotilitätstörungen.
- Begutachtung überlegenswert:
  - Zur Abklärung einer Fehlsichtigkeit (CAVE: Überbewertung einer Refraktionsanomalie als Kopfschmerzursache).

4.4.2 Gynäkologie

- Begutachtung empfehlenswert:
  - Kopfschmerzen im Rahmen eines perimenstruellen Syndroms.
  - Kopfschmerzen verbunden mit gynäkologischen Beschwerden, die sich nicht eindeutig erklären lassen.

- Therapieresistente zyklusgebundene Kopfschmerzen.
- Zunahme von Kopfschmerzen nach Erstverordnung oder Wechsel eines oralen Kontrazeptivums.

4.4.3 HNO-Heilkunde

- Begutachtung empfehlenswert:
  - Frontal, hinter oder zwischen den Augen, über den Kieferhöhlen (aber auch temporal, am Vertex oder okzipital) lokalisierte Kopfschmerzen, die sich auf Bücken, Vorneigen, Vornüberbeugen des Kopfes, Erschütterung, Schnäuzen, Aufblasen des Nasenrachenraumes bei zugehaltenen Nasenlöchern, Husten oder Pressen verstärken und bei denen klinisch der Verdacht auf eine akute Sinusitis besteht.
  - Einseitige Schmerzen mit Maximum im Ohr bzw. in der Ohrregion und kurzer Anamnesedauer: Nachweis bzw. Ausschluss eines Zoster oticus, einer Otitis media und einer Mastoiditis.
  - Rezidivierende oder chronische Kopfschmerzen und nicht eindeutig zuordenbare Symptome wie Schwindel, Tinnitus, Hörminderung, Schluckstörung.
  - Rezidivierende oder chronische Kopf- oder Gesichtsschmerzen und Auffälligkeiten im Nasennebenhöhlenröntgen (aus welchen Gründen immer das Röntgen durchgeführt wurde): Klärung der Frage, ob zwischen Kopfschmerzen und Röntgenbefund ein kausaler Zusammenhang besteht (NB: laut IHS ist ein Zusammenhang zwischen chronischer Sinusitis und Kopfschmerzen nicht ausreichend belegt).
  - Verdacht auf atypischen Gesichtsschmerz, Glossopharyngeus- oder Laryngeus-superior-Neuralgie.
- Begutachtung überlegenswert:
  - Dringender Wunsch des Patienten (z. B. bei rezidivierenden, chronischen oder therapierefraktären Kopfschmerzen). CAVE: entsprechende Aufklärung des Patienten, dass nicht *jede* Auffälligkeit zwingend als *Ursache* der Kopfschmerzen betrachtet werden kann.
- Begutachtung nicht erforderlich:
  - Als *Screening*untersuchung bei idiopathischen Kopfschmerzen (Migräne, Spannungskopfschmerz, Clusterkopfschmerz, chronische paroxysmale Hemikranie).

4.4.4 Innere Medizin

- Begutachtung dringend empfehlenswert:
  - Kopfschmerz bei deutlich hypertonen Blutdruckwerten bzw. im Rahmen einer hypertensiven Krise.
- Begutachtung empfehlenswert:
  - Kopfschmerz bei (Verdacht auf) diabetische Ophthalmoplegie.
  - Kopfschmerz als mögliche Nebenwirkung von vom Internisten verordneten Medikamenten.
  - Geplante Verabreichung von Medikamenten zur Kopfschmerzbe-

handlung bei Patienten mit erhöhtem Nebenwirkungsrisiko (z. B. Ergotamine oder Triptane bei suspekten Thoraxschmerzen, Betablocker bei Verdacht auf obstruktive Lungenerkrankung oder bradykarder Herzrhythmusstörung bzw. Reizleitungsstörung im EKG, trizyklische Antidepressiva bei Herzrhythmusstörungen).
- Kopfschmerzen bei seltenen bedrohlichen Erkrankungen, z. B.: Meningeosis carcinomatosa, lymphomatosa, leucaemica.

4.4.5 Kieferchirurgie und/oder Zahn-, Mund- und Kieferheilkunde

- Begutachtung empfehlenswert:
  - Gesichtsschmerz und Verdacht auf temporomandibuläre Dysfunktion (Schmerz im Kiefergelenksbereich bzw. präaurikulär).
  - Verdacht auf atypischen Gesichtsschmerz.
  - Nicht zuordenbarer Kopf- oder Gesichtsschmerz mit Ausstrahlung in den Kiefer bzw. zu den Zähnen.

4.4.6 Neurochirurgie

- Begutachtung erforderlich:
  - Kopfschmerz und abnormer Befund der bildgebenden Diagnostik (CT, MRT, Angiographie), der das morphologische Korrelat der Kopfschmerzen darstellt, eine chirurgische Behandlung erfordert und einer solchen zugänglich ist.
  - Kopfschmerz und abnormer Befund der bildgebenden Diagnostik, der zwar keinen sicheren Zusammenhang mit dem Kopfschmerz hat, aber per se behandlungsbedürftig ist.
- Begutachtung empfehlenswert:
  - Kopfschmerz und abnormer Befund der bildgebenden Diagnostik, dessen Wertigkeit nicht sicher einzuschätzen ist.
- Begutachtung meist nicht erforderlich:
  - Kopfschmerz und nicht raumfordernde intrakranielle Zysten (Arachnoidalzyste, Pinealiszyste) oder Normvarianten (Cavum septi pellucidi, Cavum Vergae) in der bildgebenden Diagnostik.
- **CAVE:** übereiltes Herstellen eines Kausalzusammenhanges zwischen Kopfschmerz und morphologischem Befund und daraus resultierende „Indikation" für einen neurochirurgischen Eingriff.

4.4.7 (Neuro-)Orthopädie, Manualmedizin, Physikalische Medizin

- Begutachtung überlegenswert:
  - Zervikogener Kopfschmerz.
  - Idiopathischer Kopfschmerz „mit zervikogener Komponente".
  - Behandlungsbedürftiger Befund im HWS-Röntgen (aus welchen Gründen immer das Röntgen durchgeführt wurde).

- Therapieresistenter Kopfschmerz, für den eine spondylogene Komponente nicht ausgeschlossen werden kann.
- Spannungskopfschmerz mit Funktionsstörung der perikraniellen Muskulatur.
- Dringender Wunsch des Patienten. CAVE: entsprechende Aufklärung des Patienten, dass nicht *jede* Auffälligkeit zwingend als *Ursache* der Kopfschmerzen betrachtet werden kann.

4.4.8 Psychiatrie

- Begutachtung sehr empfehlenswert:
  - Kopfschmerzen verbunden mit ausgeprägter psychosozialer Stresssituation und/oder Angst und/oder Depression.
  - Kopfschmerz als Wahn (Patient ist *nicht* davon zu überzeugen, dass seinen Kopfschmerzen *keine* organische Ursache zugrunde liegt).
- Begutachtung überlegenswert:
  - Absolut therapierefraktäre Kopfschmerzen.

4.4.9 Psychologie

- Begutachtung sehr empfehlenswert:
  - Kopfschmerz und Leistungs- und/oder psychosoziale Probleme.
  - Kopfschmerz und Stressbewältigungsprobleme.
  - Wunsch des Patienten.
- Begutachtung überlegenswert:
  - Kopfschmerz und affektive Störung oder auffallende Persönlichkeitsstruktur.
  - Kopfschmerz in Zusammenhang mit Analgetika- und/oder Ergotaminabusus.
  - Absolut therapierefraktärer Kopfschmerz.

5 Apparative Zusatzuntersuchungen

5.1 Allgemeines

Wie bereits eingangs erwähnt, gibt es keine „Routinediagnostik", die auf jeden Kopfschmerzpatienten unabhängig von allen anamnestischen und klinischen Details anwendbar ist. Vielmehr muss die Frage, ob und welche apparative Zusatzuntersuchungen zielführend sind, für jeden Patienten individuell beantwortet werden.

So kann wertvolle Zeit verstreichen, wenn eine ältere Patientin mit neu aufgetretenem einseitigen Schläfenkopfschmerz und Sehstörungen nach einer Wartezeit von Tagen mittels EEG oder CCT untersucht wird, anstatt innerhalb einer einzigen Stunde anhand der Blutkörperchensenkungsgeschwindigkeit den Verdacht auf eine Arteriitis temporalis zu erhärten.

Ebenso werden Beschwerden unnötig verlängert, wenn ein junger Patient mit rezidivierenden, heftigsten, einseitigen Kopfschmerzattacken und ipsilateralen Begleitsymptomen wie Augenrötung, Tränenfluss und verstopfter Nase, die in identischer Form bereits früher episodenartig aufgetreten waren, umständlich „durchuntersucht" wird, anstatt umgehend die Diagnose Clusterkopfschmerz zu stellen, unmittelbar mit einer gezielten Therapie zu beginnen und die Indikation zu allfälligen apparativen Zusatzuntersuchungen vom klinischen Verlauf abhängig zu machen.

Fatale Folgen kann es haben, neu aufgetretene Kopfschmerzen inadäquat (z. B. mittels Schädelröntgen und EEG) „abzuklären" und bei negativem Befund ruhigen Gewissens eine symptomatische Therapie zu beginnen.

Als letzter Baustein in diesem Wegweiser durch die Kopfschmerzdiagnostik werden nachfolgend die prinzipiell zur Verfügung stehenden apparativen Untersuchungsmethoden dargestellt. Für jedes Verfahren werden die technischen Grundlagen kurz beschrieben und der Stellenwert für die Diagnostik beim Leitsymptom Kopfschmerz kritisch diskutiert.

5.2 Kraniale Computertomographie (CCT)

Die CCT wird bewusst an erster Stelle der apparativen Zusatzuntersuchungen genannt, da ihr – bei suspekter Anamnese und/oder Auffälligkeiten in der klinischen Untersuchung – sowohl in der Akutsituation als auch in der Abklärung subakuter, rezidivierender oder chronischer Kopfschmerzen die größte Bedeutung zukommt. Nochmals sei jedoch darauf hingewiesen, dass die CCT nicht eine „Screeninguntersuchung" darstellen kann, die Anamnese und klinische Untersuchung ersetzt.

Bei Patienten mit dem Leitsymptom Kopfschmerz ist eine *CCT indiziert*:
- So rasch als möglich bei
  - heftigsten, peitschenschlagartig aufgetretenen, bis dahin nicht gekannten Kopfschmerzen,
  - akut aufgetretenen, *bis dahin nicht gekannten* Kopfschmerzen bei Patienten unter Antikoagulantientherapie,
  - akut aufgetretener und/oder progredienter Orientierungs- bzw. Gedächtnisstörung,
  - Bewusstseinsstörung,
  - akut aufgetretenen und/oder progredienten neurologischen Herdzeichen,
  - Erstmanifestation eines epileptischen Anfalls,
  - Hirndruckzeichen.
- Längstens innerhalb einiger Tage bei:
  - geringfügigem, vom Patienten nicht bemerktem oder nicht progredientem neurologischen und/oder neuropsychologischem Defizit,
  - progredienten, nicht eindeutig zuordenbaren Kopfschmerzen mit kurzer Anamnesedauer,
  - markanter Symptomänderung bei vorbestehenden idiopathischen Kopfschmerzen.
- Innerhalb von Wochen:
  - Wunsch des Patienten mit idiopathischen Kopfschmerzen, nach frustra-

nen Versuchen, den Patienten davon zu überzeugen, dass klinisch keine Hinweise auf eine intrakranielle Läsion bestehen.

Die CCT erlaubt es, die überwiegende Zahl intrakranieller Prozesse (wie Epidural- und Subduralhämatome, intrazerebrale Blutungen, Hirntumoren, Hirnabszesse und Liquorabflussstörungen) nachzuweisen. Rezente Ischämien stellen sich initial jedoch nicht dar und werden oft erst nach 24 bis 48 Stunden in vollem Ausmaß erkennbar. Darüber hinaus kann eine Subarachnoidalblutung der CCT ebenso entgehen wie ein (nichtrupturiertes) Aneurysma der Hirnbasisarterien und kleinere arteriovenöse Missbildungen (die aber – sofern sie nicht bluten – üblicherweise kaum Kopfschmerzen verursachen). Die CCT ist nicht geeignet zum Nachweis einer Karotis- oder Vertebralisdissektion bzw. einer Karotis-Cavernosus-Fistel. Bei einer Enzephalitis können sich Auffälligkeiten eventuell erst in fortgeschrittenem Krankheitsstadium zeigen. Virale Meningitiden laufen gewöhnlich ohne Veränderungen im CCT ab.

Neben falsch negativen Befunden muss auch mit unerwartet „positiven" Befunden gerechnet werden, die jedoch meist als Normvariante aufzufassen sind und/oder keinen Kausalzusammenhang mit den Kopfschmerzen aufweisen, wie z. B. prominente Virchow-Robin'sche Räume, ein Cavum septi pellucidi, ein Cavum Vergae, Pinealiszysten, Arachnoidalzysten, perinatal aufgetretene Läsionen oder multiple, kleine, hypodense Läsionen in der weißen Substanz.

Je häufiger zur Abklärung von Kopfschmerzen eine CCT veranlasst wird, umso öfter muss mit solchen Zufallsbefunden gerechnet werden. Der Patient muss über die Bedeutungslosigkeit des Befundes entsprechend aufgeklärt werden, manchmal ist jedoch auch eine Kontrolluntersuchung empfehlenswert, um die fehlende Befundprogredienz zu dokumentieren.

5.3 Magnetresonanztomographie (MRT)

Die MRT stellt ebenfalls ein Schnittbildverfahren dar, bei dem jedoch anstelle ionisierender Strahlen ein Magnetfeld zur Signalerzeugung verwendet wird. Neben der fehlenden Strahlenbelastung zeichnet sich das Verfahren durch eine höhere Sensitivität aus. Diese trifft jedoch nicht auf frische Blutungen zu, bei deren Nachweis die CCT klar überlegen ist.

Nachteile der MRT sind die wesentlich höheren Kosten sowie die begrenzten Zugangsmöglichkeiten. Zur Abklärung eines intrakraniellen Prozesses beim Leitsymptom Kopfschmerz ist – jedenfalls bei Erwachsenen – die CCT weiterhin die Methode erster Wahl. Ausnahmen stellen allerdings die

– Sinusvenenthrombose sowie
– Prozesse in der hinteren Schädelgrube

dar, die meistens eine MRT-Untersuchung erfordern.

Kontraindiziert ist die MRT bei Patienten mit Herzschrittmachern sowie intrakraniellen ferromagnetischen Metallimplantaten. Schwangere sollten nur nach strengster Indikationsstellung untersucht werden. Bei Patienten mit Klaustrophobie ist die Untersuchung häufig nicht durchführbar.

Leitsymptom Kopfschmerz

5.4 Nativröntgen

Ein *Schädelröntgen* ist indiziert bei Zustand nach Schädeltrauma, allenfalls bei Verdacht auf primäre Knochenkrankheiten (Tumoren, Metastasen, M. Paget) oder zur Beurteilung der Schädelform und -größe. Ungeeignet ist das Schädelröntgen zum Ausschluss einer intrakraniellen Raumforderung.

Röntgenaufnahmen der *Nasennebenhöhlen* sind Bestandteil der Diagnostik bei klinischem Hinweis auf eine (akute) Sinusitis. Das Nebenhöhlenröntgen ist keine „Screeninguntersuchung" bei chronischem Kopfschmerz. Die Internationale Kopfschmerzgesellschaft (IHS) weist ausdrücklich darauf hin, dass ein Zusammenhang zwischen chronischem Kopfschmerz und chronischer Sinusitis (im Röntgen oft nur als Schleimhautschwellung beschrieben) nicht ausreichend belegt ist.

Ein *Röntgen der Halswirbelsäule* ist indiziert bei Zustand nach HWS-Trauma, Peitschenschlagsyndrom sowie Hinweisen bzw. Verdacht auf zervikogenen Kopfschmerz. Das HWS-Röntgen ist keine Screeninguntersuchung bei chronischen Kopfschmerzen. Gering- bis mäßiggradige Abnormitäten wie Spondylose, Osteochondrose oder Spondylarthrose kommen in der Bevölkerung häufig vor. Somit ist auch häufig mit einer *Koinzidenz* von Kopfschmerz und abnormem HWS-Röntgenbefund zu rechnen: Ein Kausalzusammenhang darf daher nicht unkritisch, sondern nur auf Basis klar definierter Kriterien hergestellt werden.

5.5 Nichtinvasive Diagnostik der hirnversorgenden Arterien

Zur nichtinvasiven Abklärung der hirnversorgenden Arterien stehen folgende Verfahren zur Verfügung:
- Extra- und transkranielle Sonographie
- MR-Angiographie (Überblicksdarstellung der kraniozervikalen Gefäße)
- CT-Angiographie (Darstellung eines umschriebenen Gefäßabschnittes).

Der Einsatz dieser Verfahren in der Kopfschmerzabklärung ist insofern begrenzt, als in Akutsituationen (vor allem bei Subarachnoidalblutung) stets eine intraarterielle digitale Subtraktionsangiographie erforderlich ist und zerebrale Ischämien, die die Domäne dieser Methoden darstellen, selten mit Kopfschmerzen einhergehen.

Von dieser globalen Einschätzung sind jedoch maßgebliche Ausnahmen abzugrenzen:
- Bei Verdacht auf Karotis- oder Vertebralisdissektion sollte zunächst eine Ultraschalluntersuchung und erst in weiterer Folge eine CT- oder MR-Angiographie durchgeführt werden.
- In der Differenzialdiagnose von Migräneaura und transitorisch-ischämischer Attacke ist (neben einer Echokardiographie) primär eine extra- und ggf. eine transkranielle Ultraschalluntersuchung indiziert.
- Eine Carotis-cavernosus-Fistel kann durch abnorme extrakranielle und transorbitale Dopplersignale eventuell nachgewiesen werden, ebenso lassen sich intrakranielle arteriovenöse Malformationen mit hohem Shuntvolumen, eine okzipitale Durafistel sowie ein Shunt zwischen A. okzipitalis externa und Sinus transversus dopplersonographisch erkennen. Eine arteriovenöse Malfor-

mation mit geringem Shuntvolumen sowie ein intrakranielles Aneurysma zeigen nur selten Auffälligkeiten in der transkraniellen Dopplersonographie, können jedoch mittels MR- oder CT-Angiographie gelegentlich dargestellt werden.
- Bei älteren Patienten mit Migräne und vaskulären Risikofaktoren kann die Duplexsonographie der Karotiden dazu beitragen, das mögliche Risiko einer Gabe von Ergotaminen oder Triptanen zu erfassen, da die arteriosklerotischen Veränderungen der Karotiden mit jenen der Koronararterien in vielen Fällen korrelieren.
- Bei der Trigeminusneuralgie ermöglicht die MR-Angiographie einen nichtinvasiven Nachweis eines aberranten, den N. trigeminus komprimierenden Gefäßes.

5.6 Klinische Neurophysiologie

Das *Elektroenzephalogramm (EEG)* erfasst mit Oberflächenelektroden, die nach einem standardisierten System an der Kopfhaut angebracht werden, die elektrische Aktivität des Gehirns. Die wesentlichsten Merkmale eines abnormen EEGs sind eine diffuse Verlangsamung der Grundtätigkeit, umschriebene Frequenzverlangsamung in einer bestimmten Hirnregion im Sinne eines Herdbefundes sowie Zeichen erhöhter zerebraler Erregungsbereitschaft. Das EEG wird bei der Abklärung von Kopfschmerzen (zu) häufig eingesetzt. Zudem kann die Aussage des EEGs in *dieser* Indikation aus zweierlei Gründen zu weiteren Problemen führen.

Einerseits kann das EEG nur sehr selten zur Differenzialdiagnose der Kopfschmerzen beitragen. In einer Metaanalyse von 40 Studien zum Thema EEG und Migräne wurde als einziger konstanter Befund eine höhere Prävalenz von kortikalem Mitsteuern während Photostimulation festgestellt. Vor allem aber ist das EEG ungeeignet, einen intrakraniellen Prozess als Kopfschmerzursache verlässlich auszuschließen. Für diese Fragestellung ist ein bildgebendes Verfahren erforderlich. Soll ein Patient mit idiopathischen Kopfschmerzen jedoch hinsichtlich einer organischen Kopfschmerzursache beruhigt werden, ist ein aufklärendes Gespräch zu führen.

Neben diesen Einschränkungen ist zu bedenken, dass das EEG bei Patienten mit Kopfschmerz recht häufig eine (geringe bis mäßige) diffuse oder umschriebene Verlangsamung, manchmal sogar Zeichen erhöhter zerebraler Erregungsbereitschaft, zeigt. Daraus resultiert, dass aufgrund des „unerwartet" abnormen EEGs
- Verunsicherung (beim Patienten und beim Arzt) entsteht,
- ein bildgebendes Verfahren angeschlossen wird, das häufig einen unauffälligen Befund ergibt, da EEG-Veränderungen oft ohne CCT-Korrelat auftreten,
- im ungünstigsten Fall („Zeichen erhöhter zerebraler Erregungsbereitschaft") eine nicht vorhandene Epilepsie „diagnostiziert" und umgehend „behandelt" wird.

Somit bleiben folgende *Indikationen zur Durchführung eines EEGs* bei Patienten mit dem Leitsymptom Kopfschmerz:
- Differenzialdiagnose Migräneaura vs. fokaler Anfall.
- Kopfschmerzen, die mit einem zerebralen Anfall einhergegangen sind.

- Anamnestische oder klinische Hinweise auf eine Meningitis/Enzephalitis.
- Kopfschmerzen im Rahmen von Stoffwechselstörungen.
- Kopfschmerzen im Rahmen von Intoxikationen.
- Progrediente, nicht eindeutig zuordenbare Kopfschmerzen bei unauffälliger CCT.
- Kopfschmerzen bei ätiologisch unklarem Organischen Psychosyndrom.
- Dringender Wunsch des Patienten nach frustranem Aufklärungsgespräch.

Bei der Beurteilung des EEGs ist zu berücksichtigen, dass
- ein unauffälliger Befund niemals als *Beweis* gegen das Vorliegen eines intrakraniellen Prozesses gewertet werden darf, und
- ein abnormer Befund bei Ableitung während einer Migräneattacke eine (gravierende) organische Erkrankung vortäuschen kann (z. B. Herdbefund bei akuter Migräne mit Aura, diffuse Frequenzverlangsamung bei akuter Basilarismigräne).

Die *evozierten Potentiale* erlauben eine Aussage über die Funktion verschiedener Leitungssysteme sowie der entsprechenden kortikalen Areale. Es stehen visuell, akustisch, somatosensibel und motorisch evozierte Potentiale zur Verfügung, denen jedoch in der klinischen Kopfschmerzabklärung keine Bedeutung zukommt. Einen wesentlichen wissenschaftlichen Beitrag leisten die evozierten Potentiale hingegen in der Erforschung der Pathophysiologie unterschiedlicher Kopfschmerzformen.

5.7 Laboruntersuchungen

Die Routinelaboruntersuchung umfasst Blutkörperchensenkungsgeschwindigkeit (BSG), komplettes Blutbild, Leber- und Nierenfunktionswerte und Elektrolyte und ist indiziert bei Verdacht auf eine entzündliche oder metabolische Kopfschmerzursache sowie bei progredienten, diagnostisch unklaren Kopfschmerzen. Bei Verdacht auf Arteriitis temporalis muss sofort die BSG bestimmt werden. Bei einer Reihe anderer symptomatischer Kopfschmerzen kann sich sekundär die Indikation zur Labordiagnostik ergeben.

5.8 Invasive Untersuchungen

Die *Lumbalpunktion* erfordert den Ausschluss einer Hirndrucksteigerung (mittels ophthalmoskopischer Beurteilung der Sehnervpapille oder CCT) sowie einer Gerinnungsstörung bzw. Antikoagulantientherapie.

Die *Liquordiagnostik* umfasst:
- Makroskopische Beurteilung (wasserklar? trüb? rahmig? Blutbeimengung? Xanthochromie?).
- Zellzahl, Eiweiß (Gesamteiweiß, Albumin, IgG, IgM, IgA), Glukose, Benzidin, Bilirubin, oligoklonale Banden. Die Interpretation von Liquoreiweiß- und Liquorglukose-Werten ist nur durch Vergleich mit den Serum-Werten möglich.
- Mikroskopische Beurteilung des Liquorsediments (Granulozyten, Lympho-

zyten, Erythrozyten, Plasmazellen, Makrophagen, Siderophagen, Erythrophagen, Tumorzellen).
- Erregernachweis (bakteriologisch, virologisch, mykologisch).

Die *Indikation* zur Lumbalpunktion ergibt sich bei Verdacht auf
- Subarachnoidalblutung (falls CCT negativ oder nicht konklusiv),
- Meningitis, Enzephalitis, Hirnabszess, Empyem,
- septische Sinusthrombose,
- Vaskulitis,
- Meningeosis carcinomatosa, lymphomatosa, leucaemica,
- Pseudotumor cerebri (Liquordruckmessung).

Die *selektive intraarterielle digitale Subtraktionsangiographie (DSA)* dient der exakten Erfassung der extra- und intrakraniellen Gefäßsituation. Dabei wird entsprechend der Seldinger-Technik die A. femoralis in der Leistenregion punktiert und ein Katheter in den Aortenbogen vorgeschoben. Anschließend werden die vier hirnzuführenden Arterien selektiv aufgesucht und jodhältiges Kontrastmittel injiziert. Durch computerberechnete Subtraktion der Aufnahme vor und nach Kontrastmittelgabe werden störende Knochenstrukturen eliminiert.

Die DSA ist *indiziert* bei
- nachgewiesener oder wahrscheinlicher Subarachnoidalblutung,
- (nichthypertensiv bedingter, „atypisch lokalisierter") intrazerebraler Blutung
- (Verdacht auf) arteriovenöse Missbildung,
- (Verdacht auf) nicht rupturiertes Aneurysma,
- (Verdacht auf) Carotis-Cavernosus-Fistel,
- (Verdacht auf) arterielle Dissektion,
- (Verdacht auf) Sinus-, Hirnvenenthrombose.

5.9 Sonstige Verfahren

- Die transthorakale und transösophageale Echokardiographie sind indiziert bei Verdacht auf kardiogene Embolien sowie zur Abklärung atypischer Aurasymptome.
- Die Knochenszintigraphie trägt maßgeblich zur Diagnostik bei entzündlichen oder tumorösen Prozessen im Bereich der Kalotte, der Schädelbasis und des Gesichtsschädels bei.
- Die Durchführung von SPECT(single photon emission computed tomography)- und PET(positron emission tomography)-Untersuchungen ist auf wissenschaftliche Fragestellungen beschränkt.
- Dies gilt auch für die Magnetoenzephalographie (MEG).

5.10 Neuropsychologische Diagnostik

- Siehe Kapitel XII, Psychologische Diagnostik und psychologische Behandlungsmethoden bei Patienten mit chronischen Spannungskopfschmerzen und Migräne (Joachim Maly) Seite 233.

6 Differenzialdiagnose

Tabelle 1

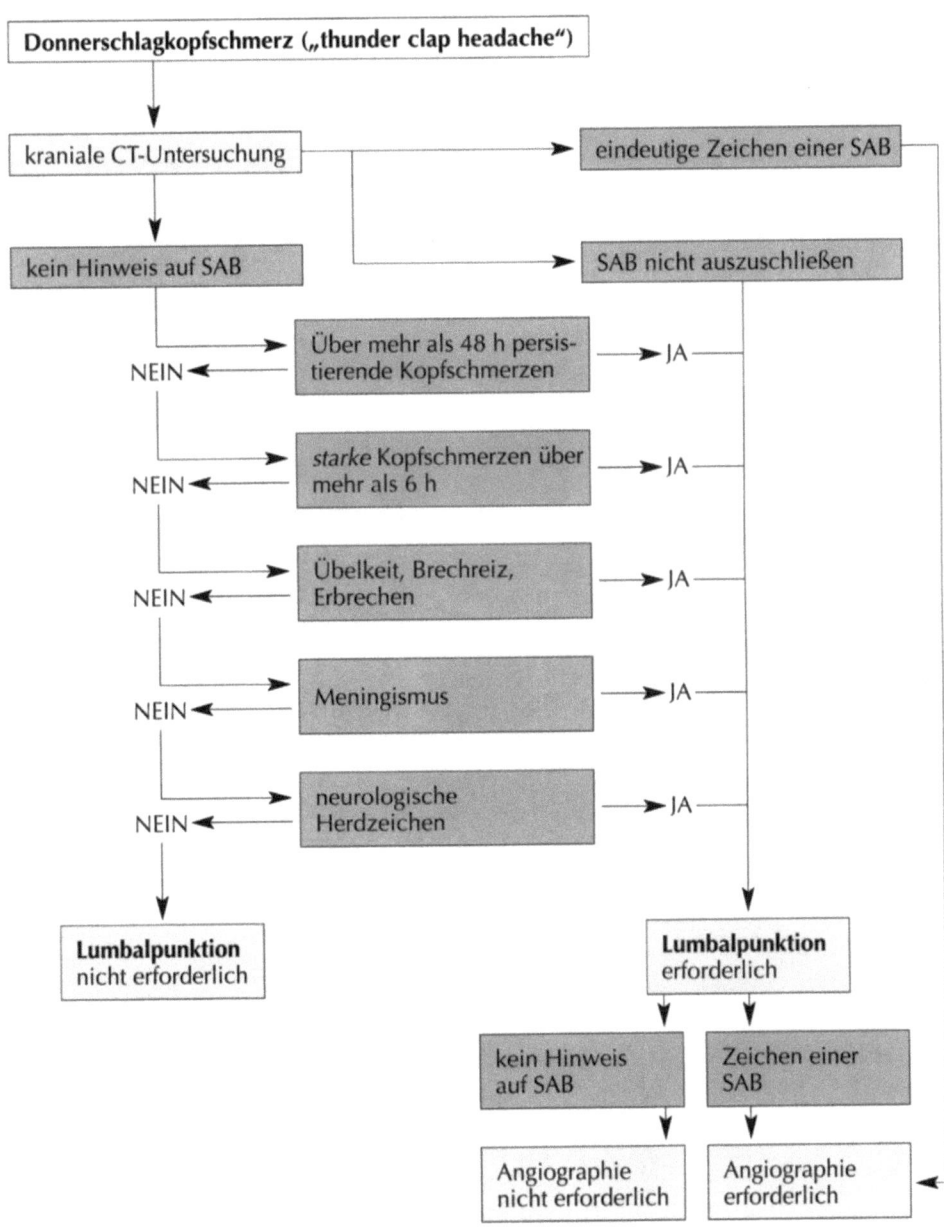

SAB Subarachnoidalblutung

Tabelle 2

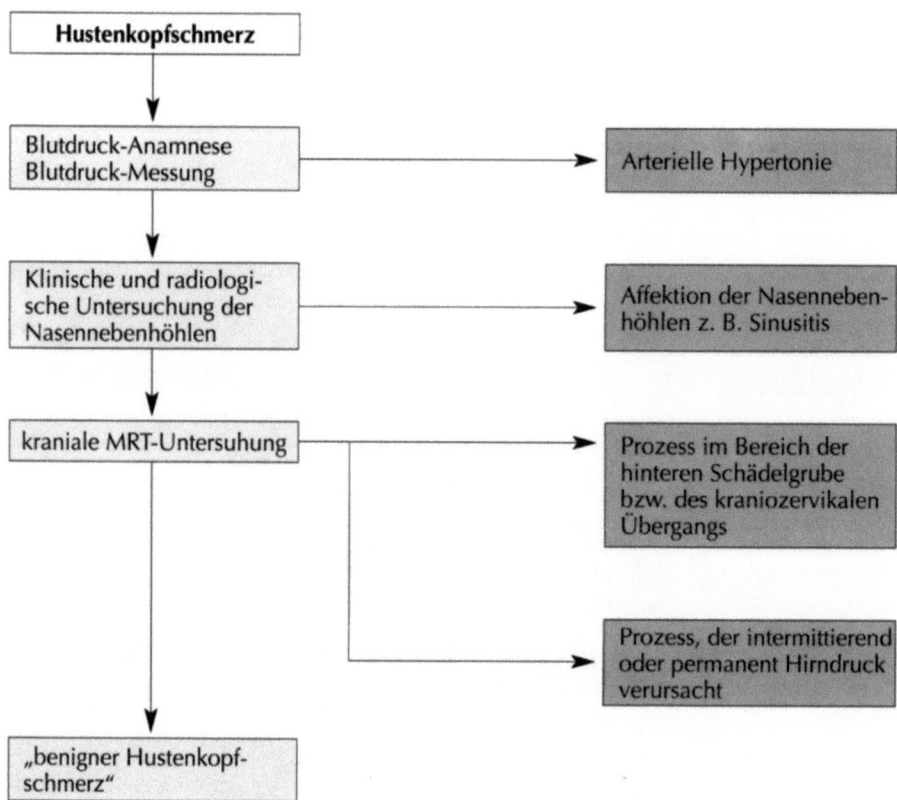

Tabelle 3

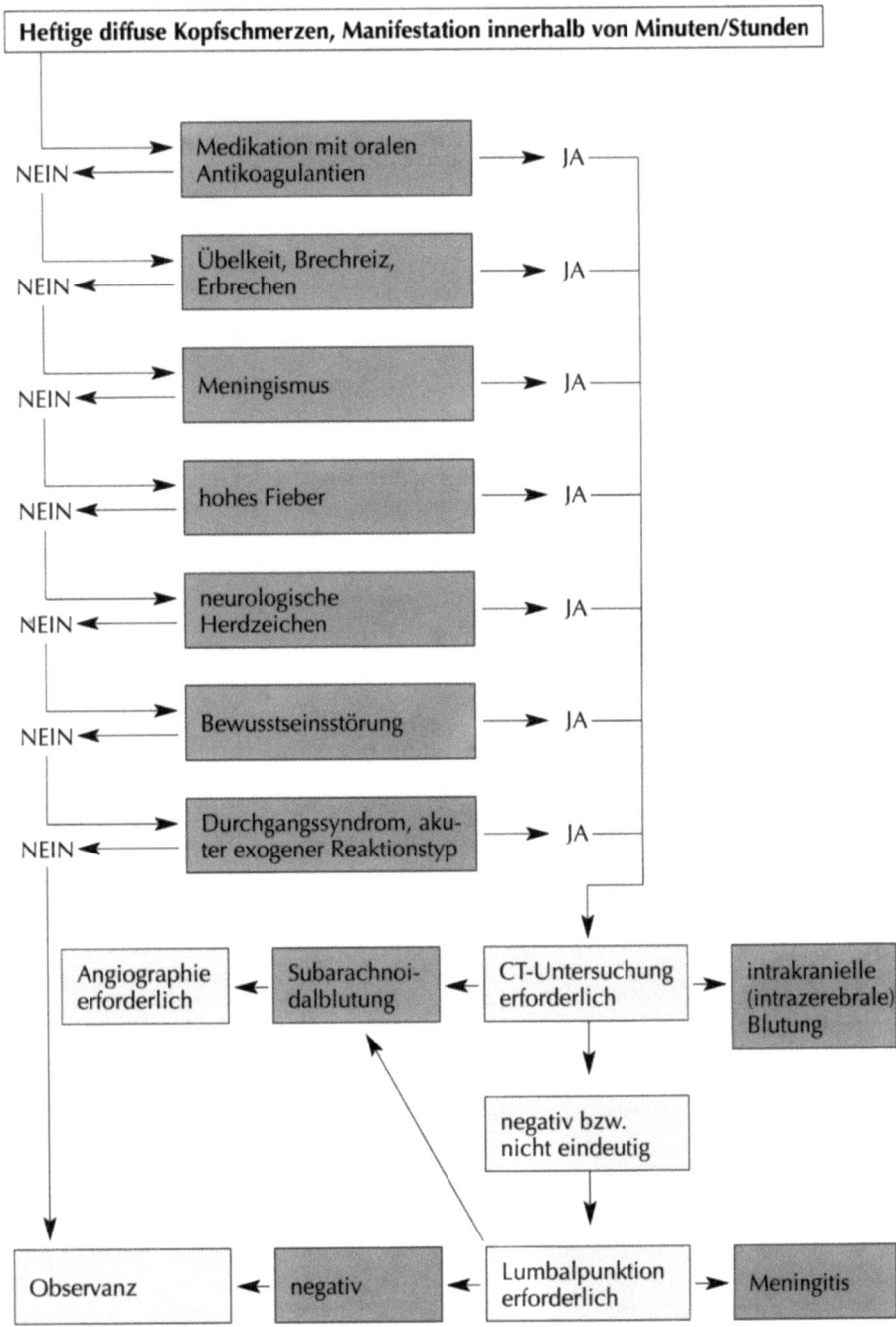

Tabelle 4

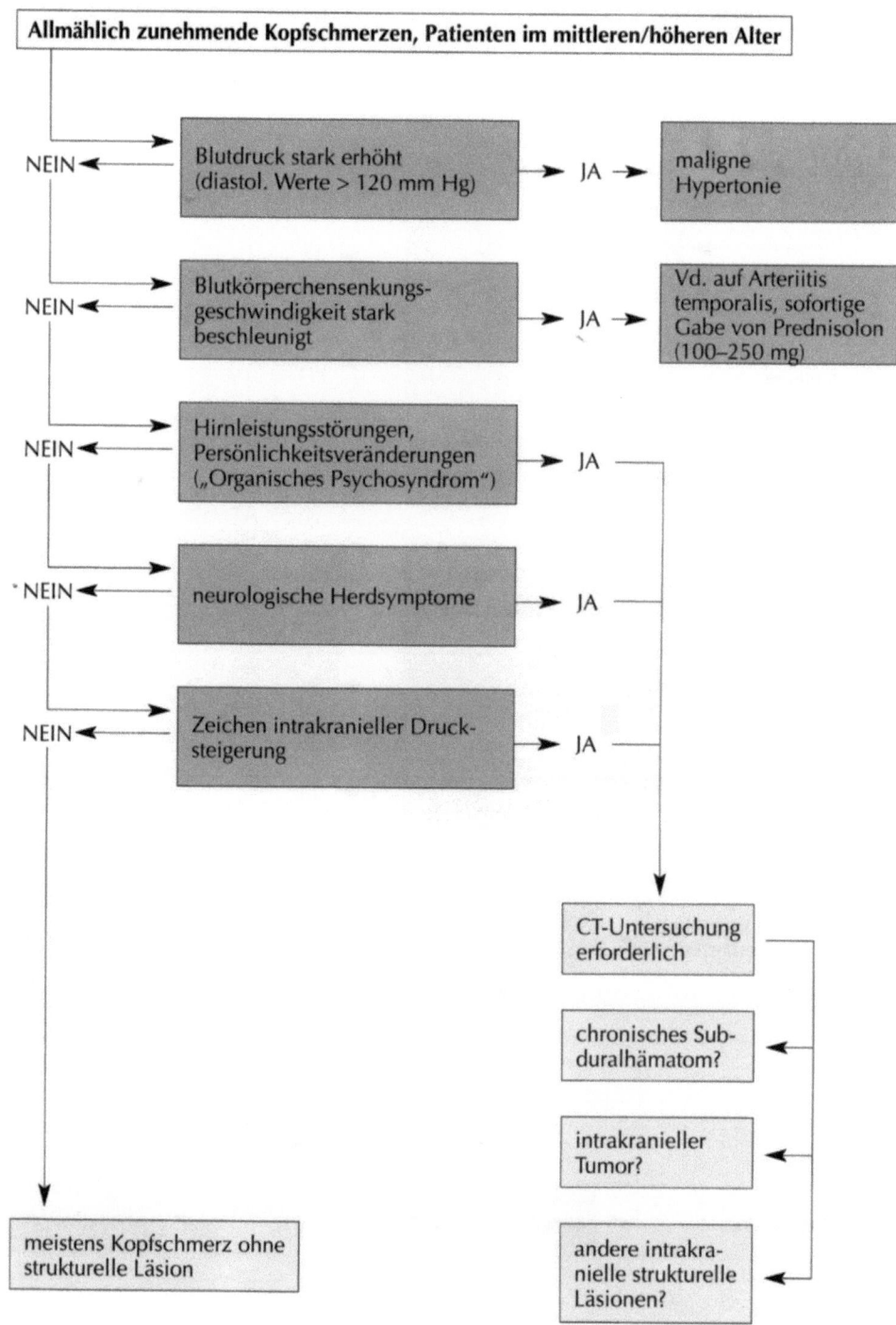

Leitsymptom Kopfschmerz

Tabelle 5. Einseitiger perorbitaler Dauerschmerz

Legende:
- ■ typischer Befund
- ▨ fakultativer Befund
- □ Befund kommt üblicherweise nicht vor

Befund \ Erkrankung	Affektion der Nasennebenhöhlen, z.B. Sinusitis	Erkrankung des Auges, Orbitalprozesse	Fissura orbitalis superior-Syndrom	Raeder-Syndrom	Tolosa-Hunt-Syndrom	diabetische Ophtalmoplegie	Akuter Zoster ophtalmicus	Septische Thrombose des Sinus cavernosus	Sinus cavernosus Prozeß (Thrombose/Tumor)	Carotis-Cavernosus Fistel	Aneurysma der A. communicans posterior	Aneurysma der A. carotis interna	Carotis-Dissektion	Arteriitis temporalis
isolierte innere N. III-Parese											■			
isolierte äußere N. III-Parese			■		■	■		■	■					
innere und äußere N. III-Parese			■		■			■	■					
N. IV-Parese			■		■			■	■					
N. VI-Parese			■		■			■	■					
Sensibilitätsstörung N. V/1			■	■	■		■		■					
Hauteffloreszenzen N. V/1							■							
ipsilat. Visusverschlechterung		■					■		■					■
weitere Hirnnervenausfälle									■					
Horner-Syndrom				■									■	
Conjunctivitis, Chemosis		■						■		■				
Fundus: gestaute Venen								■		■				
nicht pulsier. Exophtalmus		■						■						
pulsierender Exophtalmus										■				
pulssynchrones Geräusch										■				
stark beschleunigte BSG								■						■
Sepsis								■						
Ansprechen auf Kortikoide					■									■
positiver Lokalbefund	■													

Literatur

Cooney BS, Grossman RI, Farber RE, Goin JE, Galetta SL (1996) Frequency of magnetic resonance imaging abnormalities in patients with migraine. Headache 36: 616–621

Diener HC (1997) Kopf- und Gesichtsschmerzen. Thieme, Stuttgart

Dodick D (1997) Headache as a symptom of ominous disease. What are the warning signals? Postgraduate Medicine 101: 46–50, 55–56, 62–64

Göbel H (1997) Die Kopfschmerzen. Springer, Berlin Heidelberg New York Tokyo

Gronseth GS, Greenberg MK (1995) The utility of the electroencephalogram in the evaluation of patients with headache: a review of the literature. Neurology 45: 1263–1267

Headache Classification Committee of the International Headache Society (1988) Classification and diagnostic criteria for headache disorders, cranial neuralgias and facial pain. Cephalalgia 8 [Suppl 7]: 1–96

Mumenthaler M, Mattle H (1997) Neurologie. G Thieme, Stuttgart, S 715–718

Wöber-Bingöl Ç, Wöber Ch, Prayer D, Wagner-Ennsgraber Ch, Karwautz A, Vesely Ch, Zebeholzer K, Feucht M (1996) Magnetic resonance imaging for recurrent headache in childhood and adolescence. Headache 36: 83–90

Wöber-Bingöl Ç, Wöber Ch, Zeiler K, Heimberger K, Baumgartner Ch, Samec P, Wessely P (1992) Tension headache and the cervical spine – plain x-ray findings. Cephalalgia 12: 152–154

III. Migräne

Peter Wessely

1 Epidemiologie

1.1 Prävalenz

Zur Prävalenz (relativer Anteil an Patienten in einem bestimmten Überblickszeitraum, z. B. der gesamten Lebenszeit oder einem Jahr) werden sehr stark variierende Zahlen angegeben, die zwischen 3 und 35 % liegen können. Es bestehen allerdings beträchtliche methodologische und interpretatorische Probleme, wobei sich schon zwischen Daten, welche mit einem Fragebogen oder einem semiquantitativen strukturellen Interview bzw. einer Telefonbefragung oder in Direktkontakt erhoben werden, beträchtliche Differenzen bestehen können und sich jeweils auch Einflüsse von Seiten der Auswahlkriterien der zu untersuchenden Gruppe ergeben, insbesondere nach Geschlecht, geographischen, aber auch sozialen Gesichtspunkten. Schließlich ist die Definition der Migräne vielfach nicht eindeutig und streng gezogen, sodass letztlich in dieser Hinsicht Studien, welche die IHS-Kriterien verwendet haben, einen höheren Vertrauenspegel haben sollten. Vielfach werden in Abhängigkeit von der Art der Datenerfassung bzw. der Definition Besonderheiten des Krankheitsbildes nicht erfasst, wie dies Henry et al. (1992) am Beispiel der „Borderline-Migräne" nachweisen konnten.

Die in den letzten 10 Jahren auf Basis der IHS-Kriterien erhobenen Daten für die Lebensprävalenz liegen in den so genannten entwickelten bzw. industrialisierten Ländern zwischen 12 und 16%, bei 6–9% für Männer und 16–25% für Frauen (Tabelle 1).

In der 1-Jahres-Prävalenz liegen diese Werte zwischen 8 und 19%, Durchschnitt bei 12% (Hanelko et al. 1994). Die Abweichungen zwischen den einzelnen westlichen Ländern (Merikangas et al. 1990, Breslau et al. 1991, Rasmussen et al. 1991, 1996, Stewart et al. 1992, Henry et al. 1992) sind dabei nicht signifikant. Überraschend sind Untersuchungsdaten von Göbel (1997) an über 4000 Patienten in einer bestimmten Region Deutschlands, welche eine Lebensprävalenz von 27,5% für Migräne (um 38,3% für Spannungskopfschmerz

Tabelle 1. Epidemiologie der Migräne. Jahresprävalenz, nach IHS-Kriterien

AUTOR	n	♂ (%)	♀ (%)	∅
Merikangas et al. 1990	457	6,2	20,3	13,3%
Breslau et al. 1991 [Lebenszeit]	1007	2,4 7	12,9 16,3	9,2% 12,7]
Ensink (Multizenter) 1992	8943			9–19% ∅ 12%
Rasmussen et al. 1991/92 [Lebenszeit]	740	6 8	15 25	10 16]
Stetwart et al. 1992		5,7	17,6	10,5
Henry et al. 1992		6,1	17,6	12,2
Zhao et al. 1988		0,24	1,13	0,7

und nur für 28,5% keinerlei Kopfschmerzen) ergaben, deren Hochrechnung auf Gesamtdeutschland eine Zahl von 54 Millionen Kopfschmerzpatienten, davon 21 Mio. Migräniker mit durchschnittlich 34 KS-Tagen pro Jahr, ergeben.

Vielfach werden auch soziodemographische Aspekte berücksichtigt, wonach insbesondere in der Literatur darauf verwiesen wurde, dass die Migräne eher bei Personen in gehobenen (Einkommens-)Schichten vorkomme (Water 1971, Breslau et al. 1991, Merikangas et al. 1990), in anderen Studien hingegen (Stewart 1992) aber in Personengruppen mit unterschiedlicher Ausbildung bzw. Einkommensverhältnis annähernd gleiche Prävalenzzahlen gefunden werden; Lipton und Mitarbeiter weisen 1992 darauf hin, dass die arztdiagnostizierte Migräne in besseren Einkommensschichten in den USA häufiger sei; dies entspricht auch den früheren Mitteilungen von Waters, wonach die Arztbesuchsfrequenz einkommensabhängig sei.

1.2 Sozioökonomische Bedeutung

Die Migräne stellt für das Individuum, aber auch für die Gesellschaft eine große Belastung dar. Wenn auch die durchschnittliche Monats- bzw. Jahresfrequenz an Migräneattacken nicht sehr hoch ist, so sind aber relativ viele Patienten betroffen. Für die Betroffenen ist insbesondere auch der Aspekt der Unvorhersehbarkeit eine beträchtliche Bürde. Die individuelle Belastung resultiert dabei nicht nur in Schmerz und vegetativen Begleiterscheinungen, sondern vor allem auch in der Verminderung der Lebensqualität und dabei vornehmlich durch die Beeinträchtigung der familiär-sozialen Funktionserfordernisse (Solomon 1997), wobei auch die höhere Komorbiditätswahrscheinlichkeit u. a. mit Depressivität und Angststörung mit berücksichtigt werden muss (Bahra et al. 1999).

Andererseits kommt es auch zu enormen Kosten für die Gesellschaft. Die Prävalenzspitzen für die Migräne liegen zwischen dem 25. und 50. Lebensjahr und somit in der besten Produktionsperiode. Die Migräneattacken können dazu führen, dass eine Arbeit nicht angetreten werden kann, abgebrochen werden muss oder nur eingeschränkt bzw. qualitativ reduziert durchgeführt werden kann (dies bezieht sich nicht nur auf die bezahlte Arbeit, sondern natürlich auch auf die Aktivitäten im Familienverband z. B. als Hausfrau und Mutter).

Die Berücksichtigung solcher sozialökonomischer Faktoren bei Beschäftigung mit Migräne (und anderen KS-Formen) nimmt in den letzten Jahren zu, wobei etwa Rasmussen et al. 1992 zeigen konnten, dass 43% der Migräniker durchschnittlich 1–7 Tage pro Jahr ihren Arbeitsplatz nicht aufsuchen konnten, Lipton et al. haben 1997 festgestellt, dass 74% der weiblichen und 56% der männlichen Migräniker zumindest einen verlorenen Arbeitstag pro Jahr aufzuweisen hatten, und in $2/3$ der Fälle eine faktische Arbeitsunfähigkeit trotz Anwesenheit am Arbeitsplatz bestand. Deshalb wurde auch ein Index (lost work day equivalent, LWDE) entwickelt, wobei gezeigt werden konnte, dass z. B. 51% der Frauen 6 oder mehr LWDE pro Jahr hatten und zugleich für 93% aller verlorenen Arbeitstage verantwortlich waren; für die männlichen Migräniker liegen diese Zahlen etwas darunter. Andererseits wiesen Michel et al. 1999 in einer prospektiven, durch Nichtkopfschmerzpatienten kontrollierten Studie nach, dass in der Migränegruppe pro Jahr 11 Arbeitsverlusttage (gegenüber 7,8 in der Kontrollgruppe) errechnet werden konnten, dies aber überwiegend zu Lasten anderer Krankheitsbedingungen ging und ausschließlich auf Migräneattacken lediglich netto 1,68 Verlusttage (0,7% der jährlichen Arbeitstage) zurückgeführt werden konnten. Dennoch werden in dieser Studie die jährlichen Kosten der Migräne mit immerhin 5,2 Milliarden französischer Franc angenommen. Schätzungen in dieser bzw. noch höheren Größenordnung gibt es auch aus anderen Ländern.

Es ist erstaunlich, dass trotz aller Fortschritte in der Migränebehandlung und ihrer publizistischen Aufarbeitung Migränekranke vielfach gar keine ärztliche Hilfe in Anspruch nehmen oder ärztliche Konsultationen abgebrochen haben (und sich offenbar mit Selbstmedikation bei Gefahr des Analgetikaabusus begnügen). Diesbezüglich ist eine weitere intensive Aufklärung von Patienten, aber letztlich doch wohl auch von behandelnden Ärzten erforderlich und wünschenswert. Die sicherlich hohen Kosten moderner migränespezifischer Medikamente müssen aber in der Relation zu den Gesamtkosten der Migränebehandlung vielleicht unter neuem Licht gesehen werden. Diesbezüglich wäre mehr Augenmerk auf Prävention zu legen.

1.3 Allgemeine Daten

Die Migräne ist beim weiblichen Geschlecht häufiger als bei Männern, das durchschnittliche Verhältnis beträgt 3–4 zu 1 (Rasmussen und Oleson 1992), wobei dieses Verhältnis bei Migräne ohne Aura mit 5:1 besonders deutlich markiert ist (Migräne mit Aura 3:2).

Der *Erkrankungsbeginn* ist variabel und liegt nach Angaben von Selby und Lance (1960) bis zum 10. Lebensjahr bereits bei knapp 25% (im Krankengut von Whitty u. Hockaday 1968 allerdings nur bei 13%). Im 2. und 3. Lebensjahrzehnt beginnt die Erkrankung übereinstimmend am häufigsten, Neumanifestationen jenseits des 40. Lebensjahres nehmen deutlich auf unter 10% ab.

Bis zum 7. Lebensjahr sind über 60% aller Migränen bei Kindern manifest geworden (Bille 1962), Migräne mit Aura manifestiert sich meist erst nach dem 10. Lebensjahr.

Die *Erkrankungsdauer* ist ebenfalls variabel. Nach der Langzeituntersuchung von Bille bei einer Kohorte von 73 Patienten mit kindlicher Migräne hatten schließlich nach 30 Jahren 47% keine Anfälle mehr, 30% jedoch eine unveränderte Anfallsfrequenz und der Rest von 23% zeigte einen instabilen Verlauf mit zeitweiligem Wiederauftreten der Attacken.

Die *Dauer* einer Migräneattacke beim Erwachsenen liegt nach den Definitionskriterien der IHS zwischen 4 und 72 Stunden. Dies betrifft den Spontanverlauf, unter entsprechender Medikation entsprechend kürzer. In einer älteren Publikation von Selby und Lance haben 26% der Patienten eine kürzere Migränedauer als 4 Stunden; länger als 72 Stunden dauern Anfälle nur in Einzelfällen, bei Auftreten von Komplikationen oder im Zusammenhang mit Medikationsüberdosierung.

Die durchschnittliche *Frequenz* liegt bei 1–6 Anfällen pro Jahr (40% bei Rasmussen et al. 1991), lediglich 6% haben eine Frequenz von 1–2 pro Monat und schließlich 3% mehr als 2/Monat, allerdings hatten 36% insgesamt keine Anfälle im Untersuchungszeitraum). Nach Angaben von Selby und Lance hatten 15% mehr als 10 Anfälle pro Monat; der Durchschnitt liegt im Krankengut von Ensink bzw. Henry bei 1–2 pro Monat.

2 Klinische Symptomatik

Migräneanfälle sind durch das wiederholte Auftreten idiopathischer Kopfschmerzattacken charakterisiert. Im Allgemeinen werden zwei Hauptformen, nämlich die Migräne *ohne Aura* (IHS 1.1), die früher auch als einfache oder common migraine bezeichnet wurde, so wie die Migräne *mit Aura* (früher klassische bzw. ophthalmische Migräne, IHS 1.2) und eine Reihe von selteneren Unterformen unterschieden (Tabelle 2).

Keineswegs muss ein Patient im Laufe der Zeit lediglich an *einer* speziellen Form der Migräne leiden (bei manchen treten auch Kombinationen mit Spannungskopfschmerz etc. als so genannte „Mischkopfschmerzen" auf). Insbesondere ist es selten, dass jemand ausschließlich an Migräne mit Aura leidet. Ein typischer Verlauf wäre, dass jemand ein- bis zweimal pro Monat eine Migräne ohne Aura erleidet, der sich z. B. drei bis viermal pro Jahr Attacken von Migräne mit Aura hinzugesellen und eventuell dabei auch prolongierte Auren auftreten. Altersspezifische Bindungen gibt es keine, doch treten Migräne mit Aura eher in den jüngeren Jahren auf und schleifen im Verlauf sozusagen die Aura weitgehend ab.

2.1 Prodromi

Vor jeder Migräneattacke (auch vor frustranen Formen, die letztlich nicht voll zum Durchbruch kommen) können Prodromalsymptome („Prämonitorische S.", „Ankündigungs-S.") schon Stunden oder wenige Tage vor der Attacke auftreten (und vom Patienten bereits als Warnhinweise auf die drohende Attacke registriert

Tabelle 2. Klassifikation der IHS

1.	Migräne
1.1	Migräne ohne Aura
1.2	Migräne mit Aura
1.2.1	Migräne mit typischer Aura
1.2.2	Migräne mit prolongierter Aura
1.2.3	Familiäre hemiplegische Migräne
1.2.4	Basilaris-Migräne
1.2.5	Migräne-Aura ohne Kopfschmerz
1.2.6	Migräne mit akutem Aurabeginn
1.3	Ophthalmoplegische Migräne
1.4	Retinale Migräne
1.5	Periodische Syndrome in der Kindheit als mögliche Vorläufer oder Begleiterscheinungen einer Migräne
1.5.1	Gutartiger paroxysmaler Schwindel in der Kindheit
1.5.2	Alternierende Hemiplegie in der Kindheit
1.6	Migränekomplikationen
1.6.1	Status migraenosus
1.6.2	Migranöser Infarkt
1.7	Migränöse Störungen, nicht die obigen Kriterien erfüllend

werden) (Isler 1986, Blau 1987). Sie werden von den Patienten oft nicht spontan mitgeteilt, man kann sie in 12–60% erfragen. Es handelt sich dabei um Irritationsphänomene, welche lokalisatorisch in den Regelkreis zwischen Hypothalamus und Zwischenhirn eingeordnet werden, wo auch die zirkadianen Rhythmen gesteuert werden, wobei nicht feststeht, ob die Symptome bereits die ersten vegetativen Störungen der künftigen Migräneattacke sind oder ob Schwankungen des Biorhythmus (unter entsprechender Prädisposition bzw. Trigger) sukzessive zu einer Migräneattacke führen. In erster Linie sind es Symptome, die als psychovegetative Reaktionsmuster eingestuft werden können, wobei häufig eine wechselnde Polarität zwischen Plus- und Minus-Symptomen besteht. Im Verhalten z. B. sind dies einerseits Reizbarkeit bis Agitation, andererseits Gleichgültigkeit bis Hemmung und Depression, Auftreten von Licht- und Lärmempfindlichkeit sowie von unspezifischer Hyperaktivität, andererseits Gähnen, Müdigkeit, Konzentrations- und Akkomodationsstörungen – sowie vegetative Symptome wie z. B. Heißhunger, Durst und Polyurie bzw. Anorexie, Obstipation und Wasserretention.

2.2 Migräne ohne Aura

(Heyck 1958, Selby und Lance 1960, Lance und Anthony 1966, Olesen 1978, Soyka 1984, Campbell 1990, Barolin 1994, Göbel 1997)

Die *Migräne ohne Aura* (Tabelle 3) dauert unbehandelt von 4 bis 72 Stunden (mit einem statistischen Durchschnitt von 18 Stunden), wobei der Kopfschmerz pulsierend von mäßiger bis starker Intensität ist und durch jedwede physische Aktivität verstärkt wird. Die Kopfschmerzen sind in etwa 60% der Fälle halbseitig (Hemikranie), wobei typischerweise im Verlauf (manchmal auch

Tabelle 3. Migräne ohne Aura (einfache, gewöhnliche Migräne, Hemicrania simplex)

Kopfschmerzdauer:	* 4–72 Stunden
Schmerzcharakteristika (mindestens zwei):	* einseitig * pulsierend * mäßig bis stark * Verstärkung bei körperlicher Aktivität
Begleitphänomene (mindestens zwei):	* Übelkeit und/oder Erbrechen * erhöhte Lichtempfindlichkeit * erhöhte Lärmempfindlichkeit * erhöhte Geruchsempfindlichkeit
Ausschluss symptomatischer Kopfschmerzen; neurologischer Befund unauffällig	

während einer einzigen Attacke) die Seite oder auch die jeweilige Lokalbetonung gewechselt werden kann. Hauptlokalisationen sind Schläfe und Stirn, manchmal auch der Nacken.

Der Schmerzcharakter wird überwiegend (50–60%) als pulsierend angegeben, aber auch Ausdrücke wie „drückend" oder „bohrend" werden verwendet; vielfach ist eine verwertbare Beschreibung nicht explorierbar (wie überhaupt die Schmerzerinnerung ziemlich unverlässlich ist).

Begleitet werden die Kopfschmerzen von einer Reihe von autonomen Symptomen (wobei zumindest zwei von diesen für die Diagnose entsprechend den Definitionskriterien gefordert werden), aber die Variabilität diesbezüglich sehr groß ist. Im Einzelnen handelt es sich dabei am häufigsten um gastrointestinale Symptome wie Übelkeit bzw. Brechreiz und (seltener) Erbrechen und autonome Symptome wie Licht-, Lärm- und Geruchsempfindlichkeit (insbesondere Rauch, Küchengerüche, aber auch Parfum etc.), Ruhebedürfnis, Erschütterungsempfindlichkeit, taktile Hyperästhesien, unsystematisiertes Schwindelgefühl, Ödemneigung, Harnretention bzw. nach Beendigung der Attacke entsprechende Harnflut und Durchfälle, Gesichtsblässe, Gänsehaut, Blutdruckabfall, Pulsanstieg und Beklemmungen, Veränderung der Stimmungslage in den dysphorisch-depressiven Bereich, erhöhte Reizbarkeit und Konzentrationsstörung. Anderseits treten in Einzelfällen – ähnlich wie beim Clusterkopfschmerz – auch Agitationsneigung, Aggressivität, Blutdruckanstieg mit Gesichtsrötung, hektische Getriebenheit auf. In raren Einzelfällen sind auch Synkopen oder epileptische Manifestationen beschrieben worden. (Tabelle 4.)

Vielfach sind begleitende HWS-Funktionsstörungen (Fehlhaltung) mit entsprechender muskulärer Verspannung fassbar (Olesen 1991).

Die Frequenz der Migräneattacken ist sehr variabel; gelegentlich sind auch Häufungen in einem kurzen Zeitraum möglich sind. Tägliche Migräneattacken sind erfahrungs- und letztlich definitionsgemäß nicht möglich und meist verdächtig auf einen parallel laufenden Medikamentenabusus, einen zugrunde liegenden organischen Prozess oder sonstige Fehldiagnosen. Jedenfalls ist aber die Migräne ohne Aura die häufigste Manifestationsform in der Migränegruppe.

Tabelle 4. Begleitsymptome der Migräne (in %)

	n = 500 Selby 1960	n = 58 Rasmussen 1991	n = 121 Wessely 1982
Übelkeit	87	95	91
Erbrechen	55	62	60
Durchfall	?	8	6
Photophobie	82	95	92
Phonophobie	–	98	85
Osmophobie			65
Erschöpfung, Ruhebedürfnis			96
Konzentrationsstörung	7		80
Dysphorie			75
Schwindel	75		65

Wenn ein Anfall länger als 72 Std. dauert, spricht man von einem *Status migraenosus,* dessen Ursache letztlich unklar ist. Möglicherweise superponiert sich ein (nicht vaskulärer) Spannungskopfschmerz und/oder es besteht eine Medikamentenüberdosierung, wobei es zu einem Hirnödem oder einer zerebralen Hyperämie gekommen sein könnte (Blau und Solomon, 1985).

2.3 Migräne mit Aura

Rund 15–20 % der Migräniker leiden an einer *Migräne mit Aura* (Bradshaw und Pearsons 1965, Olesen 1978, Lord 1986, Rasmussen und Olesen 1992), wobei dabei eine Reihe von fokal neurologischen Störungen auftreten kann. Diese betreffen den Kortex (insbesondere den visuellen Teil) oder den Hirnstamm. In erster Linie (rund 90%) sind es visuelle Phänomene (Hachinski et al. 1973), wie z. B. Blendungsgefühl, Flimmern vor den Augen, gezackte Fortifikationsspektren („Teichoskopie"), bizarre Muster im Gesichtsfeld mit positiven und negativen Skotomen bis zur Hemianopsie (wobei all diese Störungen, vor beiden Augen, und zwar jeweils im temporalen bzw. nasalen Gesichtsfeld auftreten, aber vom Patienten oft nur monokulär empfunden werden), und/oder es treten dazu Sensibilitätsstörungen von Dysästhesien bis zu Hypästhesien meist in einer brachiofazialen (z. B. Gesicht einer Seite, Zunge, Rachen, Hand und Arm; der Thorax und das Bein sind seltener mitbetroffen) Verteilung, wobei gelegentlich (ähnlich einem sensiblen Jackson-Anfall) die sukzessive Ausbreitung von einem Ausgangsareal her beobachtet werden kann (Heyck 1973). Weiters können Störungen der Feinmotorik bis zu milden Paresen auftreten und bei Betroffenheit der dominanten Hemisphäre auch (motorische) aphatische bzw. dysarthrische Störungen. Häufig kommt es auch zu Affektänderungen (z. B. Dysphorie 75% im eigenen Patientengut 1982), in Einzelfällen kann auch eine besondere psychische Klarsichtigkeit oder eine Aktivitätszunahme verzeichnet werden. Vielfach werden auch Wahrnehmungsstörungen angegeben, wobei die Patienten halluzinative Erlebnisse und nach Art der Alice im Wunderland Makropsien, Mikropsien oder Zeitdehungsphänomene erleben. Von einigen Autoren wird auch die transiente globale Amnesie als besondere Migränereaktion interpretiert (Schmidtke und Ehmsen 1997). Vielfältige Kombinationen sind nicht ungewöhnlich; einige besonders instruktive sind unter anderem von Sacks 1991 mitgeteilt worden. Bei Betroffensein des Hirnstammes treten in erster Linie Gangataxien und sonstige Koordinationsstörungen sowie Dysarthrien, Schwindel und Synkopen (Lewis und Fraser 1988) auf.

All diese Phänomene entwickeln sich innerhalb einer Zeit von wenigen Minuten und klingen definitionsgemäß nach 60 Minuten vollständig ab. Nach Kalkulationen (Umrechnung der scheinbaren Bewegung der visuellen Phänomene auf den entsprechenden Kortex bzw. nuklearmedizinische Untersuchungen während der Aura) haben ergeben, dass sich die Aura mit einer Geschwindigkeit von rund 3 mm/Minute von der Calcarina ausbreitet. Dementsprechend ist auch eine gewisse Reihenfolge (fakultativ) des Ablaufes der Phänomene, nämlich zunächst die Sehstörung, dann die Störung der Sensibilität, später auch der Motorik verständlich. Keineswegs wird aber in jedem Fall die gesamte Palette der möglichen Auraphänomene zur Darstellung kommen, sondern häufig nach Auftreten der visuellen Phänomene ohne weitere Aurasymptome in die Kopfschmerzphase übergehen. Die einzelnen Phänomene treten meistens zeitlich überlappend auf und sind intraindividuell inkonstant, wobei die Einzelzeiten für die Irritationsphänomene im Durchschnitt zwischen 10 und 30 Minuten liegen und auch in der Addition nicht wesentlich über die zitierten 60 Minuten Gesamtdauer hinausreichen sollten. Im Anschluss an diese Auraphänomene (zum Teil schon während dieser beginnend) tritt dann der typische Kopfschmerz mit den vegetativen Begleitsymptomen, wie dies für die Migräne ohne Aura beschrieben wurde, auf.

2.4 Seltene Unterformen (Häufigkeit bei 1%)

Eine besondere Form der Migräne ist jene mit *prolongierter Aura,* von welcher man dann spricht, wenn die neurologischen Aurasymptome länger als 60 Minuten persistieren (IHS 1.2.2).

Weiters wird eine Migräne mit *akutem Aurabeginn* (IHS 1.2.6), bei der sich die Aurasymptome in einer kürzeren Zeit als 5 Minuten voll entwickelt haben (wobei über die selbstständige Entität dieser Unterform Zweifel bestehen) und das Auftreten von *isolierten Auraphänomenen* ohne nachfolgende Kopfschmerzen (IHS 1.2.5), „Migräneäquivalente", unterschieden. Die visuellen Auren sind die häufigsten Manifestationen und müssen naturgemäß gegenüber transitorisch ischämischen Attacken (u. a. Amaurosis fugax) besonders akribisch differenziert werden. Es gibt Hinweise darauf, dass in erster Linie männliche Patienten im höheren Erwachsenenalter, aber auch Frauen in der Gravidität (erstes Trimenon) besonders häufig betroffen seien. Die Gesamthäufigkeit dieser Äquivalenz ist nicht exakt anzugeben, aber offenbar innerhalb der Untergruppen am häufigsten (Clifford Rose 1986).

Des Weiteren wird eine *ophtalmoplegische Migräne* abgegrenzt, bei der es zu einer passageren Parese eines oder mehrerer Augenmuskeln kommen kann

(IHS 1.3) sowie die *retinale Migräne,* bei der monokuläre Skotome auftreten oder monokuläre Amaurosen bis max. 60 Minuten dauern (IHS 1.4).

Weiters wird die *Basilarismigräne* (IHS 1.2.4) (Bickerstaff und Birms 1961, Hockaday 1979) (d. h., im Gegensatz zu den eher den Karotisbereich betreffenden Hauptformen der Migräne ist hier die A. basilaris involviert) beschrieben, bei der es in der Anfangsphase zu einer Reihe von Hirnstammsymptomen (Ataxie, Koordinationsstörung, Vertigo, Doppelbilder, Dysarthrie, Schluckstörung, sensible Störungen, Paraparesen, gelegentlich auch Bewusstseinsverlust) kommen kann. Meist sind jüngere Erwachsene betroffen.

Eine spezielle Untergruppe stellen *Migränekomplikationen* (IHS 1.6) dar, welche dann vorliegen, wenn sich die neurologischen Ausfälle der Aura innerhalb einer Woche nicht wieder vollständig zurückgebildet haben bzw. wenn im Neuroimaging ein ischämischer Defekt nachweisbar ist und eine andere Ursache für einen typischen Insult ausgeschlossen werden konnte. Im EEG können lokale Herdbefunde auch ohne CT-Nachweis einer Schädigung längere Zeit persistieren.

Schließlich ist die *familiäre hemiplegische Form* anzuführen (IHS 1.2.3) (Whitty 1953), insbesondere deshalb, weil man bei dieser raren Sonderform den Nachweis einer genetischen Störung am Chromosom 19 erstmals nachgewiesen hat.

Weitere in der Kindheit auftretende Sonderformen werden im Kapitel der kindlichen Kopfschmerzen dargestellt.

3 Auslösefaktoren

3.1 Prädisposition

Die eigentlichen zugrunde liegenden Ursachen der Migräne sind den Auslösefaktoren nicht gleichzusetzen. Ein genetischer Faktor in der Primärpathogenese der Migräne ist zu postulieren, möglicherweise sind Umweltfaktoren ins Geschehen involviert. Die erhöhte Reaktionsbereitschaft, eine Migräne zu erleiden, basiert auf Besonderheiten im Umgang mit internen und externen Stimuli, die bei nicht betroffenen Personen zu keinerlei bedeutsamen pathologischen Reaktionen wie z. B. Kopfschmerzen führen (Soyka 1999). Eine besondere Empfindlichkeit bzw. Reaktionsbereitschaft kann im Zusammenhang mit den großen biologischen Zyklen (u. a. Schulbeginn, Pubertät, Menstruation, Gravidität, Klimakterium) aber auch mit den zirkadianen Rhythmen spezieller Arbeits- und Schlafphasen bestehen. In diesen Phasen der zyklischen Änderung der inneren Bereitschaft kann bei entsprechender Prädisposition u. a. mit einer Migräne reagiert werden. Es ist oft mühsam und unpräzise, solche Trigger von Patienten zu erfragen, insbesondere da für viele, die an einem idiopathischen Leiden laborieren, das Kausalitätbedürfnis sehr hoch ist. Damit werden zum Teil Banalitäten (z. B. Sturz von der Schaukel in der Kindheit) eine ungebührliche Bewertung erfahren und auch Komorbiditätsuntersuchungen erschweren, andererseits werden eine Reihe von Außenfaktoren (Wetter, Nahrungs- und Genussmittel, Stress) oder relative Hypoglykämien (Pearce 1971) unkritisch als Triggerfaktoren apostrophiert.

3.2 Triggerfaktoren

3.2.1 Alimentären Auslöser

Insbesondere muss festgestellt werden, dass selbst die in der Literatur häufig zitierten, möglichen alimentären Auslöser, nämlich die tyraminhaltigen Rotweine, fermentierte Käse, Schokolade und Glutamat (Kenney 1985), ja nicht einmal Nitroglyzerin und ähnliche Substanzen für alle Migräniker bzw. bei einer Person jedes Mal als Trigger wirken (und dabei offenbar auch beträchtliche geographische Unterschiedlichkeiten zur Beobachtung kommen). Insbesondere suspekt sind aber Angaben im Hinblick auf bestimmte Stoffgruppen (z. B. weißes Mehl, Histamingehalt etc.), welche dann meist über die Laienpresse an entsprechend sensibilisierte Patienten herangebracht und willfährig aufgenommen werden. Bei akribischer Aufzeichnung der Ess- und Trinkgewohnheiten zeigt sich bald für den Arzt und den einsichtigen Patienten, dass nur in seltenen Fällen (unter 10% einer Migränepopulation) verwertbare „allergische" Reaktionen nachweisbar sind (Kohlenberg 1982, Peatfield et al. 1984).

3.2.2 Wettereinflüsse

Auch für diverse Wettereinflüsse (vielleicht mit Ausnahme des echten Föhns in entsprechenden Regionen) gibt es keine ausreichend abgesicherten Studien, im Einzelfall werden diese aber als Auslösefaktor gelten können (Gomersall und Stewart 1973, Wilkinson und Woodrow 1979, Debney und Hedge 1987). Ebenso werden in manchen Fällen auch Umwelteinflüsse wie Lärm, abrupte Luftdruck- (Sauerstoffspannung) und Temperaturänderungen eine Rolle spielen können.

3.2.3 Biorhythmische Einflüsse

Letztlich ungeklärt ist die Relevanz biorhythmischer Einflüsse, z. B. der Schlaf-Wach-Rhythmus. Es kann auch ein Zusammenhang mit Entspannungsphasen („Wochenendmigräne") bestehen und – fast ausschließlich bei Patientinnen mit Migräne ohne Aura – eine Migräneattacke aus dem Schlaf heraus oder frühmorgens beim Erwachen auftreten. Auch ein verlängerter Schlaf in den Vormittag hinein kann Attacken provozieren, wobei in polygraphischen Untersuchungen gezeigt werden kann, dass solche Migräneattacken in den tiefen Schlafstadien III und IV und während REM-Phasen auftreten. Patienten, die mit einer Migräne aufwachen, tun dies am häufigsten direkt aus einem REM-Schlaf heraus (Wessely 1997). Inwieweit auch insbesondere für die Wochenendmigräne andere Faktoren wie längeres Aufbleiben, Konsum von mehr Kaffee, Alkohol etc. eine Rolle spielen, ist nicht eindeutig entscheidbar, wichtig ist aber, bei nächtlich beginnenden Migränen auch einen allgemeinen Auslösemechanismus im Sinne einer Dysfunktion der Halswirbelsäule auszuschließen.

Auch der positive oder negative *Stress* ist wohl kaum generell, sondern nur in Einzelfällen tatsächlich als Auslösefaktor verwertbar und zumindest über Aktivierung von Adrenalin und theoretischer Beeinflussbarkeit weiterer Veränderungen auf neuronalem Niveau diskutierbar.

Tabelle 5. Mögliche Triggerfaktoren

Endogene Faktoren Biozyklische Rhythmen	Nahrungs- und Konservierungsmittel
Stress	Alkohol
Emotion	Käse
	Schokolade
Schlaf-Wach-Rhythmus	Südfrüchte
Jahreszeit	Getreide-/Molkereiprodukte
Diät/Fasten	etc.
Zeitverschiebung	Nitrite/Nitrate
Menstruationszyklus	Glutamat
Physikalische Faktoren	Medikamente
Wetter	Nitroglycerin
Höhe	Reserpin
(Flacker)Licht	Nifedipin
allg. Belastung	Dipyramidol
(banales) Trauma	Östrogen
Nackenmassage	Pille
HWS-Funktionsstörung	etc.
Rauch	Medikamentenabusus, Entzug
Lärm	
Dialyse	
Angiographie	

3.2.4 Psychische Einflüsse

Auf ähnliche Weise sind psychische Einflüsse wie Erwartungsängste oder akute depressive Schwankungen über die Schiene biochemischer Veränderungen als Auslöser nicht zur Gänze anzuschließen. Bei entsprechender Sensibilität, aber eben auch nicht in jedem Fall, können die hormonellen Schwankungen des weiblichen Zyklus (speziell unter Pilleneinnahme), aber auch die Einnahme von Reserpin, Nifedipin u. a., insbesondere aber der Analgetikaabusus zu Auslösefaktoren werden.

Auch mechanische Auslöser sind in Einzelfällen zu verzeichnen: Manipulationen oder Traumen der HWS, (perkutane) Karotisangiographien, Dialyse, Sauna etc. (Tabelle 5).

3.2.5 Hormonelle Einflüsse

Der Einfluss weiblicher Sexualhormone auf die Migräne ist evident, insbesondere ist die häufige zeitliche Koinzidenz zwischen Menstruation und Migräne seit langem bekannt. Bis zur Menarche ist die Häufigkeit der Migräne bei Mädchen und Buben annähernd gleich groß, erst danach setzt rasch das Überwiegen des weiblichen Geschlechtes ein. In etwa einem Drittel der Fälle beginnt die Migräne mit der Menarche (Silberstein 1996). Im ersten Trimenon der Schwangerschaft nimmt die Migränehäufigkeit zu, später nimmt sie ab oder hört zur Gänze auf (bei

60–90%, insbesondere bei perimenstrueller Migräne bzw. Migräne ohne Aura (Maggioni et al., 1997); nach der Geburt stellt sich meist – oft nach einem längerem Intervall – die alte Frequenz wieder ein (Magos et al. 1983).

Auch in der Menopause kommt es bei rund 60% der Migränikerinnen zu einer ausgeprägten Verbesserung der Kopfschmerzsituation, insbesondere für perimenstruelle Migräne (Neri et al. 1993).

Die menstruelle Migräne unterscheidet sich in ihrer Erscheinungsform nicht von den nicht menstruationsgebundenen Formen und wird auch in der IHS-Klassifikation nicht gesondert geführt. Die Migräne ohne Aura scheint zu dominieren (Cupini 1995). Die perimenstruelle Migräne tritt im Zeitraum von 8 Tagen vor und bis zu 4 Tagen nach Ende der Blutung mit einer Häufigkeit von 40–60% (Edelson 1985, Silberstein 1996, McGregor et al. 1990) auf, wobei auch zyklusunabhängige Attacken im Verlauf möglich sind. Man unterscheidet deskriptiv die *prämenstruelle Migräne* (7 bis 2 Tage vor der Menstruation), die oft mit dem unspezifischen prämenstruellen Syndrom (PMS) kombiniert ist. Andererseits gibt es die seltenere (7,2% in einem Kopfschmerzkollektiv von McGregor) „wahre" *menstruelle Migräne,* die ausschließlich zur Menstruationszeit (Tage –1 bis +4) auftritt und oft mit Dysmenorrhö vergesellschaftet sind. Weiters können periovulatorisch Attacken ausgelöst werden.

Inwieweit das PMS eine unmittelbare Bedeutung für die Migräneattacken hat und möglicherweise einen spezifischen Trigger darstellt (Facchinetti 1994) ist nicht eindeutig entschieden. Es steht auch keineswegs zweifelsfrei fest, über welche pathophysiologische Einflüsse die menstruelle Migräne gesteuert wird. Von besonderer Bedeutung in diesem Zusammenhang sind das Östradiol und das Progesteron, deren Hormonspiegel aber Kopfschmerzfreien gegenüber nicht relevant verändert sind. Im Menstruationszyklus steigt präovulatorisch und prämenstruell der Östradiolspiegel an, das Progesteron in der Lutealphase (Nappi et al. 1997).

Somerville konnte schon 1972 (wenn auch an einer kleineren Patientengruppe) zeigen, dass eine prämenstruelle Östrogengabe das Auftreten der Menstruation nicht beeinflusst, aber die übliche menstruelle Migräne erst nach einer Verzögerung von 3–9 Tagen, offenbar parallel zum Absinken des Östrogenspiegels auftritt; nach Gabe von Progesteron verzögerte sich zwar die Menstruation, die Migräne trat allerdings zur „gewohnten Zeit" auf. Dies waren erste, wenn auch an einer kleinen Patientengruppe untersuchte Auswirkungen des Östrogen- bzw. Progesteronspiegels auf die Migräne. Er schloss daraus, dass nicht eine unmittelbare Hormonwirkung, sondern das Fluktuieren des Östradiolspiegels der entscheidende Trigger einer Migräneattacke sei. Auch die Besserung der Migräne während der Schwangerschaft könnte mit der Unterdrückung von Hormonfluktuationen in Zusammenhang stehen und letztlich würde auch der günstige menopausale Einfluss erklärbar. Andererseits ist bekannt, dass durch Östradiol ein rascher Gonadotropinabfall ausgelöst wird und möglicherweise Neurotransmitter freigesetzt und die Serotonin-, β-Endorphin-, Dopamin- und Prostaglandinfunktion verändert würden (Magos et al. 1983, Dennerstein et al. 1978).

Durch die kontinuierliche Östrogengabe kann die Gonadotropinunterdrückung auch dann stattfinden, wenn subnormale Östradiolkonzentrationen nachgewiesen werden. Schließlich ist bekannt, dass Prostaglandin auch bei

Nichtkopfschmerzpatienten migräneähnliche Kopfschmerzen auslösen kann, Östrogen wiederum stimuliert über Prolaktin die Freisetzung von Prostaglandinen (Horrobin 1977, Conn und Crowley 1991).

Im allgemeinen nehmen (meist schon nach wenigen Zyklen) während der Einnahme von oralen Antikonzeptiva die Migränefrequenz und der Schweregrad zu, manchmal werden auch „schlafende" Migräneverläufe aktiviert. Vom Absetzen der Pille profitieren letztlich um die 70% der Betroffenen, häufig erst nach mehrmonatiger Latenz (Whitty et al. 1966, Edelson 1985, Silberstein 1996). Eine Studie von Kudrow (1975) belegt, dass unter Berücksichtigung der familiären Belastungshäufigkeit kalkuliert, nicht allein genetische Einflussfaktoren, sondern offenbar östrogeninduzierte Änderungen der Vasomotorik eine Rolle spielen dürften.

Auch die derzeit verwendeten östrogensparenden „Minipillen" haben prinzipiell eine Migräne aktivierende Potenz (Bousser 1999). Nach Literaturangaben ist anzunehmen, dass Migräneanfälle während der Pilleneinnahme besonders bei Frauen über 30 und Menstruationsbindung auftreten, insbesondere auch bei jenen mit längerem Menstruationsrhythmus als 30 Tage oder bei postpartalem Erstbeginn (Edelson 1985).

Da aber im Einzelfall nicht vorausgesagt werden kann, ob unter oralen Antikonzeptiva eine Migräne auftritt, zunimmt oder ob es sogar zu einer Besserung bestehender Anfälle kommen wird, ist eine Pilleneinnahme nicht prinzipiell kontraindiziert, insbesondere da moderne „Pillen" mit einem niedrigen Östrogen und Progestingehalt ein insgesamt günstigeres Nebenwirkungsprofil haben. Im Vergleich dieser Pillen mit den früheren östrogenreicheren scheint die allgemeine Kopfschmerzneigung (nicht nur die typische Migräne) geringer ausgeprägt zu sein (Silberstein et al. 1998). Bei Vorliegen von Risikofaktoren wie Hypertonie, Insultanamnese, Adipositas, Venenleiden, Nikotingebrauch und anderen ist die Pillenverwendung besonders restriktiv zu handhaben, da dadurch auch das Risiko für einen Insult bei Migränikerinnen (auch abhängig vom Östrogengehalt) ansteigt (Lidegaard 1993, Schwarz 1998) (siehe Zebenholzer, Kapitel IV, S. 111).

Progesteron allein scheint diesbezüglich kein erhöhtes Risiko darzustellen und wäre demnach eine Alternative.

3.2.6 Genetische Aspekte

Das familiär gehäufte Vorkommen von Migräne ist seit langem bekannt; vielfach wurden Untersuchungen zur Heredität durchgeführt, wobei allerdings insbesondere frühere Untersuchungen nur eingeschränkt verwendbar sind, da einerseits die allgemeinen Untersuchungsmethoden und auch die Definitionskriterien der Erkrankung nicht unproblematisch waren und auch in den Zwillingsuntersuchungen der zweifelsfreie Nachweis einer Mono- bzw. Heterozygotie nicht geführt wurde. Unter anderem wurde eine Art polygenetischer Vererbung mit Auslösern durch Sekundärfaktoren diskutiert, insbesondere aber ein autosomal dominanter Erbmodus; gesichert ist lediglich, dass die Migräne nicht x-chromosomal vererbt wird. Russel und Olesen konnten 1993 zeigen, dass kein einfacher Vererbungsmodus vorliegt, da bei Zwillingsuntersuchungen für monozygote Paare eine durchschnittliche Konkordanz von lediglich 50% (und keine vollständige Penetranz von 100%) gefunden wurde; für dizygote Zwillinge beträgt dieser Wert nur 14%. Im Allgemeinen wird eine familiäre Belastung mit Migräne um 60% angenommen, wobei nach Angaben von Bille 1962 die Häufigkeit in der weiblichen Aszendenz bei weitem jene der männlichen übersteigt.

Mit hoher Wahrscheinlichkeit ist also ein genetischer Faktor in der Entstehung der Migräne anzunehmen, bisher aber nicht unanfechtbar bewiesen (Dalsgaard-Nielsen 1965).

Mitochondrial-metabolisch determinierte Krankheiten, die wie zumindest eine Unterform der Migräne am Chromosom 19 lokalisiert sind, erhärten eine genetisch-biologische Basis. Diese Erkrankungen sind in ihrem Phänotypus sehr variabel und gehen unter anderem mit schweren Kopfschmerzen („Migräne") einher, insbesondere handelt es sich bei diesen Erkrankungen, welche eine Genmutation (Pointmotation eines Ionenkanalgens) aufweisen, um das Erkrankungsbild *Cadasil* (zerebrale autosomal dominante Arteriopathie mit subkortikaler Infarktion und Leukenzephalopathie) und besondere akute bzw. chronisch verlaufende zerebellare Ataxien, welche zum Teil azetazolamidsensibel sind und jeweils zum Chromosom 19 p 13 gehören.

Eine besondere und seltene Unterform der Migräne, nämlich die familiäre hemiplegische Migräne (FHM) ist autosomal dominant und in etwa der Hälfte der bisher analysierten Fälle als zum Chromosom 19 p13 1 gebunden gefunden worden (Joutel et al. 1993), eventuell auch auf anderen Chromosomen (Gardner et al. 1997). Ophoff und Mitarbeiter (1994) konnten Mutationen im *CACNA* 1A-Gen auf dem Chromosom 19 p 13 feststellen, welche eine Alpha-1a-Untereinheit eines hirnspezifischen P/Q-Typs von spannungsabhängigen Kalziumkanälen kodieren. Bei Zwillingsuntersuchungen zeigte sich in Paaranalysen, dass die Alpha-1a-Kalziumkanalgenregion auf 19 p 13 auch bei nicht hemiplegischen Migränikern involviert sein könnte (May et al. 1995, Terwindt et al. 1997).

Die episodischen neurologischen Syndrome (Migräne, Hemiparese, Epilepsie und Ataxie) sowie die chronischen (Ataxie, zerebelläre Atrophie) könnte man als „zerebrale Kalziumkanalerkrankung" bezeichnen (Ferrari 1998).

Es gibt viele funktionelle Untereinheiten dieser Kalziumkanäle; Alpha 1a ist der ionenführende Teil, wobei der P/Q-Typus mit der spreading depression und Freisetzen von Neurotransmittern, wie 5 HT, zu tun hat; solche Gene der Ca-Kanal-Untereinheiten sind somit „Gen-Kandidaten"(Ferrari 1998) für die Migräne. Abgesehen von den speziellen Verhältnissen bei der FHM sind diese genetischen Überlegungen für die üblichen Migräneformen derzeit noch hypothetisch und spekulativ.

4 Pathophysiologie

4.1 Anatomie

Der N. trigeminus, der größte Hirnnerv, führt mit zwei Wurzeln (sensorisch und motorisch) vom Hirnstamm zum Hauptganglion (Gasseri) in der mittleren Schädelgrube und versorgt mit seinen drei Ästen den größten Teil des sensorischen Bedarfes intrakraniell und im Gesichtsbereich. Der erste Ast (N. ophthalmicus) innerviert die wesentlichsten intrakraniellen Strukturen, nämlich die Dura, die

Pia und damit die dort lokalisierten arteriellen und venösen Gefäße bzw. vaskuläre Strukturen im Allgemeinen. Die sensible Afferenz endet an Hirnstammkernen, insbesondere dem Nucleus caudalis (hier bestehen auch Verbindungen zu den Nn. VII, IX, X und zervikalen Afferenzen). Vaskuläre Projektionen vom N. Raphe dorsalis und vom Hypothalamus können die Aktivität primär sensorischer perivaskulärer Fasern modifizieren, von hier sind auch Projektionen zum Thalamus, Vorderhirn und zu anderen Strukturen des Hirnstammes anzunehmen. Verbindungen zum Hypothalamus könnten viele schmerzbegleitende vegetative Symptome wie z. B. Übelkeit erklären. Schließlich ist anzumerken, dass im Bereich der periaquiduktalen grauen Substanzen eine Schaltstelle zur Kontrolle von nozizeptiven Afferenzen aus dem limbischen System, intrakraniellen Gefäßen und der spinalen bzw. trigeminalen Dorsalhornneurone, eventuell auch des Hypothalamus besteht.

Die ortho- und antidrom nutzbaren Verbindungen zwischen Trigeminus und intrakraniellem Gefäßsystem, insbesondere des Circulus arteriosus Willisii und der Duragefäße werden als *trigeminovaskuläres System* bezeichnet. Über diese Bahnen werden nicht nur nozizeptive Informationen an den Hirnstamm herangeführt, sondern es werden in den trigeminalen Ganglien eine Reihe von Neuropeptiden synthetisiert, welche überwiegend über Zellen des ersten Astes (N. ophthalmicus) zur besonders C-faserreichen Adventitia der Kopfgefäße transportiert werden.

Die erwähnten Neuropeptide sind u. a. Substanz P, Neurokinin A und CGRP (Calcitonin-gene related peptide), welche insgesamt vasodilatatorisch wirken und im Stande sind, eine sterile neurogene Entzündung an entsprechenden Gefäßen auszulösen, wobei es zur Vasodilatation und Plasmaextravasation kommt und (indirekt) zur Aktivierung unmyelinisierter C-Fasern. Im Experiment werden c-fos-Antigene im Hirnstamm und Hinterhorn des Rückenmarkes kurzfristig freigesetzt (Lembeck 1979, Moskowitz 1984, Goadsby und Edvinson 1993).

4.2 Pathophysiologie

Die Pathophysiologie der Migräne ist trotz der insbesondere im letzten Jahrzehnt sehr systematischen Forschung nicht in allen Details ausreichend aufgeklärt. Es gibt zwei umfassende Theorien, nämlich die sogenannte *vaskuläre (Dreiphasen-)-Theorie,* die von Wolff und Mitarbeitern vor Jahrzehnten formuliert wurde und die im Wesentlichen auf eine intra- bzw. extrakranielle Vasokonstriktion (Auraphase) und spätere Dilatation (Kopfschmerzphase) unter Einfluss bestimmter biochemischer Substanzen wie Histamin, Bradykinin und Serotonin etc. reduziert werden kann. Betroffen seien dabei die großen Karotisäste und AV-Anastomosen.

4.2.1 Neuronale Theorie

Die neuere Theorie eines *neuronalen Ursprunges* der Migräne, wie sie im Zuge der moderneren neurophysiologischen bzw. Neuroimaging- und biochemischen Methoden aufgestellt wurde, steht im Vordergrund. Es stellte sich in der Folge rasch heraus, dass eine gewisse Integration beider Systeme großteils möglich war und eine relativ einheitliche Theorie der Migräneentstehung vorliegt, die in manchen Details Lücken oder sehr konstruierte Hypothesebrücken beinhaltet und in anderen Details von unterschiedlichen Forschungszentren auch divergent interpretiert bzw. in unterschiedlichem Ausmaß gewichtet wird.

Während eines Migräneanfalles (Lance 1982, Moskowitz 1996, Silberstein et al. 1998) werden über einen Trigger die perivaskulären Endigungen des N. Trigeminus (C-Fasern) im Durabereich antidrom aktiviert und Neuropeptide freigesetzt (offenbar auch Aktivierung von Prostaglandinen und des vasodilatatorischen ubiquitären Stickoxids NO [Olesen et al. 1995]), es kommt zur Dilatation meningealer Gefäße, Änderung der Gefäßwandpermeabilität und neurogenen Entzündung. Unterstützt wird diese Reaktion auch über die parasympathischen Fasern, die via N. VII und Ggl. Sphaenopalatinum über VIP (vasoactive intestinal peptide) bzw. CGRP zur Dilatation der kraniellen Gefäße beitragen. Goadsby et al. konnten 1990 erstmals CGRP (nicht aber Subst. P) in zerebralen Blutgefäßen des Menschen im Zuge einer Migräneattacke nachweisen.

4.2.2 Spreading Depression

Die trigeminalen Afferenzen werden sensibilisiert, die Exzitabilität für Noxen erhöht, am efferenten Ende (N. caudalis) wird C-fos exprimiert und über das trigeminozervikale System werden die Impulse zentral zum Thalamus bzw. den großen Blutgefäßen (bes. Sinus sagittalis sup.) und sensorischen Kortex weitergeleitet (Zagami 1996) – letztlich entstehen Schmerzwahrnehmung und die vegetativen Reaktionen.

Das Phänomen der so genannten *Spreading Depression* (= SD) wurde vor über 50 Jahren von Leão im Tierexperiment beschrieben, wobei gezeigt werden konnte, dass die elektrische Aktivität eines Corticogramms als Reaktion auf einen lokalen Reiz eine kurze Exzitationsreaktion aufweist, die von einer Hemmung der elektrokortikalen Aktivität gefolgt ist, welche sich mit einer Geschwindigkeit von rund 3 mm/sec über den Kortex (nach rostral) ausbreitet und sich hinter dieser Hemmwelle wieder regulär aufbaut. Im Zuge dieses Depolarisationsvorganges kommt es an den betroffenen Neuronen u. a. zu einer Elektrolytverschiebung, insbesondere Austritt von Kalium und Überladung der Zelle mit Kalziumionen (Lauritzen und Olesen 1987). Der CD-Shift ist in der Magnetenzephalographie zwar nachweisbar (Welch et al. 1991), das SD-Phänomen selbst wurde beim Menschen bisher nicht beobachtet (und seine Existenz beim Menschen von einigen Autoren überhaupt bezweifelt). Dennoch wird von vielen mit dem Verhalten der Flimmerskotome während einer visuellen Aura eine gewisse Parallelität gesehen, wobei sich einerseits im Zentrum des Skotoms eine supprimierte Flimmerfrequenz gegenüber den Randgebieten zeigt und außerdem das Durchwandern des Flimmer-Phänomens durch das Gesichtsfeld (umgerechnet) den Zeitbedingungen des SD am Kortex entspricht (Ähnliches gilt für die anderen Auraphänomene). Weiters konnte mit Radioisotopverfahren (Xenon, SPECT) gezeigt werden, dass zugleich bzw. sogar schon etwas vor Auftreten der klinischen Aurasymptomatik, eine milde Hypoperfusion (um ca. 25%) im Bereich des klinisch betroffenen Gehirngebietes auftritt und sich als „Spreading Oligemia" (= SO) ebenso ausbreitet wie das oben beschriebene SD-Phänomen, wobei mit Einsetzen der Kopfschmerzphase eine reaktive Hyperperfusion, die den eigentlichen Schmerz überdauert, eintritt und sich meist erst nach 1–3 Tagen vollständig normalisiert (Olesen et al. 1981, Lauritzen 1987, Andersen et al. 1988).

Diese SD findet unabhängig von den Versorgungsgebieten der großen Gehirnarterien mit einer Geschwindigkeit von 2–3 mm/min statt. Die großen zytoarchitektonischen Grenzen wie der Sulcus centralis werden dabei nicht überwunden, evtl. kann aber der Frontallappen (über die Inselregion) dennoch erreicht werden. Sowohl die SD als auch die SO zeigen ein reduziertes Ansprechen auf CO_2-Reize im Rahmen einer Hyperkapnie, die Autoregulation der zerebralen Gefäße hingegen bleibt unverändert (Lauritzen und Olesen 1987, Lauritzen 1994).

Es gibt Hinweise darauf, dass zumindest im Tierexperiment die SD durch exzitatorische Substanzen, z. B. Erythrozytenglutamat oder Aspartat, und durch eine Aktivierung des magnesiumabhängigen NMDA(N-Metyl-D-Aspartat-)-Rezeptors ausgelöst werden kann. Die SD selbst setzt an perivaskulären Axonen des sensorischen Nervensystems unter anderem CGRP und am Parasympathikus NO frei und führt unter anderem damit zu einer Erweiterung von kleinen Piagefäßen.

Es ist also hypothetisch gut vorstellbar, dass eine lokale Störung der neuronalen Aktivität eine SD-ähnliche Depolarisation auslöst und damit das trigemino-vaskuläre System im oben dargestellten Sinn aktiviert, im Besonderen wenn intrazerebral der Magnesiumgehalt erniedrigt ist (Welch et al. 1988, Ramadan et al. 1989, Schoenen et al. 1991)

Von manchen Autoren (z. B. Olsen 1996) wird aber die obige Auffassung einer sich ausbreitenden SD bzw. Oligämie überhaupt in Abrede gestellt und letztlich als methodischer Artefakt dargestellt.

Zudem sind die oben angeführten Hinweise lediglich für die Migräne mit Aura gültig; solche Veränderungen sind bei Migräne ohne Aura bisher nicht zweifelsfrei zur Beobachtung gekommen, was auch die Diskussion darüber, ob Migräne mit und ohne Aura eine Identität darstelle, angeheizt hat.

4.2.3 Nuklearmedizinische Befunde

In (HMPAO)-SPECT-Untersuchungen sind (kortikale) Funktions- bzw. Perfusionsänderungen vielfach nachgewiesen worden (Andersen et al. 1988, Suess et al. 1991).

Der Essener Arbeitsgruppe ist es 1995 (Weiller et al.) gelungen, im Rahmen von PET-Studien nachzuweisen, dass sich während einer Migräneattacke ganz spezielle lokalisierte Änderungen des CBF aufbauen und die Attacke überdauern (und nicht vor der Zeit remittieren, selbst wenn ein Anfall erfolgreich mit Sumatriptan behandelt worden ist). Der maßgebliche Herd liegt dabei im Hirnstamm in Aquäduktnähe und wird als möglicher *Migränegenerator* angesehen.

Die bisher spärlichen Mitteilungen über Migräneuntersuchungen mit der Positronenemissionstomographie haben keine Hinweise auf eine primäre Ischämie (Andersson et al. 1997) sondern – zumindest in einer Zufallsuntersuchung – eine weitgehend generalisierte Hypoperfusion gezeigt (Woods et al. 1994).

4.2.4 Kortikale Exzitabilität

Die erhöhte zerebrale Exzitabilität der Migräniker kann durch Magnetenzephalographie (Welch et al. 1991), aber auch im Rahmen der Darstellung ereigniskorrelierter kortikaler Potentiale nachgewiesen werden. Schoenen und Mitarbeiter (1993) und die Arbeitsgruppe um Gerber (Korpp und Gerber 1995) konnten zeigen , dass bei Migränepatienten die Negativität evozierter Potentiale (Contingent negative Variation, CNV) deutlich – im Intervall – erhöht ist und in der Attacke zusammenbricht (und sich in der Folge langsam wieder aufbaut). Überspitzt formuliert, könnte die Migräneattacke eigentlich einen therapeutischen Schritt zum Abbau der durch die CNV charakterisierten kortikalen Hyperexzitabilität darstellen. (Eine CNV-Normalisierung ist auch durch Einsatz von Migräneprophylaktika, wie z. B. Betablocker, möglich).

4.2.5 Neurotransmitter

Der entscheidende Neurotransmitter ist 5-Hydroxytryptamin (5-HT bzw. *Serotonin),* wobei man zwar weiß, dass bei der Migräne Serotonin aktivert wird, aber die Details seiner Wirkung noch immer unklar sind. Einerseits wird Serotonin „peripher" aus Thrombozyten und Mastzellen freigesetzt und hat vermutlich einen hemmenden Einfluss auf den perivaskulären Entzündungsprozess, andererseits ist Serotonin im zentralen Bereich der serotonergen Bahnen modulierend auf die Hirnstammneurone des Nucleus raphe und des Locus coeruleus und somit auf das endogene antinoziceptive Schmerz-Kontrollsystem wirksam. Diese letztere Eigenschaft dürfte im Zusammenhang mit der Migräne die bedeutsamere gegenüber der peripheren Wirkung sein.

Die Wirkung ist leicht dilatatorisch auf die Kapillaren und eher verengend auf größere Arterien und Venen (die Mikrozirkulation bleibt unverändert). Insbesondere Sicuteri und Mitarbeiter haben seit den frühen 60er-Jahren die Bedeutung des Serotonin für die Auslösung der Migräneattacke in den Vordergrund gestellt und die Aktivität indirekt durch die Ausscheidung des Metaboliten 5-Hydroxyindolessigsäure im Harn zu quantifizieren versucht (Curran et al. 1965). Vielfach wurde die Herkunft des Serotonins kontrovers diskutiert (so unter anderem von Anthony ein Thrombozytenfreisetzungsfaktor für 5-HT postuliert) und auch darauf verweisen, dass die Menge des aus Thrombozyten freiwerdenden Serotonins nicht ausreiche, um die 5-HIIS-Spiegel zu erklären, andererseits bei Freisetzung des Serotonins aus dem Gastrointestinaltrakt wiederum die Gesamtspiegel zu niedrig seien und auch die Zeitverläufe der jeweiligen Freisetzung und Aktivierung nicht übereinstimmten. So wird vielfach eine unspezifische 5-HT-Aktivitätserhöhung bei der Migräne angenommen, die bei entsprechend sensibilisierten Individuen insbesondere durch die Spiegelschwankungen eine Migräne auslösen könne (Saxena und Ferrari 1989, Ferrari et al. 1989, Saxena 1992). Jedenfalls sind an den trigeminalen Nervenendigungen 5HT1D- (und den dazugehörigen Gefäßwänden 5HT1B-) Rezeptoren nachgewiesen.

Erhöhte Tyraminspiegel, besondere Sensibilität gegenüber Histamin (Anthony 1986), eventuell die Abnahme der Betaendorphinkapazität – „Endogener Opiatentzug" – (Sicuteri 1979), der Einfluss neurotropher Faktoren – NGF – wurden diskutiert. Möglicherweise sind sie und andere als Randerscheinungen in den Pathomechanismus involviert, aber als allgemein gültige und unwidersprochene Modelle nicht ausreichend belegbar.

4.2.6 Stickoxid

Anders ist es mit dem hochreaktiven instabilen (Halbwertszeit 5–30 Sek.) freiem Radikal Stickoxid (NO), einem lipophilen Gas, welches letztlich aus L-Arginin abstammt und in Nitrite und Nitrate metabolisiert wird. Seine wesentliche Wirkung im Zusammenhang mit der Migräne ist der vasodilatatorische Effekt. Möglicherweise besteht auch ein Zusammenhang mit der zentralen Schmerzempfindung. NO hat auch mit der Stabilität von Thrombozyten zu tun und kann über Freisetzung von CGRP aus den perivaskulären Nervenendigungen zum Entstehen der neurogenen Entzündungen beitragen (Olesen et al. 1995). In kontrollierten Studien kann gezeigt werden, dass man mit einer mehrstündigen Latenz nach Gabe von Nitroglyzerin bei Migränepatienten eine typische Attacke auslösen kann. Möglicherweise besteht hier eine erhöhte physiologische Sensitivität gegenüber NO durch Erweiterung der A. cerebri media. Andererseits haben aber (unkontrollierte Studien) mit NO-Synthasehemmern nur einen zweifelhaften Benefit erbracht (Lassen et al. 1997).

4.2.7 Synopsis (siehe auch Soyka 1999)

Zusammenfassend kommt es vermutlich auf Basis einer genetischen Disposition zur Änderung der zerebralen Reaktionsbereitschaft, mit erhöhter Wahrscheinlichkeit auf einen der Trigger mit Migräne zu reagieren. Dabei wird die kortikale neuronale Aktivität, möglicherweise einer – aus dem Tierexperiment bekannten – spreading depression entsprechend, verändert und eine primäre kortikale Hypoperfusion (spreading oligemia) von okzipital nach rostral in der Auraphase ausgelöst. Eine Depolarisierung der neuronalen Aktivität im Trigeminus-Kerngebiet (eventuell über eine SD) führt über Axonreflexe und über den Feedback-Mechanismus des trigeminovaskulären Systems zu einer dynamischen Änderung des Verhaltens zerebraler Gefäße, wobei biogene Amine und Neurotransmitter wie Serotonin, Substanz P, CGRP etc. freigesetzt werden und eine aseptische perivaskuläre Entzündungsreaktion (Gefäßdilatation, Extravasation) insbesondere im Durabereich auslösen, wodurch der Kopfschmerz und die begleitenden autonomen Symptome durch Aktivierung weiterer Zentren im Hirnstamm und Hypothalamus bzw. letztlich am Kortex ausgelöst werden. Offenbar ist für die Schmerzentstehung weniger die vasodilatatorische Wirkung als vielmehr die Extravasation und lokale Gefäßwandentzündung von Bedeutung. Auf Basis dieses hypothetischen Modells lassen sich auch die Therapiemaßnahmen besser nachvollziehen (Abb. 1).

5 Medikamentöse Therapie

Eine kausale Therapie der Migräne gibt es bisher nicht, wohl aber effektive Möglichkeiten der Akuttherapie und für die Prävention. Eine sinnvolle Therapie ist nur auf Basis der pathophysiologischen Zusammenhänge durchführbar, wobei auf allfällige Komorbiditäten Rücksicht zu nehmen ist. Diese Zusammenhänge müssen auch dem Patienten verständlich nahegebracht werden. Seine Ängste (z. B. Hirntumor), unhaltbare (und vielfach in der Laien-

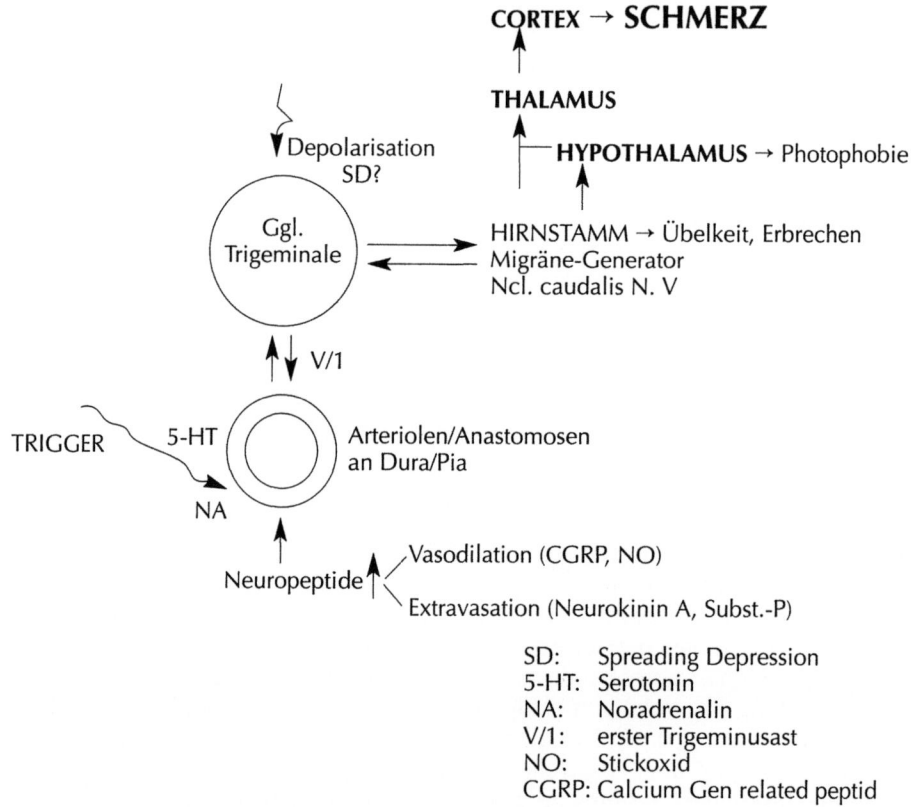

Abb. 1. Adaptiert nach Saxena, Ferrari 1989; Moskowitz 1984

presse geschürte) Annahmen eines ursächlichen Zusammenhanges mit z. B. knöchernen Veränderungen der HWS, Hypotonie oder ausschließlich psychische Störungen müssen bei dem Patienten (vielfach auch bei den behandelnden Ärzten) ausgeräumt werden. Bei jeder Therapie muss auch der hohe Plazebowirkeffekt berücksichtigt werden, insbesondere bei so genannten „unkonventionellen" Maßnahmen und deren angeblicher Erfolgsquote. Dennoch muss unter Berücksichtigung der Tatsache, dass es sich um eine intra- und interinvidivuell variable multifaktorielle Erkrankung handelt, eine gewisse Variabilität („individuelle Anpassung") der Verordnungsempfehlungen möglich sein. Wenn Patienten im Einzelfall mit Therapievarianten, die hier nicht empfohlen werden, eine subjektive Besserung erfahren und keine gravierenden Kurz- oder Langzeitnebenwirkungen zu erwarten sind und kein übertriebener Finanzaufwand damit verbunden ist, sollten auch diese toleriert werden. Allfällige Begleiterkrankungen sind gesondert abzuklären.

In der *medikamentösen* Migränetherapie werden 2 Prinzipien unterschieden, nämlich die Behandlung der aktuellen Attacke und die Prophylaxetherapie (Intervall- oder Basistherapie).

(Nicht medikamentöse Verfahren s. Kapitel XII [J. Maly], S. 233 bzw. Kapitel XIII [M. Faltl], S. 245 ff.)

5.1 Therapie der Attacke

5.1.1 Allgemeine Empfehlungen

Als allgemeine Maßnahme sollte Reizabschirmung (z. B. Ruhe, dunkles Zimmer, eventuell Schlaf, kalte Umschläge etc.) empfohlen werden. Triggerfaktoren sind zu meiden.

Die *Medikation der Attackentherapie* sollte mehrere Therapieziele in sich vereinen, nämlich Behandlung des Schmerzes und der entsprechenden Begleitsymptome (Wiederherstellung des autonom-vegetativen Gleichgewichtes und Balance zwischen zentraler Dämpfung und Aktivierung).

Das Nachstehende listet jene Therapieempfehlungen auf, die wissenschaftlich ernsthaft diskutiert und u. a. von der Österreichischen Kopfschmerz-Gesellschaft empfohlen werden (Konsens 1998).

Prinzipiell wäre eine parenterale Darreichungsform der Medikamente am günstigsten, diese ist aber meist nicht praktikabel. Suppositorien sind peroraler Medikation überlegen, ebenso sind leichter resorbierbare Brauselösungen den Tabletten und Dragees vorzuziehen. Diese Überlegungen beziehen sich darauf, dass schon zu Beginn einer Migräneattacke die gesamte Darmmotilität und die Resorptionsfähigkeit aus dem Magen deutlich vermindert sind (und sukzessive die nachfolgende Übelkeit einsetzt), sodass man alle Präparate der Akuttherapie mit einem (im Voraus eingenommenen) Antiemetikum kombinieren sollte.

5.1.2 Antiemetika

Übelkeit und Erbrechen werden über den Hirnstamm, insbesondere den Nucleus tractus solitarius und die motorischen Vaguskerne gesteuert, haben eine Vielzahl von Verbindungen zu sensorischen und motorischen Bahnen, insbesondere Nn. vagus, glossopharyngeus, trigeminus und zum Sympathikus (Dahlöf und Hargreaves 1998, Brizzee 1990). Dopamin ist wohl der zentrale Mediator des Erbrechens, Serotonin aktiviert exzitatorische 5-HT3-Rezeptoren (Peroutka 1997). In der Migränetherapie werden demnach D2-Rezeptor-Antagonisten wie Metoclopramid (10–30 mg peroral, 20 mg als Suppositorien, eventuell 10–20 mg parenteral) oder Domperidon (10–20 mg peroral, 10–30 mg als Suppositorium, eventuell Tropfenlösung) empfohlen (Tfelt-Hansen et al. 1980, Ellis et al. 1993, Waelkens 1982). Zu beachten sind dabei mögliche Nebenwirkungen wie tardive Dyskinesien (Wiholm et al. 1984) oder Erhöhung der Prolaktinsekretion. Ohne ausgeprägte Dopamin-D2-Rezeptoraktivität ist Zisaprid, welches ein günstigeres Nebenwirkungsspektrum ausweist. Kontrollierte Studien über den Einsatz selektiver 5-HT3-Rezeptor-Antagonisten wie Ondansetron oder Granisetron gibt es nicht. Andererseits gibt es Hinweise darauf, dass die o. g. Substanzen aufgrund ihrer D2-Rezeptoren antagonisierenden Wirkung auch unmittelbar den Migräneablauf günstig beeinflussen können und somit in Einzelfällen als Monotherapie einsetzbar sind (Tekell et al. 1990). Andererseits ist die Kombination mit dem Migräne abblockenden Medikament aus den oben erwähnten Gründen günstig, wobei dies auch die 5HT1-Agonisten betrifft. Insbesondere gibt es Hinweise darauf, dass Sumatriptan in Folge seiner relativ

Tabelle 6. Akutbehandlung bei Migräneattacken (bei Erwachsenen)

	Stufe I.
Metoclopramid	1–2 Tabl. à 10 mg 1 (2) Supp. à 20 mg 25–50 Tropfen
Domperidon	1–2 Tabl. à 10 mg 2 Supp. à 10 mg, 30 mg 20–40 Tropfen
ASS	1000 mg p.o. (Brause)
Paracetamol	500–1000-mg-Tabl. oder -Supp.
Ibuprofen	800-mg-Tabl. oder 400-mg-Supp.
Diclofenac	100-mg-Tabl. oder Supp. 50 mg (100 mg)
Metamizol	500–1000-mg-Tabl., Supp. oder Tropfen

langsamen Resorption mit einem D2-Antagonisten kombiniert werden kann (Peroutka 1988, Dahlöf und Hargreaves 1998), insbesondere auch nachdem Kuli und Mitarbeiter 1997 nachweisen konnten, dass Sumatriptan offenbar unmittelbar eine negative Beeinflussung der Magenmotilität bedingen kann (Untersuchungen an Gesunden).

Die in der Migräne-Attacken-Therapie verwendeten Medikamente sollten in einer abgestuften Form (*Stufe I* Diverse Analgetika, *Stufe II* Spezifische Migränemittel, *Stufe III* Parenterale Therapie) eingesetzt werden.

5.1.3 Unspezifische Migränemittel/Analgetika der Stufe I

Die *Basis* oder *Stufe I* (Tabelle 6) stellt dabei die *Acetylsalicylsäure* (600–1000 mg) als Prostaglandinsynthesehemmer und relativen und zentralen Vasokonstriktor (Kaube et al. 1994) insbesondere als Brausetablette oder bei Bedarf parenteral als Aspisol® (1000 mg) (Spezialanforderung erforderlich) dar – eventuell in wiederholten Dosen, gefolgt von den *Paracetamol*präparaten sowie *Metamizol* (Welch 1993, Chabriat et al. 1994, Hugues et al. 1997, Asasumamig 1999).

Weniger erforscht ist die Wirksamkeit nicht stereoidaler Antirheumatika *(NSAR)*, wie Diclofenac und Ibuprofen (400–1200 mg), Ketoprofen u. a., wobei einige Literaturhinweise auf Effektivität auch in dieser Indikation vorliegen (Pradalier und Vincent 1992, Havanka-Kanniainen, 1989, Kloster et al. 1992).

Nebe und Mitarbeiter (1995) konnten sogar zeigen, dass relativ niedrige Dosen von Ibuprofen (200 mg) ASS (500 mg) und Plazebo überlegen waren.

Die (beliebten) Kombinationspräparate (Goldstein et al. 1999) können nicht empfohlen werden (Cave Kumulation, NW).

Die Nebenwirkungen und Kontraindikationen dieser Präparate (insbesondere gastrointestinale Probleme, in Einzelfällen Auswirkungen auf das Blutbild und bei entsprechender Chronizität auch auf parenchymatöse Organe sowie die KI von Acetylsalicylsäure bei Asthma oder Hypokoagulation) sind zu beachten (Pfaffenrath und Scherzer 1995).

5.1.4 Spezifische Migränemittel / Stufe II

5.1.4.1 Ergotalkaloide

5.1.4.1.1 Allgemeine Wirkungen

In der nächsten Therapieebene *(Stufe II)* ist die Wirksamkeit von Ergotamintartrat mit seiner ausgeprägten sympathikomimetischen, d. h. vasokonstriktorischen Wirkung seit langem bekannt und seit 1926 durch Majer, insbesondere aber durch Graham und Wolff 1938 in die Migränebehandlung eingeführt.

Das Ergotamintartrat und das dihydrierte Ergotamin (DHE) wirken wie auch andere Ergotaminalkaloide auf verschiedene Rezeptorensysteme, u. a. wie Triptane auf serotonerge Rezeptoren der Subtypen 5HT 1A, 1B und 1D, weiters auf die adrenergen Alpha-1 und Alpha-2-Rezeptoren (DHE viel schwächer als Ergotamin) und schließlich auf die dopaminergen Rezeptoren, insbesondere der D2-Klasse (Steuerung der Emesis) (Müller-Schweinitzer 1992, Tfelt-Hansen und Stewart-Johnson 1993). Es ist anzunehmen, dass Ergotamin und DHE periphere und zentrale Effekte haben und zumindest partiell die Bluthirnschranke passieren können. Im Tierversuch gibt es Hinweise auf eine antiinflammatorische Eigenschaft mit der Möglichkeit einer Reduktion des CGRP im Rahmen der sterilen Entzündung während der Migräneattacke. Die entsprechenden antinozizeptiven Effekte im ZNS sind durch Affinität zu Rezeptoren an den Trigeminuskernen am Nucleus caudalis und am Hinterhornbereich des oberen Zervikalmarks zu erklären, eine weitere spezielle Bindungsstelle scheint am Nucleus raphe dorsalis zu bestehen.

Die pharmakodynamischen Effekte bleiben unklar. Die Relevanz des durch Graham und Wolff beschriebenen Effektes auf die Pulsation der Temporalarterie bleibt im Zusammenhang mit der Migräne dubios, da ähnliche Effekte auch bei gesunden Versuchspersonen erhoben werden konnten. Ein eindeutiger Effekt auf die zerebralen Durchblutungsverhältnisse ist nicht nachweisbar (Andersen et al. 1987). Ein vasokonstriktorischer Effekt in der Peripherie hält aber letztlich viel länger an als die eigentliche Halbwertszeit von rund 10–12 Stunden, dabei Hinweise auf eine mögliche höhere Sensibilisierungsfähigkeit (Tfelt-Hansen und Paalzow 1985). Dies stellt eine Diskrepanz zwischen den aktuellen Plasmakonzentrationen und der peripheren Vasokonstriktion dar, letztlich aber eine mögliche Erklärung für einen kumulativen Effekt im Rahmen einer chronischen unkontrollierten Ergotamineinnahme. Die Bioverfügbarkeit ist nur für intravenöse Gaben (Halbwertszeit 3 Minuten) mit 100% sehr gut, schon i.m. liegt sie unter 50% und peroral um 1%, sowohl für Ergotamin als auch für DHE (Tfelt-Hansen et al. 1980, Ibraheem et al. 1982).

5.1.4.1.2 Ergotamintartrat

Die Effektivität von Ergotamintartrat ist nur in wenigen plazebokontrollierten Crossover-Studien nachweisbar, wurde aber dennoch vielfach als Referenzsubstanz verwendet (Überblick bei Tfelt-Hansen und Stewart-Johnson 1993). In einer internationalen Multizenterstudie im Vergleich von Sumatriptan und Ergotamin peroral (somit keine ideale Darreichungsform) konnte nach 4 Stunden nur eine Effektivität in 48% (gegenüber Sumatriptan von 66%) (Study Group 1991) erreicht werden, wurde aber als Escape-Medikation bevorzugt.

Da die Ergotamine nicht selektiv auf die zerebralen Gefäße wirken, kann es bei chronischer Überdosierung zu den bekannten Komplikationen des Ergotismus kommen: zerebrale, periphere (Gangrän) und kardiale Durchblutungsstörungen, aber auch Agitation und Verwirrtheiten u. a. (diese Symptome sind seit dem Mittelalter als St.-Antonius-Fieber im Rahmen einer Vergiftung mit durch Claviceps purpurea kontaminiertem Getreide beschrieben).

Kontraindikationen sind also die AVK, die KHK, eine schwere Hypertonie, Niereninsuffizienz, Betablockertherapie und Gravidität. Bei ungezielter Einnahme kann insbesondere durch Ergotamin ein medikamenteninduzierter Kopfschmerz und entsprechende Medikamentenabhängigkeit entstehen (siehe Kapitel VII).

Die Dosierung für Ergotamintartrat beträgt 1,5–2 mg als Suppositorium bzw. 0,75–2 mg peroral, wobei eine Maximaldosis in 24 Stunden von 6 mg nicht überschritten werden soll.

5.1.4.1.3 DHE

Das dihydrierte Ergotamin hat zwar eine höhere Alpha blockierende Aktivität, ist aber in seiner Antimigräneeffektivität schwächer, weist aber auch ein entsprechend günstigeres Nebenwirkungsspektrum als das Ergotamintartrat auf. Die Rezeptorenaffinität zu den serotonergen, dopaminergen und adrenergen Rezeptoren besteht (wenn auch weniger selektiv) auch in dieser Präparation, die hämodynamischen und pharmakologischen Eigenschaften sind dem des Ergotamin sehr ähnlich, die Vasokonstriktion wirkt sich insbesondere auf den Venenbereich aus (Markowitz et al. 1998). Auch für DHE besteht eine ungenügende Zeitkorrelation zwischen Plasmaspiegel und Gefäßaktivität (Aellig und Rosenthaler 1986).

Zur Verbesserung der pharmakodynamischen Eigenschaften, insbesondere auch um den First-Pass-Effect in der Leber zu vermeiden, wurden neue Applikationsformen, u. a. ein Nasalspray, entwickelt.

Mit dem Spray wird eine Bioverfügbarkeit um 40% erreicht; die Plasma-Peak-Konzentration liegt, ähnlich wie nach einer subkutanen Injektion, bei 45 Minuten.

In offenen Studien wurde in sehr unterschiedlicher Dosierung und Validität eine Effektivität von 70–90% angegeben (Winner et al. 1992; Callaham und Raskin 1986, Wessely 1994). Allerdings sind die Effekte in plazebokontrollierten Doppelblindstudien bei weitem nicht so eindrucksvoll und auch die intranasale Verabreichung nicht überzeugend, aber in einigen Studien zumindest den Plazebos überlegen (Bousser und Loria 1985, Jenzer und Bremgartner 1990). 1988

Tabelle 7. Migränetherapie, Stufe II

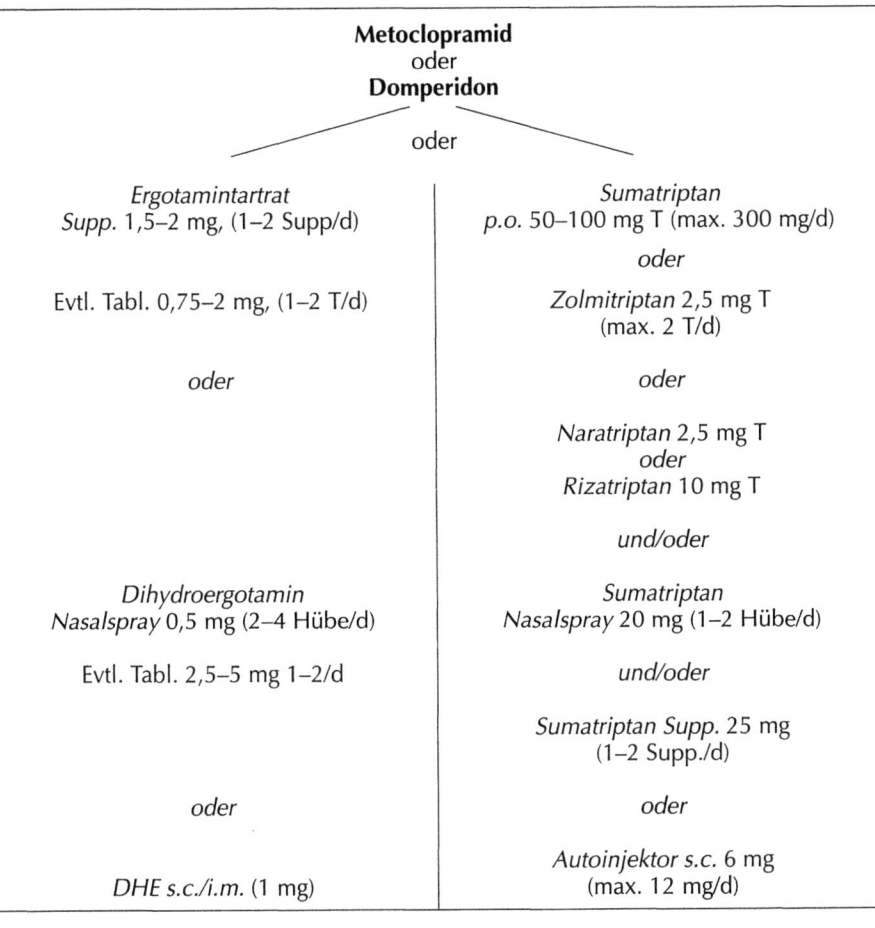

haben Treves und Mitarbeiter bei 52 Patienten in einem plazebokontrollierten Doppelblindversuch zwar keine signifikante Besserung als Plazebo nachweisen können, tendenziell wurde aber der Schweregrad der Attacken verbessert, auch die subjektive Akzeptanz durch die Patienten war hoch.

Es wurde auch versucht, DHE z. B. 1 mg subkutan gegenüber 6 mg Sumatriptan zu vergleichen (Winner et al. 1996, n = 295), wobei sich zwar in den ersten beiden Stunden eine deutliche Besserung für Sumatriptan gegenüber DHE ergab, aber ab der 3. Stunde mit 86 bzw. 90% Ansprechrate nahezu idente Verhältnisse gefunden wurden. Auch einem ergotamintartrathältigen Kombinationspräparat gegenüber ergaben sich zumindest akzeptable Ergebnisse (Hirt et al. 1989).

In einer Untersuchung von Tuchon und Mitarbeiter (1996) von DHE-Spray und Sumatriptan subkutan zeigt sich zwar signifikant eine schnellere und bessere Effektivität des Triptans, aber letztlich auch die Effektivität des Sprays.

Aus diesen Untersuchungen geht aber hervor, dass die Recurrence-Rate von

DHE gegenüber dem Triptan signifikant erniedrigt (17% gegenüber 45% bei Winner) und auch die allgemeine Nebenwirkungsrate zumindest für den Spray günstiger ausfällt.

Unter Beachtung der Nebenwirkungen und Kontraindikationen können insbesondere Dihydroergotamin aber auch Ergotamintartrat als potentes Anfallstherapeutikum (insbesondere auch in der Therapie des Status migrainosus) eingesetzt werden (Dahlöf 1993).

Die Einnahme sollte schon zu Beginn der Migräneattacke erfolgen, allerdings wird im Hinblick auf die mögliche protrahierte Gefäßwirksamkeit insbesondere von Ergotamintartrat die Einnahme schon in der Auraphase oder bei basilärer Migräne nicht empfohlen. Im Hinblick auf die häufigen Nebenwirkungen (meist Verstärkung der Übelkeit) sollten Ergotamine jeweils mit einem Antiemetikum kombiniert werden. Als Einnahmeform sind Suppositorien, die intranasale Gabe oder allenfalls eine parenterale Verabreichung zu bevorzugen.

Die mittlere Dosisempfehlung für Dihydroergotamin beträgt peroral 5–10 mg pro Tag, 4 mg nasal (2–4 Hübe à 0,5 mg pro Nasenloch, maximal 8 mg in 24h) (s. auch Tabelle 7).

Eine gemeinsame Einnahme von Triptanen und Ergotamin bzw. DHE ist nicht gestattet (wenn es auch in einer Studie von Dickson et al. 1997 selbst bei kombinierter Einnahme von 2,5 mg Zolmitriptan und 2 mg Ergotamintartrat per os keine relevanten Nebenwirkungen gegeben hat). Es sollte nach Möglichkeit ein Zeitraum von 24 Stunden vor einer abwechselnden Einnahme eingehalten werden (zumindest 12–16 Stunden Intervall nach DHE und 6–8 Stunden nach Sumatriptan).

Eine tägliche Ergotamineinnahme ist nicht zulässig, Dihydroergotamin kann unter kontrollierten Bedingungen vorübergehend auch täglich in entsprechender Dosis und begrenzter Zeit verwendet werden (s. Prophylaxe).

5.1.4.2 5-Hydroxytryptamin-Agonisten („Triptane")

5.1.4.2.1 Allgemeine Wirkungen

Eine besondere therapeutische Neuerung stellte Ende der 80er-Jahre die Einführung der ersten spezifischen 5HT1-Agonisten, des Sumatriptans, dar, nicht nur als effektives Therapeutikum, sondern weil dies insgesamt die Therapieansätze und das allgemeine Interesse an Migräne und Kopfschmerz maßgeblich stimuliert hat.

Es gibt viele 5HT(Serotonin)-Rezeptoren und eine Reihe von Subtypen in verschiedenen Organsystemen, wobei diverse pharmakologische Eigenschaften moduliert werden. Im zentralen Nervensystem spielt das 5HT als Neurotransmitter eine wesentliche Rolle. Rezeptoren u. a. finden sich im Bereich von Blutgefäßen und in bestimmten Bereichen des Hirnstamms, von wo die Axone praktisch in alle Gehirnregionen projizieren. Der Zusammenhang zwischen dem serotonergen System unter der Migräne ist evident, wobei für das Migräneverständnis die 5HT1-Gruppe besonders wichtig ist (Saxena 1992).

Humphrey und Mitarbeiter konnten ein Tryptaminanalog synthetisieren, das spezielle 5HT-Rezeptoren, nämlich den „5HT1 like" Rezeptor im Karotisstromgebiet, aktivieren konnte.

Diese später Sumatriptan genannte Substanz zeigt eine hohe Affinität zu den Rezeptorsubtypen der 5HT1B (Hauptfunktion; Kontraktion zerebraler und duraler Gefäße) und 5HT1D (Hemmer der neurogenen Entzündung) bzw. 5HT1F, ist selektiver als z. B. Ergotamin (Humphrey et al. 1991) und ist nach wie vor die Referenzsubstanz erster Ordnung für Attackentherapie.

5.1.4.2.2 Einige spezielle Eigenschaften am Beispiel des Sumatriptans

Sumatriptan wirkt in erster Linie peripher (präsynaptisch an sensiblen Nervenendigungen) sowohl vasokonstriktorisch (Humphrey und Goadsby 1994, Friberg et al. 1991) als auch – und dies scheint die Hauptwirkung zu sein – gegen die perivaskuläre neurogene Entzündung und die c-fos-Expression. Dabei werden Axonreflexe unterdrückt, welche nozizeptive Afferenzen im N. trigeminus auf die Zerebral- und Meningealgefäße zurückleiten *(Hemmung der trigeminoneuronalen Rezeptoren)* (Buzzi und Moskowitz 1990; Moskowitz 1992; Saxena und Ferrari 1989). Ein weiterer Wirkort der 5HT1B/D-Agonisten sind der Nucleus caudalis im trigeminozervikalen Komplex und auf die von ihm ausgehenden Projektionen zu höheren zerebralen Zentren und u. a. zum Sinus sagittalis superior, der im Tierexperiment für den Nachweis zentraler Aktivitäten eine große Rolle spielt (Kaube et al. 1994). Der trigeminozervikale Zellkomplex kann nur von Substanzen erreicht werden, wenn sie die Bluthirnschranke passieren können. Das ist für die – wenig lipophile Substanz – Sumatriptan nicht der Fall (wohl aber für die Mehrzahl der Triptane der 2. Generation), andererseits gibt es aber Hinweise darauf, dass die Bluthirnschranke während einer Migräneattacke durchlässig wird. In einer Untersuchung von Bates et al. (1994) konnte elegant gezeigt werden, dass Sumatriptan bei sehr früher Applikation (zu Beginn einer Aura) keinen besseren Effekt als Plazebo zeigt, eine Nachfolgedosis nach ca. 30 Minuten aber eine signifikante positive Wirkung hat. Möglicherweise ist dieses Phänomen ein Hinweis auf die während der Aura noch bestehende Unmöglichkeit für Sumatriptan, die Bluthirnschranke zu passieren (dies ist mit ein Grund, warum man abrät, in der Aura Sumatriptan, insbesondere subkutan oder als Spray, zu verwenden).

Ein Nachteil von Sumatriptan liegt darin, dass es in etwa 40–45% der Fälle zum Wiederauftreten *(Recurrence-Phänomen)* einer bereits erfolgreich behandelten Migräneattacke nach 12–24 Stunden kommt (Blau 1992, Dahlöf 1992, Ferrari et al. 1994). Dieses Phänomen ist vorerst pathophysiologisch noch nicht aufgeklärt, zwar kein Spezifikum der Triptane, aber bei diesen, und insbesondere bei Sumatriptan, im Vergleich mit z. B. Ergotaminpräparaten relativ hoch. Es könnte ein Zusammenhang mit der relativ kurzen Halbwertszeit von Sumatriptan (unter 1,5 Stunden für Tabletten) bestehen, eventuell auch mit der niedrigen Bioverfügbarkeit (14%), andererseits aber auch damit, dass der von Weiller und Mitarbeitern beschriebene Migränegenerator (1995) im Verlauf einer Attacke regelhaft noch weiterfeuert, auch wenn eine subjektiv effektive Therapie durchgeführt worden ist.

Es ist auch nicht voraussagbar, welche Patienten einen Rückfall erleiden werden (evtl. abhängig vom Schweregrad der Attacke, perimenstruelle Migräne?) (Visser et al. 1996d).

Da die Höchstmenge von 300 mg Sumatriptan p.o. in 24 Stunden nicht überschritten werden soll (und das Ausweichen auf ein entsprechend potentes anderes Antimigränikum nicht statthaft ist), kann dieses Rebound-Phänomen zu Therapieproblemen bzw. zu unsachgemäßen Dosissteigerungen führen. Es ist aber z. B. durch eine perorale Gabe von Sumatriptan nicht möglich, den Rückfall nach einer Subkutaninjektion aufzufangen (Rapoport et al. 1995).

Sumatriptan hatte bei Patienten und Verschreibern von Beginn an einen durchschlagenden Erfolg (und blieb bis dato als „Goldstandard", an dem sich alle künftigen Neueinführungen und bisherig etablierten Präparate messen lassen müssen).

Die *Effektivität* zeigte sich zunächst eindrucksvoll für die allgemeine Besserung einer Kopfschmerzattacke, wobei im Allgemeinen jeweils zwei Kriterien, nämlich eine allgemeine Besserung (Verminderung der Intensität bzw. der Dauer) und die tatsächliche Beendigung eines Anfalls als Messgrößen verwendet wurden. In den zahlreichen Medikamenten-Prüfstudien vor der Zulassung und in den Anwendungsstudien danach wurden jeweils 4-stufige Skalen („Glaxo-Index") verwendet (0 = schmerzfrei, 1 = leichter Schmerz, 2 = mittlerer und 3 schließlich sehr starker Schmerz) bzw. auch der Ausprägungsgrad der typischen Begleitsymptomatik bewertet. Zur Beurteilung in den Studien wurden jeweils nur Patienten mit zumindest Schmerzgrad 2 bzw. 3 herangezogen und eine Besserung (pain relief improvement) jeweils dann angenommen, wenn sich die Symptomatik um zumindest eine Stufe vermindert hatte (Pilgrim 1991).

Unter diesen Aspekten konnten für die perorale Medikation (im Allgemeinen mit 100 mg) in den ersten Studien zu einem standardisierten Zeitpunkt 2 Stunden nach Attackenbeginn in 50–69% eine Besserung, aber nur 26–30% eine völlige Schmerzfreiheit, nach 4 Stunden aber Besserungsraten von 75 bis 80% und völlige Schmerzfreiheit in 48% erzielt werden (Goadsby und Diener 1998, Internationale Studienergebnisse 1991, Perry und Markham 1998).

Relativ hoch sind in diesen Studien die Ansprechraten auf Plazebo mit 19 bzw. 30% nach 2 bzw. 4 Stunden.

5.1.4.2.3 Therapie mit Sumatriptan

Sumatriptan ist in Tablettenform in Dosierungen zu 100 bzw. 50 mg (in einigen Ländern auch 25 mg) erhältlich (und wie alle Triptane zu 2 bzw. 6 Tabletten verpackt, bewilligungspflichtig). Trotz Mitteilungen von Pfaffenrath et al. (1998) über die Equipotenz der 50- und 100-mg-Tablette ist die niedrige Dosierung vielfach nicht ausreichend. Es wird eher empfohlen, zunächst mit 100-mg-Tabl. zu beginnen und im Verlauf je nach Bedarf bzw. Effekt auf eine niedrigere Dosis zu titrieren. Im Allgemeinen kann nach 2–4 Stunden (nach einem primären Ansprechen) im Bedarfsfall eine 2. und innerhalb von 24 Stunden maximal eine 3. Tablette à 100 mg eingenommen werden. Es sollte maximal 2x pro Woche bzw. an 8 Tagen pro Monat mit Triptanen behandelt werden (bei höherer Dosierung bzw. Frequenz muss schon die Primärdiagnose der Migräne kritisch hinterfragt werden und besonders akribisch ein allfälliger dahinter liegender organischer Anheizungsbefund ausgeschlossen werden). Auch die obigen Frequenzen sind nicht für eine Langzeitapplikation oder intervallsloses Einnehmen gedacht. Zur Prophylaxe sind die Triptane nicht geeignet (Ausnahme siehe perimenstruelle Migräne), allerdings kann für eine kurze Zeit eine kontrollierte gehäufte Einnahme mit kumulativen Dosen über den empfohlenen Höchstmengen (gilt auch für s.c, Supp. und Spray) gestattet seien (z. B. Clusterserie, umständehalber Migränefrequenzsteigerung etc.) (Tabelle 7).

Die entsprechenden Daten für die Subkutangabe von Sumatriptan (6 mg) sind noch günstiger. Die Indikationsdomäne ist zwar in erster Linie die Behandlung der Clusterattacke, aber in Einzelfällen (z. B. übelkeitsbedingte Unmöglichkeit der peroralen Medikation, sehr rasch einsetzende Attacke, Status migrainosus etc.) können auch Migräneanfälle behandelt werden. Die hohe Bioverfügbarkeit (96%), die sehr rasch einsetzende Wirkung (innerhalb von 10 Minuten), und eine Tmax von 5–20 Min. bedingen eine Effektivitätsrate von über 70% schon nach 1 Stunde und über 80% nach 2 Stunden (Internat. Study 1991, Carpay et al. 1997, Dahlöf und Saiers 1998).

Weiters steht eine Paräparation zur intranasalen Gabe (20 mg) zur Verfügung (mit einem Tmax um 1–1fi Stunden und einer Ansprechrate von rund 64% nach bereits 60 Minuten und 75% nach 2 Stunden) (Plazeborate 30 bzw. 32%) (Moore et al. 1997). Besonders günstig bei primärer Übelkeit und besonders rascher Wirkerfordernis einsetzbar. Ähnliche Ergebnisse gibt es für die mittlerweile erhältlichen Suppositorien zu 25 mg (Tepper et al. 1998).

Aus den oben auszugsweise zitierten größeren Untersuchungen und auch weiteren Publikationen (Carpay et al. 1997, Dahlöf und Saiers 1998) über die Effektivität bei kleineren Patientengruppen und besonderer Beachtung der Verabreichungsform und der Beurteilungsschwerpunkte geht hervor, dass zweifelsfrei mit peroralem Sumatriptan in einer Dosierung von 100 mg (in einer Metaanalyse von Wilkinson und Mitarbeitern 1995 aber auch bereits für 50 mg, [dabei 25 mg noch knapp besser als Plazebo]) ausreichende Wirkeffekte, insbesondere auch Linderung der Begleitsymptomatik (Dowson 1995) nach 2 Stunden in einer Größenordnung bis knapp 70% (und 80% nach 4 Stunden) (in der Metaanalyse von Diener und Goadsby 1998 knapp 60% im Durchschnitt für Linderung) und knapp über 30% für Schmerzfreiheit erreicht werden; ähnliche Werte gibt es für den Nasalspray und die Suppositorien, die Subkutangabe erreicht noch höhere Effektivitätswerte.

Es zeigt sich, dass sowohl Migräne mit als auch ohne Aura auf Sumatriptan ansprechen und auch der Zeitpunkt der Applikation, nämlich frühzeitig oder erst spät im Verlauf des Attackenablaufes, das Geschlecht, allfällige Nahrungsaufnahme oder Fasten keinen Einfluss auf die Effektivität haben und diese stabil und anhaltend bleibt *(keine Tachyphylaxie)* (Perry und Markham 1998, Tansey et al. 1993).

In Untersuchungen gegenüber Cafergot (1991), ASS und Metoclopramid (1992) sowie Subkutanbehandlung versus DHE-Nasalspray (Winner 1996) hat sich jeweils Sumatriptan als letztlich effektiver erwiesen.

5.1.4.2.4 Nebenwirkungen der Triptane

Das Präparat hat nur wenige *Nebenwirkungen* und ist im Allgemeinen gut verträglich (Brown 1991). Eine Kontraindikation besteht für Patienten mit manifesten kardialen Erkrankungen, insbesondere koronarer Herzkrankheit oder Zustand nach Herzinfarkt (nicht aber z. B. Asthma – Lloyd, Pilgrim 1993); in Einzelfällen sollte das allfällige Risiko kardiologischerseits mitbeurteilt werden, wobei aber die routinemäßige Erhebung eines EKGs vor Therapiebeginn bei

Tabelle 8. Häufigkeit unerwünschter Wirkungen von Sumatriptan p.o.

(Überschneidungen) n = 72 (Migräne + Cluster-KS)		in %
1. Allgemein-SY 62,5%	Müdigkeit	23,9%
	Schwindel etc.	21,1%
	Schweregefühl	19,7%
	Kribbelparästhesie	
	Hitzegefühl	28,5%
	mehr KS	8,4%
2. „Herz"-SY 23,6%	Druck/Schmerz im Thorax	14,2%
	Palpitationen	11,2%
	Kloßgefühl	7,0%
3. Magen/Darm/Blase 18,8%	Übelkeit	15,5%
	Durchfall	2,8%
	Pollakisurie	2,8%
4. Mund-/Augentrockenheit		5,6%
Juckreiz		2,8%
5. Psychisch	Benommenheit	15,7%
	Konzentrationsstörung	
	Stimmungsänderung	8,0%

entsprechend unauffälliger Anamnese nicht erforderlich ist. Weiters besteht eine Kontraindikation bei unkontrolliertem Hypertonus – Prinzmetal-Angina, Angina pectoris, schwerer Leber- oder Nierenfunktionsstörung, gleichzeitiger Gabe von Monoaminooxidasehemmern bzw. innerhalb eines Zeitraumes von 2 Wochen nach deren Absetzen. Die gleichzeitige Einnahme von anderen Triptanen bzw. Ergotaminpräparaten ist zu vermeiden. Die Verschreibbarkeit bei Kindern ist gesondert dargestellt.

In den kontrollierten Einführungsstudien wurden für die bekannten Nebenwirkungen wie Müdigkeit, Benommenheit, Steifigkeitsgefühl im Nacken, Geschmacksänderungen und Thoraxsymptome bei 3–11% erhoben, die Übelkeit etwas häufiger, jedoch nicht sicher vom Migräneverlauf unterscheidbar. Für die subkutane Gabe ergibt sich eine ähnliche Verteilung und in rund 40% eine Lokalreaktion an der Einstichstelle (Brown et al. 1991; Luman und Gray 1993).

Tatsächlich schwerwiegende oder anhaltende Nebenwirkungen wurden nicht erfasst, es zeigte sich aber, dass nach freier Verschreibung in entsprechend offen kontrollierten Populationen doch wesentlich mehr Nebenwirkungen, und zwar auch differenziertere festgestellt werden konnten. So fanden sich in einer eigenen Untersuchung (siehe Tabelle 8) bei bis zu 60% der Patienten zumindest unspezifische Irritationsgefühle und Müdigkeit/Erschöpfungsgefühle, wobei sogenannte „Herz"-Symptome (1–60 Min. Dauer) bei fast 25% aller Patienten und überwiegend psychische Phänomene mit Benommenheit, Konzentrationsstörung, ausgeprägten Stimmungsänderungen bis zu schwerer Dysphorie, Depersonalisationserlebnissen und illusionären Verkennungen bei bis zu 15% der Fälle auftraten. Auch diese Nebenwirkungspalette ist zwar nicht objektiv bedrohlich, führte aber dennoch bei einigen der Patienten zu einem Abbrechen der Therapie (Marterer et al. 1995).

Insbesondere die Gruppe der so genannten Thoraxsymptome (auch Herz-, Brust- oder Halssymptome bezeichnet) ist für die Patienten irritierend und subjektiv bedrohlich, und letztlich aufgrund der Tatsache, dass der vasokonstriktorische Effekt von Sumatriptan nicht nur auf den Karotiskreislauf isoliert ist (Humphrey et al. 1991) und die 5HT1-Rezeptoren heterogen und in diversen Lokalisationen zu finden sind und somit kardiogene Wirkungen vorstellbar wären, ist auf diese ein besonderes Augenmerk zu richten. Noch dazu wurden in Einzelkasuistiken deletäre kardiale Probleme im Umfeld einer Sumatriptan-Medikation in unterschiedlichem Schweregrad bis zum tödlichen Infarkt beschrieben (u. a. Otterwanger et al. 1993 und 1994, Willett et al. 1992). Es konnte aber gezeigt werden, dass in all diesen Fällen bereits eine kardiale Vorschädigung, meist eine arteriosklerotische KHK mit entsprechender Symptomatik vorgelegen war, welche eine Sumatriptangabe prinzipiell kontraindiziert hätte, andererseits waren vielfach die kausalen Zusammenhänge zwischen der Gabe von Sumatriptan und den kardialen Ereignissen nicht zwingend. Jedenfalls konnte in der Folge in zahlreichen Untersuchungen ein relevanter Einfluss von Sumatriptan auf das EKG bzw. die Herzleistung nicht nachgewiesen werden (Ashford et al. 1993, Brown et al. 1991, Dahlöf und Mathew 1998).

Es wurde aber auch bewiesen, dass im Allgemeinen keine kardiovaskulären Reaktionen auf mentalen Stress unter üblichen Bedingungen bei (weiblichen) Migränepatienten zu erwarten sind (Stronks et al. 1997).

Auch in einer ausführlichen 2-Jahres-Nachuntersuchung an 735 Migränepatienten (Visser et al. 1996c) fanden sich diesbezüglich unauffällige Verhältnisse: Es wurden im Durchschnitt über 25 Monate 28.000 Attacken (durchschnittlich 33 pro Patient) analysiert. Dabei fanden sich *jedes Mal* nach Sumatriptangabe in 24% nach oraler und in 41% nach subkutaner Gabe die beschriebenen Thoraxsymptome (während nur 58 bzw. 39% der Patienten niemals solche entwickelt haben). Es zeigte sich eindeutig, dass kein erhöhtes kardiogenes Risiko nachweisbar war und die subjektiven Symptome patientenabhängig waren. Die Gruppe jener, die mit solchen Nebenwirkungen reagierten, konnte aber nicht ausreichend eingegrenzt werden. Tendenziell handelt es sich dabei um weibliche, jüngere Patienten, eher von schlankem Körperbau und relativ weniger effektiv auf Sumatriptan ansprechend. Von Interesse ist, dass nach Ansicht der Autoren vor allem bei jenen Patienten, die rasch Ruhe oder Schlaf nach Attackenbeginn bzw. Sumatriptaneinnahme suchen, solche Thoraxsymptome häufiger auftreten, wobei dies möglicherweise durch die relaxationsbedingte Abnahme des Sympathikotonus bedingt sein könnte.

Diese Ergebnisse stehen in guter Übereinstimmung mit den zitierten eigenen Erfahrungen; auch in eigenen Langzeit-EKG-Untersuchungen (n = 21) konnte bis auf belanglose ventrikuläre Extrasystolie in 2 Fällen und passagere ST-Senkung, welche aber nicht auf Sumatriptan zu beziehen war, in einem Falle, keine Auffälligkeit gefunden werden (Wöber et al. 1998).

Tabelle 9. 5-HT-Rezeptor-Agonisten

Sumatriptan (1990) *(Glaxo)*	Imigran®	oral: s.c.: Nasal-Spray: Suppositorien:	50/100 mg 6 mg 20 mg 25 mg
Naratriptan *(Glaxo)* *(Glaxo-Gebro)*	Naramig® Antimigrin®	oral:	2,5 mg
Zolmitriptan *(Zeneca)*	Zomig®	oral:	2,5 mg
Rizatriptan *(MSD)*	Maxalt®	oral:	10 (5) mg
Eletriptan *(Pfizer)*		oral:	40–80 mg
Almotriptan *(Admirall)*		oral: s.c.	6–25 mg 2–10 mg
Frovatriptan *(Vanguard Med)*		oral:	2,5 mg
Alnitidan *(Janssen-Cilag)*			
Avitriptan (180 048) *(BMS)*			

Wodurch letztlich dieses Beengungsgefühl im oberen Brustbereich mit Ausstrahlen in die Schultern, in den Rücken, z. T. in den linken Arm, z. T. auch in den Schlundbereich ausgelöst wird, ist nicht geklärt. In erster Linie werden vaskuläre Phänomene in der Interkostalmuskulatur, eventuell Bronchospasmen oder Änderungen des pulmonalen Gefäßtonus, möglicherweise auch Ösophagusspasmen (Houghton 1994) diskutiert, letztlich dürfte auch eine beipackzettelindizierte Erwartungshaltung eine Rolle spielen.

Trotz aller Vorteile ist auch Sumatriptan noch immer nicht perfekt, wobei insbesondere eine Patientengruppe von letztlich um 20%–30% nicht ausreichend anspricht (Visser et al. 1996a). Weiters ist das Reboundphänomen eine therapeutische Crux, in vielen Fällen auch die zitierte Nebenwirkungsrate und letztlich auch bei den gut ansprechenden Patienten der relativ verzögerte Wirkungseintritt. Deshalb wurde es notwendig, als Weiterentwicklun des Sumatriptans die zweite Generation (oder Tochtergeneration) der Triptane zu entwickeln, deren erste Welle bereits aktiv in die Migränetherapie eingeschaltet worden ist (Tabelle 9).

Migräne

5.1.4.2.5 Neue Triptane

5.1.4.2.5.1 Naratriptan

Das unmittelbare Sumatriptan-Nachfolgepräparat ist *Naratriptan,* ebenfalls ein hochselektiver 5HT1B/D-Agonist, im Gegensatz zu Sumatriptan allerdings mit höherer Lipophilie und besserer Möglichkeit, die Bluthirnschranke zu passieren. Die Bioverfügbarkeit liegt um 70%, die Halbwertszeit ist mit 6 Stunden die längste aller neuen Triptane; die Tmax beträgt 2–3 Stunden. Der Abbau erfolgt über das P450-Enzym-System (Goadsby and Knight 1997a).

Die Wirkrate der 2,5-mg-Tablette liegt nach 2 Stunden bei 48%, eine völlige Beschwerdefreiheit zu diesem Zeitpunkt kann für rund 20% der Betroffenen angenommen werden; jedenfalls ist die Substanz signifikant plazeboüberlegen und auch bei Sumatriptan-Nonrespondern einsetzbar. Die Symptomatik der Nebenwirkungen bzw. der unerwünschte Effekt entspricht im Wesentlichen jener des Sumatriptan, ist aber insgesamt in Intensität bzw. Häufigkeit tendenziell geringer ausgeprägt und liegt nur knapp über dem Plazebobereich. Die Recurrence-Rate ist besonders niedrig (um 20%). (Klassen et al. 1997, Mathew et al. 1997.)

5.1.4.2.5.2 Zolmitriptan

Ein weiteres Triptan ist das *Zolmitriptan* (in Studien auch als 311 c90 bezeichnet), ebenfalls ein (partieller?) Agonist von 5HT1B und -1D, hat nachgewiesene zentrale Wirkungen, wobei Goadsby und Hoskin 1996 und Goadsby und Knight 1997b im Tierversuch zeigen konnten, dass die Reaktion an trigeminalen Neuronen den klinischen Effekt als Antimigränesubstanz erklären können, Verbindungen bestehen auch zu 5HT1F-Rezeptoren, kaum aber zu Monoaminorezeptoren. Die Substanz wird über MAO-A und das P450-System metabolisiert und hat aktive Metaboliten. Somit sollte diese Substanz mit MAO-A-Hemmern nur in niedriger kumulativer Tagesdosierung verwendet werden, wegen seiner Interaktion mit Propranolol (die maximale Serumkonzentration von Zolmitriptan steigt an) ist ebenfalls eine Dosisreduktion zu überlegen (Palmer und Spencer 1997).

Der Besserungseffekt setzt nach 60 Minuten ein und erreicht einen Prozentsatz von 33 bis 40% (Plazeborate der Effektivität um 20%), steigt nach 2 Stunden auf 62–67% an (Plazeboanteil 37%), nach 4 Stunden schließlich werden Effektivitätswerte bis 77% erreicht. Eine tatsächliche Kopfschmerzfreiheit besteht nach 2 Stunden bei 25% und nach 4 Stunden bei 38–40% der Patienten.

Das beste Verhältnis zwischen Effektivität und Nebenwirkungsrate wurde für die 2,5-mg-Tabletten gefunden, wobei das Nebenwirkungsspektrum dem des Sumatriptans gleicht, im Vordergrund Müdigkeit, Benommenheit, Übelkeit. Die Thoraxsymptome liegen in Studien unter 1%, somit insgesamt etwas günstiger als für Sumatriptan.

Die Rückfallsrate wird zwischen 22 und 36% (Plazebo 30–33) gefunden und somit tendenziell auch gegenüber Sumatriptan etwas niedriger. (Die Bioverfügbarkeit liegt im Durchschnitt bei 46%, die Eliminationshalbwertszeit bei 3 Stunden.)

Die Wirkung hält unverändert in Langzeitstudien ohne Effektivitätsverlust an (Zagami 1997). Es bestehen keine relevanten Interaktionen mit Antidepressiva, den üblichen Migräneprophylaktika (Propranolol?), selbst eine Kombination mit

Benzodiazepinen ist problemlos möglich und keine weitere Beeinträchtigung der psychischen Leistungsfähigkeit dadurch in höherem Ausmaß zu erwarten (Dixon et al. 1997). Die Effektivität ist auch nicht von der Dauer der Migräneattacke abhängig, in Einzelfällen auch bei perimenstrueller Manifestation wirksam (Lipton und Stewart 1997). In einer Doppelblindstudie unter Plazebokontrolle zum Vergleich der Effektivität von 100 mg Sumatriptan gegen Zolmitriptan 5 mg ergaben sich nach 2 und 4 Stunden keine maßgeblichen Effektivitätsunterschiede, in dieser Studie insgesamt aber auch sehr hohe Plazeboraten (z. B. 38% für Plazebo nach 2 Stunden, 47% für Plazebo und 61 bzw. 64% für Zolmitriptan und Sumatriptan (Solomon et al. 1997).

5.1.4.2.5.3 Rizatriptan

Das bislang letzte in die Therapie eingeführte Triptan ist das *Rizatriptan,* welches in Tabletten zu 10 mg zur Verfügung steht. Die Bioverfügbarkeit liegt bei knapp 45%, die maximale Plasmakonzentration wird durchschnittlich nach 1,3 Stunden für die Normaltabletten und für die zungenlöslichen Rapitab Formel nach 1,6–2,5 Stunden erreicht. Der Metabolismus erfolgt oxidativ über MAO-A-Hemmer und wird zu 60% pharmakologisch inaktiv im Harn ausgeschieden. Das Zytochrom P450 wird nicht gehemmt, eine gemeinsame Gabe mit MAO-A-Hemmern ist kontraindiziert; für Propranolol sollte die verabreichte Einzeldosis von 10 auf 5 mg reduziert werden. Die Plasmahalbwertszeit liegt mit 2–3 Stunden für Männer und Frauen gleichermaßen im mittleren Bereich. Die Substanz hat nur sehr geringe alpha- und betaadrenerge, dopaminerge, histaminerge Wirkungen und hat in vitro eine geringere Herzkranzgefäßwirkung als Sumatriptan. Sie wirkt wie auch die anderen Triptane postsynaptisch über die 5HT1B-Aktivität auf die Gefäßwände und präsynaptisch über 1B- und 1D-Wirkung über Blockierung der Depolarisation trigeminaler Neurone bzw. Freisetzung von vasoaktiven Neuropeptiden und hat bluthirnschrankengängig auch eine direkte zentrale Aktivität.

Die Recurrence-Rate (durchschnittlich nach 12 Stunden) liegt in Untersuchungen der Langzeitanwendung bei durchschnittlich 30% (Teall et al. 1998). Die Nebenwirkungsrate ist günstig mit 24–38% (Plazebo bis knapp 24%), dabei stehen Benommenheit, Müdigkeit, Somnolenz und Übelkeit im Vordergrund, Thoraxsymptome ebenfalls selten.

Die Besserungsraten nach 2 Stunden sind in den bisher zur Verfügung stehenden Studien zwischen 47 und 72% (Plazebo 29–39%) angeführt, nach 4 Stunden kommt es zu einer Effektivität bei 68–84% (und hohen Plazeboraten), eine vollständige Beschwerdefreiheit kann bei 2 Stunden mit 29–42% (gegenüber Plazebo 9–29) erwartet werden, knapp 50% sind nach 4 Stunden schmerzfrei (Plazebo 25%). In einer Langzeitstudie (Block et al. 1998) ergeben sich – insbesondere für Individuen über 40 Jahre – noch höhere Effektivitätswerte, die jeweils signifikant einer bisherigen „Standardmedikation" (darunter auch Triptane) überlegen waren (in 12 Monaten wurden 47.000 Attacken bewertet).

Es gibt auch Beurteilungen nach bereits 60 Minuten, wobei man in den vorliegenden Studien eine Besserungsrate zwischen 30 und 48% (Plazebo 21–27%) feststellen kann, bei 14–24% kommt es bereits nach 30 Minuten zu einer initialen Verbesserung, zur völligen Beschwerdefreiheit kommt es nur in Einzelfällen (Gijsman et al. 1997, Teall et al. 1998).

Migräne

Von vielen Patienten wird Rizatriptan in der Galenik der zungenlöslichen Rapitab bevorzugt (praktische Anwendbarkeit, psychologische Vorteile). Die Wirkung ist wie für die üblichen Tabletten gesichert (Ahrens et al. 1999).

In 2 Studien wurden Rizatriptan und Sumatriptan verglichen. Für 10 mg Rizatriptan und 100 mg Sumatriptan und Plazebo zeigten sich nach 30 Minuten keine Unterschiede (Wirkung knapp über 10%), aber ab 60 und insbesondere nach 120 Minuten war ein Überwiegen beider Verum-Substanzen signifikant gegenüber Plazebo feststellbar und in speziellen Berechnungen der Hasard-Ratio nach Alterskorrektur eine Überlegenheit von Rizatriptan gegenüber Sumatriptan nachzuweisen (Visser et al. 1996b, Tfelt-Hansen et al. 1998).

In einer weiteren Studie (Goldstein et al. 1998) wurde 10 mg Rizatriptan mit 50 mg Sumatriptan verglichen, wobei sich ebenfalls für beide aktiven Substanzen eine Signifikanz gegenüber Plazebo ergab.

Auch bei begleitenden vegetativen Symptomen wie Übelkeit, Brechreiz, aber auch Licht- und Lärmempfindlichkeit sind die aktiven Substanzen Plazebo überlegen, tendenziell Rizatriptan dem Sumatriptan.

5.1.4.2.5.4 Andere Triptane

Weitere Triptane stehen vor der Einführung, als nächstes das Eletriptan (Jackson et al. 1998), welches eine besonders hohe Effektivitätsrate aufweisen soll. Andere sind u. a. Almotriptan (Hohn und Spencer 1999) oder Frovatriptan.

5.1.4.2.6 Zur Vergleichbarkeit der Triptane

Die folgende Tabelle zeigt einige Forderungen, die man an Triptane, insbesondere die neue Generation, zu stellen hat bzw. welche Fragen sich in diesem Zusammenhang und aus dem Vergleich ergeben (Tabelle 10).

In erster Linie betrifft dies die allgemeine Effizienz; diese ist zwar für alle Triptane sehr hoch, dennoch kann ein 100%iges Ansprechen nicht erreicht werden. Zu berücksichtigen ist, dass für eine seriöse Aussage in dieser Form nur große kontrollierte Studien herangezogen werden können, die wiederum meist nach einem einheitlichem Muster zusammengestellt sind, aber manchmal primär nicht definierte Planziele aus den Ergebnisdaten herausgerechnet werden.

Es ist problematisch, wie üblich, einen 2- bzw. 4-Stunden-Wert im Hinblick auf eine allgemeine Besserung der Kopfschmerzsituation als Hauptparameter zu werten, da vielfach die Ausgangslage unterschiedlich ist, nämlich der Schwere-

Tabelle 10. Neue Triptane

Anforderungen	
Wirkselektivität	Höhere Effektivität
Schnellere Wirkung	Längere Wirkung
Nebenwirkungen weniger	Therapeut. Plasmaspiegel schneller
HWZ länger	Bioverfügbarkeit besser
Lipophilie höher?	Anhaltendere Wirkung
Rebound seltener	Abusus/Sucht?
Größere Rezeptorbindungspotenz?	Kostengünstiger

Tabelle 11. Effizienz

	Besserung nach 2 h	nach 4 h	Schmerzfrei nach 2 h	nach 4 h	Recurrence
Sumatriptan oral 50–100 mg	60–75%	75–78%	33%	48%	40–45%
Zolmitriptan 2,5 mg	62–67%	72–82%	25–30%	40%	21–27 %
Rizatriptan 10 mg	47–72%	68–84%	29–42%	49%	33%
Naratriptan 2,5 mg	48–62%	70–75%	20%		17–20%

grad der Kopfschmerzen und Begleitsymptome zum Zeitpunkt des Ratings, welche dann auf ein bestimmtes Niveau (nach der Glaxoskala also zumindest um 1 Stufe) tatsächlich gebessert wird. Selbst bei Verwertung des Parameters „Schmerzfreiheit" ist der Schweregrad der Anfangs- oder Ausgangssituation nicht ersichtlich und naturgemäß besteht ein Unterschied in der Therapierbarkeit auch in Abhängigkeit vom aktuellen Schweregrad (Tabelle 11).

Auch die Zeiträume, mit denen hauptsächlich gemessen wurde, nämlich nach 2 bzw. 4 Stunden, sind (zumindest für die Betroffenen) relativ lang. In neuen Studien (z. B. Rizatriptan) werden aber schon Wertungen nach 60 (z. T. sogar 30) Minuten vorgesehen und ein schnellerer Wirkungseintritt wird für die neuen Triptane generell, zumindest aus Post-hoc-Studien, berichtet.

Der raschere Wirkeintritt spiegelt sich auch in der kürzeren Zeit wider, in der die maximale Plasmakonzentration erreicht wird (für Zolmitriptan und Rizatriptan), während diese für Sumatriptan und insbesondere Naratriptan mit knapp 3 Stunden doch deutlich länger ist. Inwieweit in dieser Richtung auch die höhere Lipophilie eine Rolle spielt und damit die Potenz einer direkten zentralen Wirkung, wie dies für Zolmitriptan und Rizatriptan beschrieben wird, bleibt unklar (Tabelle 12).

Tabelle 12. Triptane

	T fi / h	T max / h	Orale Bioverfügbarkeit %
Sumatriptan	2	2	14
Naratriptan	6	2–3	63–74
Zolmitriptan	> 3	1	40
Rizatriptan	2–3	1	> 40

Jedenfalls bleibt einerseits ein Teil der Patienten (in einer Größenordnung um 20%) außerhalb des Effektivitätsbereiches. Diese Zahl kann auch durch den Austausch von Triptanen untereinander bei solchen Patienten nur geringfügig weiter verkleinert werden.

Auffällig sind die relativ hohen *Plazeboansprechraten* (Werte teilweise über 30%), deren Interpretation schwer fällt und offenbar die erhöhte Zuwendung an Patienten im Rahmen einer Studie und deren günstigen psychischen Effekt widerspiegelt.

Zur besseren Vergleichbarkeit wurde u. a. von Diener und Goadsby (1998) vorgeschlagen, den so genannten Netto-Effekt (Net Gain) zur Effektivitätsbestimmung heranzuziehen, nämlich die Differenz zwischen Wirksamkeit des Verums und des Plazebos.

So zeigt sich, dass insbesondere für die vollkommene Schmerzfreiheit nach 2, aber auch nach 4 Stunden, zumindest für die perorale Medikation, nur ein relativ niedriges Effektivitätsniveau erreicht wird und dabei Rizatriptan (10 mg), Zolmitriptan (2,5 mg) und Sumatriptan (100 mg) annähernd die gleichen Werte (für Besserung bzw. Schmerzfreiheit) erreichen, die Naratriptaneffekte aber niedriger liegen.

Eine weitere Frage betrifft die *Wirkdauer* der Medikamente, wobei zwar für keine dieser Substanzen eine Tachyphylaxie beschrieben wird, wohl aber das Phänomen der Recurrence auftritt. Diese Rückfallsquote liegt für Sumatriptan mit 40–45% relativ hoch, für Rizatriptan mit rund 30% im Mittelfeld, etwas günstigere Werte wurden für Zolmitriptan (um 25%) und Naratriptan (nur 20%!?) beschrieben. Es ist nach wie vor nicht eindeutig geklärt, von welchen pharmakologischen oder biochemischen Eigenschaften dieses Phänomen anhängig ist: Vielfach wird – obwohl dies nicht bewiesen ist – die längere Halbwertszeit für Naratriptan (fast 6 Stunden) und Zolmitriptan in diesem Zusammenhang als ausschlaggebend angesehen.

Die Nebenwirkungen der neuen Triptane sind, wie zu erwarten, jenen des Sumatriptans sehr ähnlich, sowohl in ihrer Häufigkeit als auch in ihrer Intensität; tendenziell weniger Nebenwirkungen sind für Naratriptan bzw. Zolmitriptan aus den Studien herauszulesen, für Rizatriptan nur tendenziell, wobei insgesamt offenbar die thorakalen Symptome gegenüber Sumatriptan geringer ausgeprägt sind. Eine ausgeprägte Müdigkeit und Erschöpfungsgefühl sind insbesondere für Rizatriptan und Zolmitriptan typisch. Es ist in diesem Zusammenhang möglich, dass durch die längere Verschreibungspraxis die Nebenwirkungspalette, wie sie für Sumatriptan außerhalb klinischer Studien mittlerweile zutage getreten ist, bisher mangels anderer Erfahrungswerte für die neuen Triptane noch nicht zutage getreten ist.

Auch die missbräuchliche Verwendung, wie sie mehrfach für Sumatriptan bereits beschrieben worden ist (Gaist 1994, Marterer et al. 1995), wird wohl auch in gleicher Weise für die neuen Triptane Gültigkeit haben. Und dass schließlich die neuen Triptane gegenüber Sumatriptan kostengünstiger sind, ist evident.

Die *Vergleichbarkeit* der neuen Triptane ist somit nur eingeschränkt möglich und hat unterschiedliche Aspekte zu beachten, in erster Linie die tatsächliche Effizienz, die Recurrence-Rate, die primäre Wirkgeschwindigkeit und die Nebenwirkungspalette.

Tabelle 13. Mögliche Therapiefehler der Akkuttherapie

* Falsche Diagnose
* Falsche Medikamentenwahl
* Einsatz von Mischpulvern
* Tägliche Einnahme von Schmerzmitteln
* Einnahme zum falschen Zeitpunkt
* Fehlende Information über Arzneimittelwechselwirkung
* Antiemetikum?

* Kosten

Eine individuelle Entscheidung entsprechend den oben skizzierten Eigenschaften ist je nach Priorität des Patientenbedürfnisses zu empfehlen und welches Triptan für welchen Patienten indiziert ist, kann nicht verallgemeinert werden (Meloche 1990, wobei die generelle Effizienz der peroralen Medikation von Rizatriptan dem Sumatriptan leicht überlegen ist. Zolmitriptan liegt offenbar etwas darunter, sicher auch Naratriptan).

Die Wirkgeschwindigkeit ist für Naratriptan relativ verzögert, insbesondere aber für Rizatriptan als sehr rasch einsetzend anzusehen.

Die Recurrence-Rate scheint für Zolmitriptan und Naratriptan gegenüber Sumatriptan, möglicherweise auch gegenüber Rizatriptan günstiger.

Nebenwirkungen sind insgesamt miteinander vergleichbar und tendenziell für Naratriptan weniger häufig als für die anderen Substanzen; die Kosten der neuen Triptane sind deutlich günstiger als die erste Standardsubstanz.

5.1.5 Diverse andere Therapieansätze

Lassen und Mitarbeiter haben kürzlich (1998) über Experimente berichtet, mit Nitritoxidsynthaseblocker ermutigende Effekte in der Migränetherapie erzielt zu haben.

Sogar Tetrahydrocannabinol (THC) könnte für die Attackentherapie diskutiert werden (Russo 1998).

Eine speziell die Substanz-P-Freisetzung blockierende Substanz blieb in der praktischen Erprobung wirkungslos (Diener et al. 1995).

Der Einsatz von Opioiden in der Behandlung primärer Kopfschmerzen, insbesondere wenn eine Chronifizierung oder ein begleitender Medikamentenabusus vorliegt, ist problematisch und verhältnismäßig schwach wirksam (bei symptomatischen Kopfschmerzformen hingegen kann im Einzelfall die Gabe von Opioiden überlegt werden).

In einigen früheren, vom Design her nicht akzeptablen Studien oder Einzelfallberichten (u. a. Silberstein et al. 1998) wird zwar auf die Möglichkeit einer Morphingabe im Rahmen der Migräneattackentherapie hingewiesen, dies kann jedoch (insbesondere auch für eine allfällige Prophylaxe) nicht empfohlen werden. Deshalb auch Vorsicht mit Codein-enthaltenden Medikamenten.

Mögliche Therapiefehler der Akuttherapie sind in oben stehender Tabelle aufgelistet.

5.1.6 Therapie der perimenstruellen Migräne

Die Therapie der einzelnen perimenstruellen Migräneattacke erfolgt nach den gleichen Prinzipien wie die Attackenbehandlung nicht menstruationsgebundener Anfälle, wobei abgesehen von der Möglichkeit der Therapie mit einfachen Antimigränika insbesondere Ergotaminpräparate und in jüngerer Zeit auch Triptane wie Sumatriptan, vorwiegend in der subkutanen Applikationsform, explicit auch Zolmitriptan empfohlen werden können (Solbach und Waymer 1993, Facchinetti et al. 1995, Übersicht bei Salonen und Saiers 1999).

Die Gabe von Diuretika bringt keinen zusätzlichen Effekt. Eine Langzeitprophylaxe bei isolierter perimenstrueller Migräne ist nicht zu empfehlen.

Es kann aber eine Kurzzeitprophylaxe erwogen werden. Dabei wird in erster Linie unter der Annahme erhöhter Prostaglandinsynthese die Gabe von nicht steroidalen Antirheumatika, insbesondere Naproxen (Sances et al. 1990) empfohlen. Dabei wird eine Effektivität von rund 50% erreicht; dies ist auch aus einer eigenen offenen Studie an 18 Patientinnen nachvollziehbar. Die Dosierung sollte in einer Größenordnung von 1000–1100 (in Einzelfällen auch höher) mg Naproxen pro Tag (2 Dosen aufgeteilt) erfolgen, wobei je nach Indikation auch ein Magenschutz mitverordnet werden kann. Diese Medikation sollte 2–3 Tage vor Einsetzen des erwarteten Kopfschmerzes bzw. des Menstruationsbeginnes bis etwa 3–4 Tage (maximal insgesamt 8 Tage), danach durchgeführt werden. In einigen Fällen, allerdings weniger häufig nach Sumatriptan, ist ein „verspätetes" Auftreten der quasi nur verschobenen Attacke möglich.

Von einigen Autoren (Edelson 1985, Silberstein et al. 1998) wird eine intermittierende Prophylaxe mit einem allgemeinen Prophylaktikum z. B. Beta-Blocker oder Flunarizin bzw. die Verstärkung einer bereits laufenden Therapie empfohlen. In Hinblick auf die üblicherweise langen Aufsättigungsphasen scheint diese Methode eher inadäquat.

Andererseits kann auch (Facchinetti et al. 1991) die Gabe von Magnesium (z. B. 360 mg peroral) eine günstige Gesamteffektivität auf Kopfschmerz und PMS zeigen, wie dies in einem Doppelblindversuch an 24 Patientinnen für Dauer und Intensität der Kopfschmerzen gezeigt werden konnte.

Weiters kann auch – nach Rücksprache mit den behandelnden Gynäkologen – eine Hormontherapie versucht werden. In erster Linie wird dabei Östrogen appliziert (unter anderem Dennerstein 1978, Magos 1983, Ligniers et al. 1986, Pradalier et al. 1994). Wesentlich ist, dass der Hormonspiegel möglichst konstant gehalten werden soll (was früher häufig technisch nicht optimal machbar war), aber z. B. mit einem TTS-Pflaster erreicht werden kann. Es müssten dabei Östrogenspiegel über 60 pg/ml erzielt werden (Dennerstein 1978), wobei die Effektivität einer solchen Pflastertherapie mit TTS 100 als günstig (Pradalier 1994) aber auch als ineffektiv (Pfaffenrath und Goes 1996) [aber mit TTS 50 und Östrogenspiegel um 39 pg/ml schwankend] beurteilt wird.

Die Gabe eines oralen Antikonzeptivums ist nur in Einzelfällen hilfreich, insbesondere wenn auch eine starke begleitende Dysmenorrhö vorliegt (Silberstein 1996), zudem sind die möglichen Komplikationen zu bedenken (Lindegaard 1993).

Progesteron allein scheint diesbezüglich kein erhöhtes Risiko darzustellen und wäre demnach eine Alternative.

Die reine Progesterongabe (Freeman 1990) ist aber nur in Einzelfällen günstig beurteilt worden. Anders stellt sich dies für die Gabe von Medrooxyprogesteron-Azetat (MPA) für die Ovulationsunterdrückung dar, es wird angenommen, dass durch MPA der Gonadotropinspiegel und das Freisetzen von Neurotransmittern gesenkt werden (Senkung der endokrinen Fluktuationsrate).

Nach Angaben von Newton und Mitarbeitern (1998) könnte auch eine kurzzeitige Intervallprophylaxe mit niedrigen Dosen von Sumatriptan durchgeführt werden (etwa 5 perimenstruelle Tage mit 3 x 25 bis 50 mg), wobei im Rahmen dieser Dosierung auch die zusätzliche Gabe von Sumatriptan zum Abblocken einer durchbrechenden Attacke möglich wäre. In über 50% der Fälle konnte so bereits das primäre Auftreten einer Attacke vermieden werden. Allerdings handelt es sich bei dieser Pilotstudie um eine offene und nicht plazebokontrollierte Untersuchung.

Das Androgenderivat Danazole (200–400 mg/d) und das Antiöstrogen (5–15 mg/d) sind in einigen Fällen ebenfalls als wirksam beschrieben worden (Silberstein 1996).

Der D2-Rezeptor-Antagonist Bromocriptin reduziert die Prolaktinfreisetzung und sollte auch gegen perimenstruelle Migräne wirken – die Effektivitätsrate bei Therapie mit 7,5 mg/d war aber bisher bescheiden (Andersen et al. 1991, Herzog 1997).

In der *Menopause* treten Kopfschmerzen selten de novo auf. Meist handelt es sich demnach um vorbestehende Kopfschmerzen, die häufig unter der Symptomatik einer Migräne ohne Aura auftreten (in geringerer Zahl auch Spannungskopfschmerzen), insgesamt ist eher mit einer menopausalen Besserung der Kopfschmerzsymptomatik zu rechnen, nach operativ herbeigeführten Menopausen sind die Kopfschmerzen aber häufiger. Es wird meist eine Östrogenbegleittherapie durchgeführt, die in unterschiedlicher Form die begleitende Migräne beeinflussen kann.

Therapieoptionen in diesen Fällen sind nicht sehr konkret, empfohlen wird der Wechsel eines Präparates, der Applikationsart oder der Dosierung, zusätzliche Gabe von Androgenen und Wechsel zwischen Dauer- und Intervalltherapien (Bousser 1999, Silberstein et al. 1998).

Letztlich ist sowohl die Behandlung der einzelnen Attacken als auch die Prophylaxe für die spezielle Form der perimenstruellen Migräne im Vergleich zur „gewöhnlichen" Migräne dzt. noch immer nicht zufrieden stellend gelöst.

5.1.7 Therapie des Status migraenosus

Von einem Status migraenosus spricht man, wenn Migräneattacken über 72 Stunden anhalten und dabei maximal 4-stündig weitgehend freie Intervalle pro 24 Stunden bestehen. In diesen Fällen bzw. im Rahmen einer schweren, wenn auch kürzeren, Migräneattacke, die auf die oben angeführten Maßnahmen nicht ansprechen (und meist schon eine medikamentöse Selbsthilfe mit einem Präparatecocktail erfolgt ist und eventuell sogar Überdosierungshinweise bestehen), muss (unter stationären oder zumindest tagesklinischen Bedingungen) eine parenterale Therapie eingeleitet werden. Als Analgetika

Migräne

kommen dabei nur Substanzen in Frage, die im Zuge der laufenden Attacken noch nicht oder nicht bis zur Höchstdosis verwendet wurden (u. a. Metamizol, welches seltener in Eigentherapie verwendet wird, oder Aspirin i.v.), jedenfalls aber kombiniert mit einem potenten Antiemetikum, am ehesten als Kurzinfusion oder Infusion von 500 ml Trägersubstanz, eine zentrale Dämpfung z. B. mit Diazepam ist günstig; je nach Flüssigkeitsbilanz kann auch eine milde Entwässerung (Mannit, Furosemid) oder andererseits auch eine Flüssigkeitszufuhr (Exikose nach Erbrechen) erforderlich werden. Eventuell auch kleine Gaben von Glukokortikoiden (Lance 1982). In Einzelfällen ist bei Therapieresistenz auch eine neuroleptische Schlafkur zu überlegen. Opiatgaben sind eventuell in Einzelfällen möglich.

5.2 Intervallprophylaxe

5.2.1 Allgemeine Erfahrungen

Im Rahmen der Prophylaxe soll versucht werden, die Aktivierung des Migränegenerators im Hirnstamm zu erschweren, die zentrale Nozizeptionsschwelle zu verändern, möglicherweise auch die Schwelle zur Auslösung einer Spreading depression zu erhöhen sowie insgesamt das mögliche erhöhte adrenerge Aktivierungsniveau zu senken (Stabilisierung des sympathischen bzw. serotonergen Tonus). Die Prävention sollte dabei an mehreren Ebenen eingreifen und sowohl periphere als auch zentrale Mechanismen aktivieren bzw. dämpfen. Die tägliche Medikation darf nicht zu einer Adaptation mit paradoxer Aktivierung von Kopfschmerzen führen.

Eine Intervalltherapie wird eingeleitet, wenn die Durchschnittsfrequenz der Migräneattacken 2 oder mehr pro Monat erreicht. In Einzelfällen wird auch bei seltenerem Auftreten sehr schwerer, sozial/beruflich besonders hinderlicher oder sehr lang anhaltender Attacken eine Prophylaxe möglich sein, insbesondere wenn eine abblockende Therapie ineffektiv oder wegen Nebenwirkungen intolerabel ist (Tfelt-Hansen 1995, Silberstein et al. 1998).

Dabei soll in entsprechend ausreichender Dosierung und über eine ausreichend lange Zeitspanne, nämlich von mindestens 4 Monaten tgl. therapiert werden, wobei natürlich eine begleitende abblockende Therapie während dieser Zeit möglich ist.

Gemeinsam ist allen Substanzen, dass die Wirkung protrahiert erst nach 3-6 Wochen eintritt.

Die Intervallpräparate der **1. Wahl** sind bestimmte Betablocker und Kalziumkanalblocker sowie Valproat.

PROPHYLAKTIKA DER ERSTEN WAHL

Metoprolol	50–200	mg p.o.
Propranolol	80–240	mg p.o.
Flunarizin	5–10	mg p.o.
Valproinsäure	600–1.500	mg p.o.

5.2.2 Beta-Adreno-Rezeptoren-Blocker

Die adrenergen Rezeptoren, an denen Noradrenalin als Hauptübertragungssubstanz im Nervensystem wirkt, sind die Alpha-Rezeptoren mit hauptsächlich vasokonstriktorischer sowie die Beta-1- und Beta-2-Rezeptoren mit kardialer bzw. vasodilatatorischer Wirkung. Welche Eigenschaften die Betablocker haben müssen, um in der Migräneprophylaxe effektiv zu sein, ist nicht eindeutig geklärt, wobei es jedenfalls nicht ausschließlich die Betaselektivität ist oder die Gehirngängigkeit der Substanz, eher noch das Fehlen der partiell agonisierenden Wirkung (Tfelt-Hansen 1986, 1995).

Auch die genaue Wirkweise der Betablocker auf das Migränegeschehen ist nicht ausreichend aufgeklärt, es wird ein unspezifischer „stabilisierender" Effekt auf die im Rahmen der Migräne auftretende vaskuläre Instabilität, insbesondere eine blockierende Wirkung auf die Vasodilatation, andererseits auch auf zentrale katecholaminerge Wirkungen (kortikale Hyperaktivität) angenommen.

Die Effektivität in der Migräneprophylaxe ist erstmals für *Propranolol* nach einigen Einzelpublikationen von Weber und Reinmuth 1972 beschrieben worden (Übersicht bei Andersen und Vinge 1990) und wurde später von vielen Autoren bestätigt (u. a. Holdorff et al. 1977). In einer Metaanalyse konnten Holroyd et al. 1991 zeigen, dass bei einer durchschnittlichen Dosierung von 160 mg ein fiktiver Migräneindex um durchschnittlich 44% reduziert werden konnte (unter Plazebo nur knapp über 30%).

Im Hinblick auf die Halbwertszeit um 4 Stunden muss Propranolol in 2–3 Tagesdosen, einschleichend, verabreicht werden, wobei die mittlere Durchschnittsdosis zwischen 80 und 160 mg mit Maximaldosen von 360 mg anzusetzen ist. Günstigerweise als Einmalgabe in der Retardform, womit auch die Compliance beträchtlich verbessert werden kann (Mulleners et al. 1998).

Propranolol dient aufgrund seiner Effektivität als Referenzsubstanz nicht nur anderen Betablockern, sondern auch anderen prophylaktischen Substanzen gegenüber.

Als weitere Substanz wurde *Metoprolol* (Kangasnaimi und Hedman 1984) in einer Dosierung von 50–200 mg/Tag in die Prophylaxe eingeführt und konnte letztlich eine dem Propranolol durchaus vergleichbare Effektivität erzielen (in Einzelstudien bis etwa 70%). Auch diese Substanz soll im Hinblick auf die Halbwertzeit ebenfalls 2x täglich oder in Retardform verabreicht werden.

Weiters sind *Atenolol* (Forssmann 1983), *Nadolol* sowie *Timolol* (Briggs und Millac 1979) – letztlich in der Effektivität an Propranolol heranreichend, Tfelt-Hansen et al. 1984 – und zuletzt *Bisoprolol* (Van de Ven 1997) verwendet worden. Dennoch sind bis dato Propranolol und Metoprolol als bestuntersuchte Substanzen die Präparate der ersten Wahl.

Das Nebenwirkungsspektrum der Betablocker und ihre KI (insbesondere die kardiologischen) sind dabei zu beachten; die antihypertensive Wirkung stellt trotz der häufig anzutreffenden primären Hypotonie der Migräniker keine strikte Kontraindikation dar, da normotone bzw. hypotone Blutdruckwerte durch zusätzliche Betablockergabe nur unwesentlich weiter gesenkt werden. Das Absetzen hat langsam ausschleichend zu erfolgen.

5.2.3 Kalziumkanalblocker

Die zweite Substanzgruppe sind *Kalziumkanalblocker*. Es handelt sich dabei um eine sehr heterogene mit unterschiedlicher Wirkpalette (Antihypertension, Vasodilatation, Myospasmolytikum [Toda und Tfelt-Hansen 1993]). Der pathophysiologische Einsatzpunkt könnte in Zusammenhang mit einer putativen kortikalen Spreading Oligemia und im Zuge dieser Funktionsstörung mit der Kalziumüberladung der Neuronenzellen diskutiert werden (Hansen et al. 1984). Jedenfalls belegt eine Reihe von Studien die Effektivität (Wirkquotenbereich zwischen 50 und 70%) von Flunarizin (5–15 mg/Tag) in der Migräneprophylaxe, wobei der Vorteil in der möglichen Einmalgabe (durch lange Halbwertszeit begründet) liegt und der relativ guten Verträglichkeit (Solomon 1990). Allerdings wird u. a. wegen des Nebenwirkungsspektrums diese Substanz in manchen Ländern nicht in der Migränetherapie zugelassen. Die Nebenwirkungen umfassen eine – insbesondere initiale – Müdigkeit, die durch die abendliche Gabe des Präparates gut abgefangen werden kann, weiters kann es, wie bei den Betablockern, zu einer deutlichen Gewichtszunahme kommen (wobei diese nicht mit dem Wirkeffekt in unmittelbarem Zusammenhang steht) (Wessely und Holzner 1987). Andererseits ist zu beachten, dass diese Kalziumkanalblocker aufgrund ihrer Eigenschaft, striatale Dopamin-D2-Rezeptoren zu blockieren (Wöber et al. 1994), eine Art biochemischer Neuroleptikawirkung initiieren können und eine (reversible) Parkinsonoid-Symptomatik und Depressivität auftreten kann (8% bei Flunarizin), sodass bei Patienten mit extrapyramidalen Erkrankungen und bei bereits bestehender Depression eine Kontraindikation vorliegt und auch in höherem Lebensalter Vorsicht geboten ist (Lugaresi et al. 1988).

Unter den Kalziumkanalblockern, welche langsame, spannungsabhängige Kanalinhibitoren bzw. Kalzium-Eintritts-Blocker (aber keine Kalzium-Antagonisten im eigentlichen Sinn) sind (Toda und Tfelt-Hansen 1993) ist Flunarizin die mit Abstand effektivste Substanz in der Migräneprophylaxe. Es wurde von Louis 1981 in dieser Indikation erstmals in einer plazebokontrollierten Studie als effektiv nachgewiesen; die besondere Affinität zu zerebralen Gefäßen (Jansen et al. 1991) ist mittlerweile gut dokumentiert, in zahlreichen klinischen Studien (Drillisch und Wörz 1980, Frenken und Nuijten 1984, Wessely und Holzner 1987) wurde die Effizienz überprüft. In einer Metaanalyse an 6 Studien konnten Toda und Tfelt-Hansen einen allgemeinen Effekt von 42% berechnen; auch gegenüber Referenzsubstanzen wie Propranolol (Ludin 1989) oder Pizotifen (Rascol 1986) konnten adäquate bis überlegene Effizienzen erhoben werden.

Ein anderer Kalziumkanalblocker, *Nimodipin,* welcher von Gelmers 1983 favorisiert wurde, konnte in größeren, auch multizentrischen Studien, allerdings im Parallelvergleichsdesign (Mines 1989), in Dosen zwischen 60 und 120 mg für Migräne (mit und ohne Aura) eine verlässliche prophylaktische Effektivitätssignifikanz zeigen (unabhängig von der zerebrovaskulären Wirkung [Jansen et al. 1991]).

Markley und Mitarbeiter berichteten zwar 1984 über die Effizienz von *Verapamil* (240 mg) als Migräneprophylaktikum, doch konnte sich diese Substanz in der Migräneprophylaxe (gegenüber der sehr guten Wirkung beim Clusterkopfschmerz) nicht durchsetzen (Solomon 1990).

Vielfach wurde versucht (wie auch für Betablocker), Prädiktoren des Ansprechens ausfindig zu machen (Wöber et al. 1991, Lucetti et al. 1998) wobei offenbar eine negative Familienanamnese und eine relativ niedrige Anfallsfrequenz als günstig und übereinstimmend das Vorliegen eines begleitenden Medikamentenabusus bzw. das Bestehen eines OPS als ungünstige Faktoren anzusehen sind.

Im Gegensatz zu dem Aufschwung auf dem Sektor der Akuttherapie in den letzten 10 Jahren hat sich dies auf dem Sektor der Prävention viel weniger gezeigt, wenn man von einigen – vorerst noch kaum nachgeprüften – Innovationen (z. B. Riboflavin) absieht. Die bewährten Substanzen sind in den letzten Jahren auch nicht mehr einer Reevaluation unterzogen worden.

Eine maßgebliche Innovation ist aber im Zusammenhang mit Antiepileptika zu verzeichnen.

5.2.4 Antiepileptika

Früher hat man Antiepileptika wie z. B. Diphenylhydantoin (in Kombination mit Coffein) in der Migräneprophylaxe eingesetzt, da man gewisse Parallelen zu Epilepsien angenommen und in Einzelfällen auch ein „dysrhythmisches" EEG argumentativ benützt hat (Lance 1982, Barolin 1984). Migräne und Epilepsie sind aber als Erkrankungen unterschiedlicher Entität aufzufassen (Leniger und Diener 1999).

In jüngerer Zeit wurde aber nachgewiesen, dass Valproat ein sehr potentes Migräneprophylaktikum darstellt (Sörensen 1988, Hering und Kuritzky 1992).

Valproat führt zu einer Erhöhung der Gamma-Amino-Buttersäure (GABA) im Gehirn, wobei der Aspartatspiegel und damit auch die Rezeptoraktivität von NMDA gesenkt wird und so möglicherweise ein Einfluss auf eine kortikale Spreading Depression z. B. durch Anheben der Auslöseschwelle entsteht. Cutrer und Moskowitz (1996) konnten zeigen, dass offensichtlich die neurogene Entzündung der zerebralen Gefäße und die c-fos-mediierte Nozizeption durch GABAa-Rezeptoren günstig beeinflusst wird. Mittlerweile sind mehrere nach modernen Gesichtspunkten erstellte Studien publiziert (Jensen et al. 1994, Arnold und Einhäupl 1998), wobei Effektivitätswerte bis 60% erreicht werden. Umstritten ist derzeit die erforderliche Dosierungshöhe (Taylor und Goldstein 1996) wobei einerseits offenbar schon Größenordnungen von 600 mg pro Tag ausreichen und andere Autoren wiederum bis zu 1500 mg und mehr pro Tag dosieren.

Die Dosierung ist individuell zu wählen, im Mittelwert etwa 1000 mg/Tag, wobei offensichtlich die Effektivität tatsächlich auch vom Medikamentenspiegel abhängig ist und jene Werte, die aus der Epilepsietherapie geläufig sind, annähernd erreicht werden sollten.

Jüngst wurde ein weiteres Antiepileptikum, *Lamotrigin*, ein Glutamat-Antagonist, welcher spannungsgesteuerte Natriumkanäle blockiert, als Migräneprophylaktikum geprüft; aus diesen ersten Untersuchungen ergaben sich insbesondere zur Therapie der Aura, möglicherweise auch insgesamt zur Senkung der Frequenz der Attacken, ermutigende Hinweise (Lampl et al. 1999, D'Andrea et al. 1999).

5.2.5 Psychopharmaka

Psychopharmaka, meist Antidepressiva, werden seit vielen Jahren in der allgemeinen Schmerztherapie und insbesondere bei der Behandlung von Kopf- und Gesichtsschmerzen eingesetzt (Wessely et al. 1996).

Die in der Migräneprophylaxe verwendeten Substanzen sind Antidepressiva, traditionell die Trizyklika, weiters auch MAO-Hemmer und in den letzten Jahren auch Serotonin-Wiederaufnahme-Hemmer. Wovon die analgesierende Potenz abhängt, ist nicht vollständig aufgeklärt; die Neurotransmitter Noradrenalin und Serotonin u. a. werden in Nervenzellen synthetisiert, in den synaptischen Spalt freigesetzt und damit postsynaptische Rezeptoren aktiviert. Die Inaktivierung erfolgt über Abbau durch Monoaminooxidase oder durch Wiederaufnahme in die präsynaptische Nervenendigung. Amitriptylin, ein typisches trizyklisches Antidepressivum, hemmt, wenn auch nicht selektiv, die Noradrenalin- und Serotonin-Wiederaufnahme, eine ähnliche Wirkweise zeigen Imipramin und Clomipramin (in der Effektivität hinter Amitriptylin zu reihen) (Langohr et al. 1985). Mianserin aktiviert den Noradrenalin-Turnover, hat hohe Aktivität zu 5HT2- und 5HT1C-Rezeptoren, zeigt aber offenbar keine ausreichende migräneprophylaktische Eigenschaft, zumindest konnte dies in Studien nicht zweifelsfrei nachgewiesen werden (Monroe et al. 1985). Auch für die anderen Substanzen gibt es nur überwiegend ältere kontrollierte Therapiestudien, die z. T. mit den modernen klassifikatorischen Prinzipien nicht übereinstimmen. (Travnicek und Wessely 1995).

Die erste Mitteilung über die signifikante Wirksamkeit von Amitriptylin bei Migräne verglichen in einer relativ kleinen Patientengruppe (n=26) gegenüber Plazebo stammt von Gomersal und Stuart (1973). Diese Ergebnisse wurden später von Couch und Hanssanein (1979) an einem größeren Patientenkollektiv bestätigt und in der Folge von Ziegler und Mitarbeitern (1987) auch gegenüber dem etablierten Migräneprophylaktikum Propranolol nachgewiesen. Weitere verwertbare Studien über den Einsatz von Trizyklika bei Migräne liegen nicht vor.

Auch der Einsatz von Serotonin-Reuptake-Hemmern ist in dieser Indikation noch nicht ausreichend untersucht. Die Effektivität von Femoxetin wurde von Zeeberg et al. (1981), ebenso von Anderson und Petersen (im Vergleich zu Propranolol) gezeigt. Adly et al. (1992) berichtete über günstige Ergebnisse mit Fluoxetin. Steiner und Mitarbeiter (1998) haben in einer plazebokontrollierten randomisierten Doppelblindstudie Fluoxetin (in der Form des länger wirksamen S-Razemats) in einer Phase II-Studie untersucht; die Ergebnisse waren so ermutigend, dass eine Phase-II-Evaluation empfohlen wurde. Landy et al. (1999) fanden Sertralin ineffektiv.

Insbesondere wurden früher (Anthony und Lance 1969) Monoaminooxidasehemmer in der Migränetherapie unter der Annahme eines allgemeinen niedrigsten Serotoninspiegels verwendet, konnten sich aber insbesondere infolge des breiten Nebenwirkungsspektrums bzw. der bekannten Unverträglichkeit mit Trizyklika und einigen Nahrungsmitteln (z. B. fermentierte Käse) nicht durchsetzen. Inwieweit die wesentlich besser verträgliche neue Generation, z. B. Moclobemid, in der Kopfschmerztherapie eingesetzt werden kann, ist vorerst nicht ausreichend untersucht.

Gleichzeitige Therapie mit MAO-Hemmern und Triptanen sind nicht ratsam, da sich die Plasmaspiegel der Triptane verändern und der Bereich unter der Kurve größer würde. Andererseits konnten Freitag und Mitarbeiter (1998) darauf hinweisen, dass in ihrem Patientenkollektiv mehrere Patienten MAO-Hemmer, selektive Serotonin-Wiederaufnahme-Hemmer und Trizyklika gemeinsam mit Sumatriptan erhielten und keine besonderen Nebenwirkungen aufgetreten sind. Demnach seien insbesondere selektive Serotonin-Wiederaufnahme-Hemmer kein Grund, Sumatriptan nicht einzusetzen. (Unter MAO-Hemmern allerdings sollte die Sumatriptandosis halbiert werden.)

Diese Prinzipien müßten auch für die anderen Triptane gelten.

Somit sind derzeit fast ausschließlich die Amitriptyline als Migräneprophylaktika (2. Wahl) in Verwendung. Im Allgemeinen wird eine Einmaldosierung, meistens abends, vorgeschlagen, wobei man insbesondere bei Migränepatienten (besonders sensitiv auf Nebenwirkungen?) mit niedrigen Dosen, nämlich 10 bis maximal 25 mg beginnen sollte, in der Folge allerdings im Bedarfsfall auch wesentlich höhere Dosierungen (bis zu 150 mg/Tag) verabreicht werden können.

Die Nebenwirkungen (insbesondere Müdigkeit und Benommenheit, Mundtrockenheit, Neigung zu Hyptonie, evtl. Übelkeit und Obstipation) treten meist tolerabel wesentlich früher als die gewünschte Effektivität auf. Die Kontraindikationen (Engwinkelglaukom, Harnverhaltung bei Prostaadenom, kardiale Reizleitungsstörungen etc.) sind zu beachten (anticholinerge Effekte).

5.2.6 DHE, NSAR, ASS

5.2.6.1 DHE

Die Gabe von Dihydroergotamin zur Migräneprävention hat sich nicht durchgesetzt. Es existieren auch nur einige, überwiegend ältere, Studien, die die Wirksamkeit und Verträglichkeit (Beobachtungszeitraum zwischen 4 Wochen und 4 Monaten) gegenüber Plazebo oder einer Referenzsubstanz bestätigen (u. a. Heuser und Middendorf 1985), andererseits fanden Pothmann und Winter (1989) im Rahmen ihrer Untersuchungen bei Kindern keine Signifikanz. Bousser et al. (1988) hingegen konnten mit einer Kombination von 10 mg DHE und 80 mg ASS eine signifikante Besserung gegenüber Plazebo erreichen, doch bleibt naturgemäß unklar, welche der beiden Wirkkomponenten ausschlaggebend gewesen ist.

Im Allgemeinen liegt die Tagesdurchschnittsdosierung bei 10 mg (2–3 Dosen oder Retardpräparat).

Die Einnahmemenge und -dauer sind streng zu kontrollieren.

Auch Dihydroergocryptine scheint prophylaktisch wirksam zu sein (Bussone et al. 1999).

5.2.6.2 NSAR

Zuletzt wurden auch nicht steroidale Antirheumatika (NSAR) als Hemmer der Prostaglandinsynthese und Zyklooxygenase in der Migräneprophylaxe versucht. Es zeigte sich, dass offenbar nicht alle NSAR gleichermaßen in dieser Indikation geeignet sind (z. B. ist Indomethacin bei der Migräne unwirksam,

Anthony und Lance 1968) – sodass man einen anderen Wirkmechanismus (Reduktion der Thrombozytenhyperaggregationsneigung?) (auch Pradalier und Vincent 1992) annehmen müsste. In der Folge wurde für einige Substanzen eine signifikante Wirkeffektivität gegenüber Plazebo (Stensrud und Sjaastad 1974), später auch von Karabetsos et al. (1996) gegenüber Paracetamol nachgewiesen, oder von Johnson und Mitarbeitern (1986) im Vergleich mit Propranolol gegenüber Plazebo.

Letztlich wird aber nach einigen ermutigenden Untersuchungen in erster Linie Naproxen in einer Dosierung von rund 1000 mg/d über mehrere Wochen favorisiert (Lindegaard et al. 1980, Welch et al. 1985, Ziegler und Ellis 1985 sowie Bellavance und Meloche 1990) (insgesamt unabhängig von der Wirkung auf die perimenstruelle Migräne).

5.2.6.3 ASS

Schließlich wurde auch aus den gleichen Überlegungen heraus Acetylsalicylsäure zur Basisprophylaxe versucht, jedoch ohne durchschlagenden Erfolg. O'Neil und Mann (1978) gaben über 3 Monate 650 mg ASS und fanden diese Therapie dem Plazebo überlegen. Buring konnte 1990 im Rahmen einer groß angelegten Studie mit niedrigen Dosen eine mäßige Effektivität nachweisen.

Im Allgemeinen wird, wenn überhaupt, eine Langzeittherapie in Dosen um 100–200 mg/d empfohlen (Limmroth et al. 1999). Die gastrointestinale Nebenwirkungsrate ist reativ hoch.

5.2.7 NMDA-Antagonisten

Es gibt einige Substanzen, welche zwar gesicherte migräneprophylaktische Wirkungen haben und im umliegenden Ausland auch erhältlich sind, nicht aber dzt. in Österreich (Internationale Apotheke!).

Dazu gehört das *Cyclandenat,* eine Substanz mit einem breiten Wirkprofil (Behandlung von Durchblutungsstörungen, Vertigo und eben Migräneprophylaxe) und weit gefächerten pharmakologisch-biochemischen Eigenschaften wie Thrombozytenaggregationshemmung, Verminderung der Serotoninfreisetzung und Vasokonstriktion. Andererseits ist Cyclandenat ein potenter NMDA-Rezeptor-Antagonist, der über Glutamat aktiviert wird und einer zentralen neuronalen Übererregbarkeit entgegenwirkt und möglicherweise als Kalziumkanalblocker möglicherweise die Schwelle für eine kortikale Spreading Depression erhöht.

Die Substanz (in einer Dosierung von 3x400 mg) hat eine mit Propranolol vergleichbare Wirkung (unter anderem Siniatchkin et al. 1998, Diener et al. 1996), die Nebenwirkungsrate ist aber deutlich geringer (maßgebliche Kontraindikation: akute zerebrovaskuläre Störung). Nach Mitteilung von Haag und Mitarbeitern (1994) ist auch die nach dem Absetzen beobachtbare anhaltende Wirkung längerdauernd als nach Flunarizin oder Betablockern.

Nach Angaben von Göbel (1997) ist auch *Amantadin,* bekanntlich ein weitverbreitetes Antiparkinsonmittel, ebenfalls ein NMDA-Antagonist und damit ein Inhibitor der neurotoxischen Wirkung von Glutamat, in einer Dosis von

2x100 mg/Tag als weitgehend nebenwirkungsfreies Migräneprophylaktikum verwendbar.

Ferner wird empfohlen, *Magnesium* (als NMDA-Antagonist und kalziumkanalblockierende Substanz) in einer Tagesdosis von 15–20 mmol einzusetzen, wobei abgesehen von milden laxierenden Eigenschaften keine weiteren Nebenwirkungen zu erwarten sind. Allerdings wird auch hier der Therapieeffekt in der internationalen Literatur kontroversiell gesehen (Mauskop et al. 1996). Während Peikert und Mitarbeiter (1996) mit Magnesium einen guten Therapieerfolg feststellen konnten, waren eigene Studienergebnisse (Pfaffenrath et al. 1996) – allerdings in niedrigerer Dosierung – nicht sehr ermutigend. Obwohl manchmal im Serum und im Speichel in der Attacke bzw. auch im Intervall bei Migränikern verminderte Magnesiumwerte (in Einzelfällen auch intrazellulär bzw. intrazerebral) (Schoenen et al. 1991) gefunden werden, ist ein diesbezüglich reduzierter Wert keineswegs die Voraussetzung, um eine Magnesiumtherapie einzuleiten (Welch et al. 1988).

5.2.8 Serotonin-Antagonisten

Insbesondere Methysergid und Pizotifen waren früher auch in Österreich als sehr effektive Migräneprophylaktika in Verwendung, wobei diese die Serotoninfreisetzung antagonisieren und dabei insbesondere an 5HT2-Rezeptoren angreifen (dies ist aber wohl kaum die alleinige Erklärung ihrer Effektivität, da es verschiedene spezifische 5HT2-Blocker wie Ketanserin gibt, die ohne jeden antimigränischen Effekt sind).

Methysergid (1959 von Sicuteri eingeführt, später u. a. von Graham [1964] an einer großen Patientenzahl bestätigt) ist ein reiner 5HT-Antagonist mit stark ausgeprägter vasokonstriktiver Wirkung. Die empfohlene Dosierung beträgt 3–6 mg/Tag (in 3 Einzeldosen), wobei allerdings eine hohe Nebenwirkungsrate (um 30%, insbesondere Schwindel, Übelkeit, Gewichtszunahme, Ödeme und andere) besteht; schwerwiegend ist die Möglichkeit des Auftretens einer Retroperitonealfibrose. In einer jüngsten Übersicht von Silberstein (1998) wird diese Nebenwirkung relativiert und sei kaum noch relevant, wenn Behandlungspausen und entsprechende Kontrollen durchgeführt würden. Effektivität zwischen 40 und 60% anzunehmen.

Pizotifen, ein 5HT2-Antagonist mit zusätzlichen antihistaminergen und anticholinergen Effekten (Peroutka et al. 1985) (möglicherweise auch kalziumkanalblockierend?) wurde ebenfalls von Sicuteri et al. 1967 erstmals als hoch effektiv beschrieben. Die Dosierung beträgt 3x 0,5 mg/Tag. Der Wirkquotient wie für Methysergid (Presthus 1971), im Vordergrund der Nebenwirkungen stehen Müdigkeit und Gewichtszunahme.

Letztlich ohne zweifelsfreien Effektivitätsnachweis in einer größeren kontrollierten Studie (Somerville und Herrmann 1978, Soyka und Frieling 1989) ist auch das Ergotalkaloidderivat *Lisurid,* ein Dopamin-D2-Rezeptor-Agonist und 5HT2-Antagonist. Dosierung 2–3x 0,025 mg/Tag.

Gelegentlich wird auch *Cyproheptadin,* ein Antihistaminikum und 5HT2-Antagonist, in einer Dosierung von 8–32 mg empfohlen. Die Substanz ist stark appetitanregend (Klimek 1979).

Migräne

Auch der ausgeprägte 5HT3-Rezeptor-Antagonist *Topisetron* wurde in 2 plazebokontrollierten Doppelblindstudien zwar als effektive Substanz beschrieben, der Therapieeffekt sei aber – nach Überprüfung der Statistik durch Ferrari (1991) – nur hypothetisch.

5.2.9 Diverse

Schoenen und Mitarbeiter haben 1998 nach früheren Voruntersuchungen auch *Riboflavin* (Vit. B_2) in höherer Dosierung (300–400 mg/d) als potentes, Plazebo überlegenes Migräneprophylaktikum propagiert, was in einer Anwendungsbeobachtung auch unsererseits bestätigt werden kann.

In einer offenen Studie wurde *Baclofen* – ein GABA-B-Analog – in Dosen von 15–40 mg untersucht und als effektiv gewertet (Hering-Hanit 1999).

Tabelle 14. Medikamentöse Migränetherapie (adaptiert n. Goadsby 1997 und Tfelt-Hansen 1995)

Substanz	Wissenschaftl. Dokumentation	Klinische Wirksamkeit	Potenzielle NW	Rezeptor-Aktivität
Beta-Blocker				
Propranolol, Metoprolol	++++	++++	++	5-HT_2
Atenolol, Nadolol, Timolol	+++	+++	++	β-adrenerg
Kalziumkanalblocker				
Flunarizin	++++	+++(+)	+++	5HT
Verapamil	+	+	++	Ca^{++}-, Na^{++}-Kanäle
Nimodipin	++	+	++	
Antikonvulsiva				GABA
Valproat	+++	+++(+)	+++	Ca^{++}-, Na^+-Kanäle
Lamotrigin				Na^+-Kanäle Glutamat
NSAR				Prostaglandin
Naproxen	++	++	++	(Zyklooxygenase)
Tolfense	++	++	++	
Trizyklische AD				5HT
Amitriptylin	++	++(+)	+++	Noradrenalin
Serotonin-Antagonisten				
Pizotifen	++	++	++	$5\,HT_2$
Methysergid	++	+++	++++	$5HT_1$, $5HT_2$
Clonidin	+	+	+	α-adrenerg
Magnesium	+	++	(+)	5HT-, Ca^{++}-Kanäle

Clonidin, ein Alphasympatikomimetikum, kann in der Migräneprophylaxe nicht als Erfolg versprechend empfohlen werden (Kallaranta 1977, Käss und Nestvold 1980, Louis 1985).

Alpha-1-Blocker (Vatz 1996) und ACE-Hemmer wurden ebenfalls getestet, ohne dass eine Empfehlung möglich wäre. Sogar Mutterkraut (Vogler et al. 1998) oder die Pestwurz sei nach wie vor eine effiziente Substanz.

Die Tabelle 14 zeigt überblicksmäßig nochmals die wichtigsten Migräneprophylaktika, aufgeteilt nach Substanzklassen und ihrer vermuteten Rezeptoraktivität. Dabei zeigt sich, dass 5HT und insbesondere 5HT2-Rezeptoren involviert sind und durch den Einsatz der Medikamente eine Down-Regulation von 5HT2 erreicht werden soll, unter der Vorstellung, dass Migräniker einen unspezifisch erhöhten adrenergen Tonus besitzen (hyperaktive Typen). Andererseits sind Kalzium- und Natriumkanäle und NMDA-Rezeptoren involviert, auch hier liegt der theoretische Ansatz in einer Minderung einer möglichen kortikalen Exzitabilität sowie einer Eröhung einer putativen Auslöseschwelle für eine kortikale Spreading Depression (Tfelt-Hansen 1995, Goadsby 1997).

5.2.10 Empfehlungen

Aus der Tabelle 15 sind unter Verwendung der Empfehlungen der Österreichischen Kopfschmerzgesellschaft (Konsensus 1998) die Migräneprophylaktika nach praktischer Bedeutsamkeit in 3 Gruppen zusammengefasst.

Tabelle 15. Migräneprophylaxe

I. Wahl:	Betablocker (Propranolol, Metoprolol) Kalziumkanalblocker (Flunarizin) Valproat
II. Wahl:	Amitriptylin andere Betablocker (Atenolol, Bisoprolol, Nadolol, Pindolol . . .) NSAR (Naproxen) ASS

III. Wahl:	Magnesium
	 Dihydroergotamin
	     andere Kalziumkanalblocker (Verapamil)
	     andere NSAR
	     andere Antiepileptika (Gabapentin, Lamotrigin, Vigabatrin)
	 ACE-Hemmer (Enalapril)
	 Riboflavin

IV. Wahl: (bzw. hierorts nicht erhältlich)	Cyclanadelat Nimodipin Pizotifen Methysergid Lisurid Cyproheptadin Clonidin Amantadin

Empfohlen dabei werden:
Bei Schlafstörungen trizyklische Antidepressiva, SSRI und Kalzium-Antagonisten.
Bei Depression Antidepressiva.
Bei Hypertonie Betablocker.
Bei älteren Patienten und kardialen Begleiterkrankungen eher Valproat.
Günstige Kombination sind Betablocker mit Antidepressiva (Betablocker und Kalziumkanalblocker ungünstig). Gut kombinierbar auch Valproat und Antidepressiva.

MAO und SSRI sowie Trizyklika und Sumatriptan (teilweise) kontraindiziert. Präparate der 1. Wahl sind solche, bei denen in verwertbaren Studien und in der Allgemeinpraxis eine hohe Effektivität nachgewiesen worden ist (in der obigen Tabelle sind diesbezügliche grob abgestufte Kennzeichnungen der Effektivität und der wissenschaftlichen Dokumentation angeführt) und die ein hohes Maß an Verträglichkeit und akzeptable Kontraindikationen besitzen. Dazu gehören die Betablocker Propranolol und Metoprolol, der Kalziumkanalantagonist Flunarizin und das Antiepilektikum Valproat.

Die Präparate der 2. Wahl sind das trizyklische Antidepressivum Amitriptylin und die Betablocker Atenolol, Bisoprolol, Nadolol und Timolol sowie das ASS, weiters nicht steroidale Antirheumatika und DHE.

Die Medikamente der 3. Wahl sind einerseits jene mit relativ schwacher Wirkpotenz (z. B. Magnesium) und die Gruppe jener Medikamente, die zwar in Einzelstudien korrekt geprüft sind, aber vorerst ohne Bestätigung in größeren Fallstudien oder in freier Verschreibung geblieben sind.

Und schließlich eine Gruppe von Medikamenten, die zwar erwiesenermaßen effektiv sind, aber in Östereich derzeit nicht offiziell zugelassen (Deseril, Pizotifen, Cyclandenat).

Begleitende Allgemeinmaßnahmen sind wesentlich, und aus der abschließenden Tabelle 16 sind mögliche Therapiefehler ersichtlich.

Dabei sollen auch allfällige Komorbiditäten beachtet werden, aber auch administrative und finanztechnische Gegebenheiten (Silbersein et al. 1997, Adelman et al. 1998, Ramadan et al. 1998).

Tabelle 16. Mögliche Therapiefehler bei Prophylaxe

* Falsche Diagnose, falsche Behandlung
* Falsche Dosierung
* Beurteilung der Prophylaxe zu früh
* Zu kurze Behandlungszeit
* Kein KS-Kalender
* Ohne Entzug – keine Therapie
* Mangelnde Compliance
* Bei Adipositas sind Betablocker und Kalziumkanalblocker ungünstig
* Bei Depressionen Betablocker relativ kontraindiziert
* Bei Epilepsien Vorsicht mir Trizyklika, eventuell auch mit Sumatriptan

6 Differenzialdiagnose

Die Migräne ist wohl in erster Linie gegenüber einem Clusterkopfschmerz, welcher in höherer Frequenz mit ausgeprägten lokal autonomen Symptomen wie Tränen- und Nasenfluss kombiniert auftritt und eine differenzierte Therapie erforderlich macht, abzugrenzen.

Die weitere Differenzialdiagnose umfasst den episodischen Spannungskopfschmerz (ohne wesentliche vegetative Begleitsymptome), die Gesichtsneuralgien, insbesondere die Trigeminusneuralgie, welche allerdings selten im Stirn-, sondern überwiegend im Wangen- und Kieferastbereich mit sekundenlangen heftigsten Paroxysmen auftritt, und den so genannten atypischen Gesichtsschmerz, welcher Gesicht, Stirn und Schläfe betreffen kann und meist ohne vegetative Begleitsymptome überwiegend als Dauerschmerz auftritt.

Auszuschließen sind alle lokalen Herdbefunde insbesondere im Augen-, Nebenhöhlen- und Kiefer(Costen-Syndrom!)-Bereich. Ein Projektionsschmerz der oberen Halswirbelsäule in den Frontoorbitalbereich ist ebenso möglich wie eine Ausbreitung einer tatsächlichen Migräneattacke in den Nacken (der Begriff Migraine cervicale hat in diesem Zusammenhang nur noch historische Bedeutung) und kann bei entsprechender neuroorthopädischer Untersuchung des okzipitozervikalen Übergangsbereiches bzw. eventueller Probeinfiltration bewiesen oder ausgeschlossen werden (Heyck 1958, Wessely 1987).

7 Empfehlungen zur Durchuntersuchung

Da die Migräne definitionsgemäß eine Erkrankung ohne grob fassbare Pathomorphologie ist, wird bei routinemäßigem Verlauf und Beginn in der Kindheit bzw. im jüngeren Erwachsenenalter, abgesehen von einer ausführlichen Befunderhebung und Durchführung eines neurologischen (zentraler Herdbefund?) bzw. psychiatrischen (OPS?) Status, keine spezielle Untersuchung erforderlich sein. Dennoch sollte jeder Patient mit chronifiziertem Kopfschmerz einmal einer überblicksmäßigen Ausschlussdiagnostik einer intrakraniellen Komplikation, wie z. B. Tumor oder vaskuläre Malformation etc., zugeführt werden, wobei sich dafür am ehesten eine zerebrale Computertomographie (evtl. mit Kontrastmittel) eignet. Eine CT kann auch für Patienten mit Tumorphobie veranlasst werden (aber nur einmal).

Wichtiger ist ein Augenbefund mit Augendruckmessung. Das Nativschädelröntgen ist entbehrlich; bei entsprechender Symptomatik oder neuroorthopädischem Befund kann auch ein HWS-Röntgen (mit Funktionsaufnahmen) indiziert sein bzw. ein Hormonstatus.

Im EEG sind im Intervall abgesehen von gelegentlichen belanglosen und unspezifischen Dysrhythmien (Hockadey und Whitty 1968, Slater 1968) keine verwertbaren Befunde zu erwarten. Sind aber ausgeprägtere oder herdförmige Normabweichungen nachweisbar, kann es sich um einen Befund während oder kurz nach einem Migräneanfall handeln (Wessely et al. 1985) oder eventuell um den Hinweis auf eine strukturelle Komplikation, die jedenfalls Verlaufskontrollen bzw. eine weitere Durchuntersuchung (s. u.) erforderlich macht (Wessely et al. 1986).

Bei Patienten mit Beginn der Migräne nach dem 40. Lebensjahr, Verlaufsauffälligkeiten oder ausgeprägten bzw. nicht eindeutig zuordenbaren Auraphänomenen sollten abgesehen vom CT weitere Untersuchungen mit Dopplersonographie (auch intrakraniell), Isotopenverfahren (SPECT), in Einzelfällen auch EEG etc. und komplette Blutchemie, insbesondere bei Verdacht auf unkontrollierten Analgetikagebrauch, angeschlossen werden. Weitere Untersuchungen ergeben sich je nach Notwendigkeit und differenzialdiagnostischer Überlegungen. Angiographische Abklärungen sollen dabei nur sehr restriktiv eingesetzt werden, da zerebrale Gefäßspasmen und Migräneattacken ausgelöst werden können (Janzen et al. 1972, Zeiler et al. 1988).

Die Magnetresonanztomographie ist nur bei speziellen Fragestellungen wie z. B. Venenthrombosen – nicht für das Routinescreening erforderlich. In Kopfschmerzkollektiven von juvenilen und erwachsenen Migräne- und Spannungskopfschmerzpatienten findet man zwar vielfach (um knapp 20%), mehrheitlich aber nur minimale oder pathologisch nicht relevante strukturelle Veränderungen, die nicht immer migräneabhängig sein müssen. Häufig sind dies hyperintense Signale auf T2-gewichteten Bildern, die leicht zu differenzialdiagnostischer Verwirrung (MS?) beitragen (Wöber-Bingöl et al. 1994, Cooney et al. 1996). Arnold und Mitarbeiter haben 1988 über eine Patientin, die an Migräne mit Aura litt und im MRI unter Gadoliniumkontrast ein fokales Enhancement im Mediagebiet zeigte, berichtet. (Nach Flunarizintherapie hatte sich dieses Phänomen völlig remittiert.)

Insbesondere müssen die Auraphänomene (vor allem, wenn sie lediglich als Äquivalente ohne nachfolgende Kopfschmerzen zur Manifestation kommen) von fokalen epileptischen Anfällen vom Jackson-Typus (EEG!), aber auch transienten ischämischen Attacken (insbesondere Amaurosis fugax mit kompletter Erblindung vor einem Auge!) abgegrenzt werden.

Literatur

Adelman J, Brod A, von Seggern R, Mannix L, Rapoport A (1998) Migraine preventive medications: a reappraisal. Cephalalgia 18: 605–611

Adly C, Straumanis J, Chesson A (1992) A Fluoxetine prophylaxis of migraine. Headache 32: 101–104

Aellig WH, Rosenthaler J (1986) Venoconstrictor effect of dihydroergotamine (DHE) after intranasal and i.m. administration. Eur J Clin Pharmacol 30: 581–584

Ahrens S, Farmer M, Williams D et al (1999) Efficacy and safety of rizatriptan wafer. Cephalalgia 19: 525–530

Andersen A, Tfelt-Hansen P, Lassen NA (1987) The effect of ergotamine and dihydroergotamine on zerebral blood flow in man. Stroke 18: 10–23

Andersen A, Friberg L, Olsen St, Olesen J (1988) Delayed hyperemia following hypoperfusion in classic migraine. Arch Neurol 45: 154–159

Andersen A, Larsen J, Steensrup O (1977) Effect of bromocriptine on the premenstrual syndrome: a double blind clinical trial. Br J Obstet Gynaecol 84: 370–374

Andersen KE, Vinge E (1990) β-Adrenoceptor blockers and calcium antagonists in the prophylaxis and treatment of migraine. Drugs 39: 355–373

Andersson JLR, Muhr C, Lilja A, Valind S, Lundberg P, Langström B (1997) Regional blood flow and oxygen metabolism during migraine with and without aura. Cephalalgia 17: 570–579

Andersson PG, Petersen EN (1981) Propranolol and femoxetine, a 5-HT uptake inhibitor, in migraine prophylaxis. Acta Neurol Scand 64: 280–288

Anthony M (1986) The biochemistry of migraine. In: Vinken PJ, Bruyn GW, Clifford Rose F (eds) Handbook of clinical neurology, vol. 4/48: Headache. Elsevier, Amsterdam, pp 85–105

Anthony M, Lance JW (1968) Indomethacin in migraine. Med J Aust 1: 56–57

Anthony M, Lance JW (1969) Monoamine oxidase inhibition in the treatment of migraine. Arch Neurol 21: 263–268

Arnold G, Einhäupl K (1988) Valproinsäure in der prophylaktischen Behandlung der Migräne. Nervenarzt 69: 913–918

Arnold G, Reuter U, Kinze S, Wolf T, Einhäupl K (1998) Migraine with aura shows gadolinicum enhancement which is reversed following prophylactic treatment. Cephalalgia 18: 644–646

Asasumamig Study Group (1999) Efficacy and safety of i.v. ASS compared to s.c. sumatriptan and parenteral placebo in the acute treatment of migraine. Cephalalgia 19: 581–588

Ashford EA, Arnold WSG, Fowler PA (1993) Intensive ECG surveillance after treatment with sumatriptan. Can J Neurol Sci 20 4: 37

Bahra A, Evers S, Goadsby P (1999) Komorbidität von Depression und Migräne. Nervenheilkunde 18: 267–271

Barolin GS (1994) Kopfschmerzen – multifaktoriell. Enke, Stuttgart

Bates D, Ashford E et al (1994) Subcutaneous sumatriptan during migraine aura. Neurology 44: 1587–1592

Bellavance AJ, Meloche JP (1990) A comparative study of naproxen sodium, pizotyline and placebo in migraine prophylaxis. Headache 30: 710–715

Bickerstaff ER, Birm MD (1961) Basilar artery migraine. Lancet i: 15–17

Bille B (1962) Migraine in school children. Acta Paediatr 51 [Suppl 136]

Blau J (1987a) Adult migraine. In: Blau J (ed) Migraine. Chapmann and Hall, London, pp 3–30

Blau JN (1987b) Migraine: clinical, therapeutic, conceptual and research aspects. Chapman and Hall, London

Blau JN (1992) Sumatriptan and recurrence of migraine. Lancet 340: 1110

Blau JN, Solomon F (1985) Migraine and intracranial swelling: an experiment of nature. Lancet ii: 718

Block G, Goldstein J, et al (Rizatriptan Multizenter Study Group) (1998) Efficacy and safety of rizatriptan versus standard care during long-term treatment for migraine. Headache 38: 764–771

Bousser MG (1999) Migraine, female hormones and stroke. Cephalalgia 19: 75–79

Bousser MG, Loria Y (1985) Efficacy of dihydroergotamine nasal spray in the acute treatment of migraine attacks. Cephalalgia 5/3: 554–555

Bousser MG, Chick J, Fuseau E, Soisson T, Thevenet R (1988) Combined low-dose acetylsalicylic acid and dihydroergotamine in migraine prophylaxis: a double-blind, placebo-controlled crossover study. Cephalalgia 8: 187–192

Bradshaw P, Parsons M (1965) Hemiplegic migraine, a clinical study. Quart J Med 34: 65–85

Breslau N, Davis GC, Andreski P (1991) Migraine, psychiatric disorders, and suicide attempts: an epidemiologic study of young adults. Psychiatry Res 37: 11–23

Briggs RS, Millac PA (1979) Timolol in migraine prophylaxis. Headache 19: 379–381

Brizzee KR (1990) Mechanics of vomiting: a minireview. Can J Physiol Pharmacol 68: 221–229

Brown EG, Endersby CA, Smith RN, Talbot JCC (1991) The safety and tolerability of sumatriptan: an overview. Eur Neurol 31: 339–344

Buring JE, Peto R, Hennekens CH (1990) Low-dose aspirin for migraine prophylaxis. JAMA 264: 1711–1713

Bussone G, Cerbo R, et al (1999) α Dihydroergocryptine in the prophylaxis of migraine. Headache 39: 426–431

Buzzi MG, Moskowitz MA (1990) The antimigraine drug, sumatriptan (GR43175), selectively block neurogenic plasma extravasation from blood vessels in dura mater. Br J Pharmacol 99: 202–206

Callaham M, Raskin N (1986) A controlled study of dihydroergotamine in the treatment of acute migraine headache. Headache 26: 168–171

Campbell JK (1990) Manifestation of migraine. Neurol Clin 8: 841–855

Carpay HA, Mattjisse, Steinbuch M, Mulder PG (1997) Oral and subcutaneous sumatriptan in the acute treatment of migraine: an open randomized cross-over study. Cephalalgia 17: 591–595

Chabriat H, Joire J, Danchot J, Grippon R, Bousser G (1994) Combined oral ASS and metoclopramide in the acute treatment of migraine: a multicenter double-blind placebo controlled study. Cephalalgia 14: 297–300

Clifford Rose F (1986) Migraine equivalents. In: Amery W, Wauquier A (eds) The prelude to the migraine attack. Bailliere Tindall, London, pp 112–117

Conn PM, Crowley WF (1991) Gonadotropin releasing hormone and its analogues. N Engl J Med 324: 93–103

Connor H, Feniuk L, Beattie D, North P, Oxford A, Saynor D, Humphrey P (1997) Naratriptan: biological profile in animal models relevant to migraine. Cephalalgia 17: 145–152

Cooney B, Grossman R, et al (1996) Frequency of MRI abnormalities in patients with migraine. Headache 36: 616–621

Couch JR, Hassanein RS (1979) Amitriptyline in migraine prophylaxis. Arch Neurol 36: 695–699

Cumersbatch M, Hill R, Hargreaves R (1998) Differential effects of the 5HAT 1B/D receptor agonist naratriptan on trigeminal versus spinal nociceptive responses. Cephalalgia 18: 639–663

Cupini LM, Matteis M, et al (1995) Sex-hormone-related events in migrainous femals. Cephalalgia 15: 140–144

Curran D, Hinterberger H, Lance J (1965) Total plasma serotonin, 5-HIIA and p-hydroxy-m-MMA excretion in normal and migrainous subjects. Brain 88: 997–1010

Cutrer M, Moskowitz M (1996) The actions of valproate and neurosteroids in a model of trigeminal pain. Headache 36: 579–585

D'Andrea G, Granella F, Cadaldini M, Manzoni G (1999) Effectiveness of lamotrigine in the prophylaxis of migraine with aura, an open pilot study. Cephalalgia 19: 64–66

Dahlöf C (1992) Headache recurrence after subcutaneous sumatriptan. Lancet 339: 425–426

Dahlöf C (1993) Plazebo-controlled clinical trials with ergotamine in the acute treatment of migraine. Cephalalgia 13: 166–171

Dahlöf C, Hargreaves R (1998) Pathophysiology and pharmacology of migraine. Is there a place for antiemetics in future treatment strategies? Cephalalgia 18: 593–604

Dahlöf C, Mathew N (1998) Cardiovascular safety of $5HT_{1B/1D}$ agonists – Is there a cause for concern? Cephalalgia 18: 539–545

Dahlöf C, Saiers J (1998) Sumatriptan injection and tablets in clinical practice: results of a survey of 707 migraineurs. Headache 38: 756–763

Dalsgaard-Nielsen T (1965) Migraine and heredity. Acta Neurol Scand 41: 287–300

Debney L, Hedge A (1986) Physical trigger factors in migraine – with special references to weather. In: Amery W, Wauquier A (eds) The prelude to the migraine attack. Bailliere Tindall, London, pp 8–24

Dennerstein L, Laby B, et al (1978) Headache and sex-hormone therapy. Headache 18: 146–153

Diclofenac/Sumatriptan Migraine Study Group (1999) Acute treatment of migraine attacks. Cephalalgia 19: 232–240

Diener H, Föh M, Iaccarino C, Wessely P, et al (1996) Cyclandenate in the prophylaxis of migraine. A randomised, parallel, double blind study in comparison with placebo and propranolol. Cephalalgia 16: 441–447

Diener HC, Goadsby P (1998) Die Behandlung der akuten Migräneattacke: Neues in der Kopfschmerzforschung. Akt Neurologie 25: 329–336

Diener HC for the RPR100893-201 Migraine Study Group (1995) Substance P antagonist RPR100893-201 is not effective in human migraine attacks. 6th International Headache Research Seminar, Copenhagen, pp 245–371

Dixon R, Hughes A, Nairn K, Sellers M, Kemp J, Yates R (1998) Effects of the antimigraine compound zolmitriptan on psychomotor performance alone and in combination with diazepam in healthy volunteers. Cephalalgia 18: 468–475

Dowson A (1995) The efficacy of sumatriptan in the acute treatment of the non-headache symptoms of the migraine attack. Eur J Clin Res 7: 87–101

Drillisch C, Girke W (1980) Ergebnisse der Behandlung von Migräne Patienten mit Cinnarizin und Flunarizin. Med Welt 31: 1870–1872

Edelson RN (1985) Menstrual migraine and other hormonal aspects of migraine. Headache 25: 376–379

Edmeads J, Millson D (1997) Tolerability profile of zolmitriptan. Cephalalgia 17 [Suppl 18]: 41–52

Edvinsson L, Goadsby P (1998) Neuropeptides in headache. Europ J Neurol 5: 329–341

Ellis GL, Delaney J, DeHart DA, Owens A (1993) The efficacy of metoclopramide in the treatment of migraine headache. Ann Emerg Med 22: 191–195

Facchinetti F (1994) The premenstrual syndrome belongs to the diagnostic criteria for menstrual migraine. Cephalalgia 14: 413–414

Facchinetti F, Genazzani AR (1988) Opioids in cerebrospinal fluid and blood of headache sufferers. In: Olesen J, Edvinsson L (eds) Basic mechanism of headache. Elsevier Science Publ, Amsterdam, pp 261–269

Facchinetti F, Fiorini L, Sances G, Romano G, Nappi G, Genazzani AR (1989) Naproxene sodium in the treatment of premenstrual symptoms: a placebo controlled study. Gynecol Obstet Invest 28: 205–208

Facchinetti F, Borella P, et al (1991) Oral magnesium successfully relieves premenstrual mood changes. Obstet Gynecol 78: 177–178

Facchinetti F, Sances G, Borella P, Genazzani AR, Nappi G (1991) Magnesium prophylaxis of menstrual migraine: effects on intracellular magnesium. Headache 31: 298–301

Ferrari M (1991) 5 HT3 receptor antagonists and migraine therapy. J Neurol 238: 53–56

Ferrari M (1997) 311C90: Increasing the options for therapy with effective acute antimigraine 5HT$_{1B/1D}$ receptor agonists. Neurology 48 3: 21–24

Ferrari M (1998) Migraine. Lancet 351: 1043–1051

Ferrari M, Odink J, Tapparelli C, Van Kempen GMJ, Pennings EJM, Bruyn GW (1989) Serotonin metabolism in migraine. Neurology 39: 1239–1242

Ferrari M, James MH, Bates D, et al (1994) Oral sumatriptan: effect of a second dose, and incidence and treatment of headache recurrences. Cephalalgia 14: 330–338

Forssman B, Lindblad CJ, Zbornikova V (1983) Atenolol for migraine prophylaxis. Headache 23: 188–190

Frenken CW, Nuijten ST (1984) Flunarizine, a new preventive approach to migraine. Clin Neurol Neurosurg 86: 17–20

Friberg L, Olesen J, Iversen H, Spering B (1991) Migraine pain associated with middle cerebral artery dilatation: reversal by sumatriptan. Lancet 338: 13–17

Gaist D (1994) Misuse of Sumatriptan. Lancet 344: 1090

Gardner K, Barmada MM, Ptacek LJ, Hoffman EP (1997) A new locus for hemiplegic migraine maps to chromosome 1q31. Neurology 49: 1231–1238

Gelmers HJ (1983) Nimodipine, a new calcium antagonist, in the prophylactic treatment of migraine. Headache 23: 106–109

Gijsman H, Kramer M, Sargent J, Tuchmann M, Matzura-Wolfe D, Polis A, Feall J, Block G (1997) Double-blind, placebo-controlled, dose finding study of rizatriptan (MK-062) in acute treatment of migraine. Cephalalgia 17: 647–651

Gilkey SJ, Ramadan NM (1995) Use of over-the-counter drugs in migraine: issues in self-medication. CNS Drugs 6: 83–89

Goadsby PJ (1997) How do the currently used prophylactic agents work in migraine. Cephalalgia 17: 85–92

Goadsby PJ (1998) A triptan too far? J Neurol Neurosurg Psychiatry 64: 143–147

Goadsby PJ, Edvinsson L (1991) Sumatriptan reverses the changes in calcitonin gene-related peptide seen in the headache phase of migraine. Cephalalgia 11 [Suppl 11]: 3–4

Goadsby PJ, Edvinsson L (1993) The trigeminovascular system and migraine: studies characterizing cerebrovascular and neuropeptide changes seen in humans and cats. Ann Neurol 33: 48–56

Goadsby PJ, Hoskin KL (1996) Inhibition of trigeminal neurons by intravenous administration of the serotonin 5HT 1B/D receptor agonist zolmitriptan (311C90): Are brain stem sites therapeutic target in migraine? Pain 67: 355–359

Goadsby PJ, Knight Y (1997a) Inhibition of trigeminal neurones after intravenous administration of naratriptan through an action at 5-hydroxytryptamines (5-HT1B/1D) receptors. Br J Pharmacol 122: 918–922

Goadsby PJ, Knight YE (1997b) Direct evidence for central sites of action of zolmitriptan (311 C90): an autoradiographic study in cat. Cephalalgia 17: 153–158

Goadsby PJ, Edvinsson L, Ekman R (1990) Vasoactive peptide release in the extracerebral circulation of humans during migraine headache. Ann Neurol 28: 183–187

Göbel H (1997) Die Kopfschmerzen. Springer, Berlin Heidelberg New York Tokyo

Goldstein J, Ryan R, et al (Rizatriptan 046 Study Group) (1998) Comparison crossover of rizatriptan 5 mg and 10 mg vs. sumatriptan 25 and 50 mg in migraine. Headache 38: 737–747

Goldstein J, Hoffmann H, Armellino J, et al (1999) Treatment of severe disabling migraine attacks in an over-the-counter population of migraine sufferers. Cephalalgia 19: 684–691

Gomersall JD, Stuart A (1973a) Amitryptiline in migraine prophyaxis: changes in pattern of attacks during a controlled clinical trial. J Neurol Neurosurg Psychiatr 36: 684–690

Gomersall JD, Stuart A (1973b) Variations in migraine attacks with changes in weather conditions. Int J Biometerol 17: 285–299
Graham J (1964) Methysergide for prevention of migraine. N Engl J Med 270: 67–72
Graham JR, Wolff HG (1938) Mechanism of migraine headache and action of ergotamine tartrate. Arch Neurol Psychiatr 39: 737–763
Haag G, Mastrosimone F, Caccarino C, Müller M (1994) Langzeitwirksamkeit und Nebenwirkungen verschiedener Migräneprophylactica. Schmerz 8: 162–169
Hachinski VC, Porchawka J, Steele JC (1973) Visual symptoms in the migraine syndrome. Neurology 23: 570–579
Hakkarainen H, Gustafsson B, Stockman O (1978) A comparative trial of ergotamine tartrate, acetyl salicylic acid and a dextropropoxyphene compound in acute migraine attacks. Headache 18: 35–39
Hanelko GG, Ensink B, Bautz M (1994) Epidemiologische Aspekte der Migräne. In: Ensink B, Soyka D (Hrsg) Migräne. Springer, Berlin Heidelberg New York Tokyo, S 135–179
Hansen AJ, Lauritzen M, Tfelt-Hansen P (1984) Spreading cortical depression and antimigraine drugs. In: Amery WK, van Nueten JM, Wauquier A (eds) The pharmacological basis of migraine therapy. Pitman, London, pp 161–170
Havanka-Kanniainen H (1989) Treatment of acute migraine attack: ibuprofen and placebo compared. Headache 29: 507–509
Henry P, Michel P, Brochet B, et al (1992) Nationwide survey of migraine in France: prevalence and clinical features in adults. Cephalalgia 12: 229–237
Hering R, Kuritzky A (1992) Sodium valproate in the prophylactic treatment of migraine: a double blind study versus placebo. Cephalalgia 12: 81–84
Hering-Hanit R (1999) Baclofen for prevention of migraine. Cephalalgia 19: 589–591
Herzog A (1997) Contineous bromocriptine therapy in menstrual migraine. Neurology 48: 101–102
Heuser B, Middendorf E (1985) Migräneprophylaxe mit Dihydroergotamin. Fortschr Med 103: 966–970
Heyck H (1958) Der Kopfschmerz. Differentialdiagnostik und Therapie für die Praxis. Thieme, Stuttgart
Heyck H (1973) Varieties of hemiplegic migraine. Headache 12: 135–142
Hirt D, Lataste X, Taylor P (1989) A comparison of DHE nasal spray and cafergot© in acute migraine. Cephalalgia 9/10: 410–411
Hockaday JM (1979) Basilar migraine in childhood. Dev Med Child Neurol 21: 455–463
Hockaday JM, Whitty CWM (1969) Factors determining the electroencephalogram in migraine: a study of 560 patients, according to clinical type of migraine. Brain 92: 769–788
Holdorff B, Sinn M, Roth G (1977) Propranolol in der Migräneprophylaxe. Klin Med 72: 1115–1118
Holm K, Spencer C (1999) Almotriptan. CNS Drugs 11: 159–165
Holroyd KA, Penzien DB, Cordingley GE (1991) Propranolol in the management of recurrent migraine: a meta-analytic review. Headache 31: 33–40
Horrobin DF (1977) Prostaglandines and migraine. Headache 16: 113–116
Houghton L, Foster J, Whorwell P, Morris J, Fowler P (1994) As chest pain after sumatriptan oesophageal in origin. Lancet 344: 985–986
Hugues FC, Lacoste JP, Danchot J, Joire JE (1997) Repeated doses of combined oral lysine acetylsalicylate and metoclopramide in the acute treatment of migraine. Headache 37: 452–454
Humphrey PP, Goadsby PJ (1994) The mode of action of sumatriptan is vascular? A debate. Cephalalgia 14: 401–410
Humphrey PPA, Feniuk W, Marroit AS, Tanner RJN, Jackson MR, Tucker ML (1991) Preclinical studies on the anti-migraine drug, sumatriptan. Eur Neurol 31: 282–290
Ibraheem JJ, Paalzow L, Tfelt-Hansen P (1982) Kinetics of ergotamine after intravenous and intramuscular administration to migraine suffers. Eur J Clin Pharmacol 23: 235–240

Isler H (1986) Frequency and course of premonitory phenomena. In: Amery WK, Waquir A (eds) The prelude to the migraine attack. Balliere Tindall, London, pp 44–53

Jackson NC on behalf of the Eletriptan Steering Committee (1998) Clinical measures of efficacy, safety and tolerability for the acute treatment of migraine: a comparison of eletriptan (20–80 mg), sumatriptan (100 mg) and placebo. Neurology 50: A376

Jansen I, Tfelt-Hansen P, Edvinsson L (1991) Comparison of the calcium entry blockers nimodipine and flunarizine on human cerebral and temporal arteries: role in cerebrovascular disorders. Eur J Clin Pharmacol 40: 7–15

Janzen R, Tänzer A, Zschocke St, Dieckmann H (1972) Postangiographische Spätreaktionen der Hirngefäße bei Migränekranken. Z Neurol 201: 24–42

Jensen R, Brinck T, Olesen J (1994) Sodium valproate has a prophylactiv effect in migraine without aura: a triple blind placebo controlled crossover study. Neurology 44: 647–651

Jenzer G, Bremgartner MF (1990) Dihydroergotamin als Nasalspray in der Therapie des Migräneanfalls: Wirksamkeit und Verträglichkeit. Schweiz Rundschau Med (Praxis) 79: 914–917

Johnson RH, Hornabrook RW, Lambie DG (1986) Comparison of mefenamic acid and propranolol with placebo in migraine prophylaxis. Acta Neurol Scand 76: 96–98

Joutel A, Bousser MG (1993) A gene for familial hemiplegic migraine maps to chromosome 19. Nature Gen 5: 40–45

Kallamranta T, Hakkarainen H, Hokkanen E, Tuovinen T (1977) Clonidine in migraine prophylaxis. Headache 17: 169–172

Kangasnaimi P, Hedman C (1984) Metoprolol and propranolol in the prophylactic treatment of classical and common migraine: a double-blind study. Cephalalgia 4: 91–96

Karabetsos A, Karachalios G, Bourlinou P, Reppa A, Koutri R, Fotiadou A (1996) Ketoprofen versus paracetamol in the treatment of acute migraine. Headache 37: 12–14

Kåss B, Nestvold K (1980) Propranolol (Inderal) and clonidine (Catapressan) in the prophylactic treatment of migraine: a comparative trial. Acta Neurol Scand 61: 351–356

Kaube H, Hoskin KL, Goadsby PJ (1993) Sumatriptan inhibits central trigeminal neurons only after blood-brain barrier disruption. Br J Pharmacol 109: 788–792

Kenney RA (1985) The Chinese restaurant syndrome: an anecdote revisited. Food Chem Toxicol 24: 351–354

Klassen A, Elkind A, Asharnejad M, et al (1997) Naratriptan is effective and well tolerated in the acute treatment of migraine. Results of a double-blind, placebo-controlled, parallel-group study. Headache 37: 640–645

Klimek A (1979) Cyproheptadine (Peritol) in the treatment of migraine and related headache. Ther Hungarica 27: 93–94

Kloster R, Nestvold K, Vilming ST (1992) A double-blind study of ibuprofen versus placebo in the treatment of acute migraine attacks. Cephalalgia 12: 169–171

Kohlenberg RJ (1982) Tyramine sensitivity in dietary migraine: a critical review. Headache 22: 30–34

Konsensus (1998) Therapie ausgewählter Kopfschmerzformen. In: Wessely P, Klingler D (Hrsg) Wien Up-date 1998

Kramer M, Matzura-Wolfe D (Rizatriptan Study Group) (1998) A placebo controlled crossover study of rizatriptan in the treatment of multiple migraine attacks. Neurology 51: 773–781

Kropp P, Gerber WD (1995) Contingent negative variation during migraine attack and interval. Cephalalgia 15: 123–128

Kudrow C (1975) The relationship of headache frequency to hormone use in migraine. Headache 15: 36–40

Lampl C, Buzath A, Klingler D, Neumann K (1999) Lamotrigine in the prophylactic treatment of migraine, a pilot study. Cephalalgia 19: 58–63

Lance J (1982) Mechanism and management of headache, 4th edn. Buttersworth, London Boston

Lance LW, Anthony M (1966) Some clinical aspects of migraine. A prospective study of 500 patients. Arch Neurol 15: 356–361

Landy S, McGinnis J, Curlin D, Laizure C (1999) Selective serotonin reuptake inhibitors for migraine prophylaxis. Headache 39: 28–32

Landy St, McGinnis J, Curlin D, Laizure S (1998) SSRI for migraine prophylaxis. Headache 39: 28–32

Langohr HD, Gerber WD, Koletzki E, Mayer K, Schroth G (1985) Clomipramine and metoprolol in migraine prophylaxis – a double-blind crossover study. Headache 25: 107–113

Lassen L, Ashina M, Christiansen I, Ulrich V, Grover R, Donaldson J, Olesen J (1998) Nitric oxide synthase inhibition: a new principle in the treatment of migraine attacks. Cephalalgia 18: 27–32

Lauritzen M (1987) Cerebral blood flow in migraine and cortical spreading depression. Acta Neurol Scand 76 [Suppl 113]: 1–40

Lauritzen M (1994) Pathophysiology of the migraine aura: the spreading depression theory. Brain 117: 199–210

Lauritzen M, Olesen J (1987) Leao's spreading depression. In: Blau J (ed) Migraine. Chapmann, Hall, London, pp 387–402

Leao A (1944) Spreading depression of activity in cerebral cortex. J Neurophysiol 7: 359–390

Lembeck F, Holzer P (1979) Substance P as neurogenic mediator of antidronic vasodilatation and neurogenic plasma extravasation. Naunyn Schmiedebergs Arch Pharmacol 310: 175–183

Leniger T, Diener H (1999) Migräne und Epilepsie – ein Zusammenhang ? Akt Neurol 26: 116–120

Lewis NP, Fraser AG (1988) Syncope while vomiting during migraine attack. Lancet ii: 400–401

Lidegaard O (1993) Oral contraception and risk of cerebral thromboembolic attack: results of a case-control study . BMJ 306: 956–963

Lignieres B de, Vincens M, Mauvais-Jarvis P, Mas JL, Touboul PJ, Bousser MG (1986) Prevention of menstrual migraine by percutaneous oestradiol. Br Med J 293: 1540

Limmroth V, Katsarava Z, Diener HC (1999) ASS in the treatment of headache. Cephalalgia 19: 545–551

Lindegaard KF, Övrelid L, Sjaastad O (1980) Naproxen in the prevention of migraine attacks. A double-blind placebo-controlled cross-over study. Headache 20: 96–98

Lipton R, Stewart W, Ryan R, Saper J, Silberstein St, Sheftell F (1998) Efficacy and safety of acetaminophen, ASS and coffeine in alleviating migraine. Headache pain. Arch Neurol 55: 210–217

Lipton R, Stewart W, van Korff M (1997) Burden of migraine: societal costs and therapeutic opportunities. Neurology 48 [Suppl 3]: 4–9

Lipton RB, Stewart W (1997) Clinical applications of zolmitriptan. Cephalalgia 17 [Suppl 18]: 53–59

Lipton RB, Stewart WF, Celentano DD, Reed ML (1992) Undiagnosed migraine headaches. A comparison of symptom-based and reported physician diagnosis. Arch Intern Med 152: 1273–1278

Lloyd DK, Pilgrim AJ (1993) The safety of sumatriptan in asthmatic migraineurs. Cephalalgia 13: 201–204

Lord GDA (1986) Clinical characteristics of the migrainous aura. In: Amery WK, Wauquier A (eds) The prelude to the migraine attack. Bailliere Tindall, London, pp 87–98

Louis P (1981) A double-blind placebo-controlled prophylactic study of flunarizine in migraine. Headache 21: 235–239

Louis P, Schoenen J, Hedman C (1985) Metoprolol v. clonidine in the prophylactic treatment of migraine. Cephalalgia 5: 159–165

Lucetti C, Nuti A, Oauese N, Gambaccini G, Rossi G, Bonucelli U (1998) Flunarizine in migraine prophylaxis: predictive factors for a positive response. Cephalalgia 18: 349–352

Ludin HP (1989) Flunarizine and propranolol in the treatment of migraine. Headache 29: 219–223

Lugaresi A, Montagna P, Gallassi R, Lugaresi E (1988) Extrapyramidal syndrome and depression induced by flunarizine. Eur Neurol 28: 208–211

Luman W, Gray RS (1993) Adverse reactions associated with sumatriptan. Lancet 341: 1091–1092

Maggioni F, Alessi C, Maggino T, Zanchin G (1997) Headache during pregnancy. Cephalalgia 17: 765–769

Magos AL, Zilkhak J, Studd JW (1983) Treatment of menstrual migraine by oestradial implant. J Neurol Neurosurg Psychiat 46: 1044–1048

Maier HW (1926) L'ergotamine inhibiteur du sympathique étudié en clinique, comme moyen d'exploration et comme agent thérapeutique. Rev Neurol 33: 1104–1108

Markley H, Cheronis J, Piepho R (1984) Verapamil prophylactic therapy of migraine. Neurology 34: 973–976

Markowitz S, Saito K, Moskowitz MA (1988) Neurogenically mediated plasma extravasation in dura mater: effect of ergot alkaloids. A possible mechanism of action in vascular headache. Cephalalgia 8: 83–91

Marterer A, Wöber Ch, Schnider P, Aull S, Wessely P (1995) Sumatriptan – Nebenwirkungen und Probleme beim Einsatz im klinischen Alltag. Med Klin 90: 628–633

Mascia A, Afra J, Schoenen J (1998) Dopamine and migraine: a review of pharmacological, biochemical, neurophysiological, and therapeutic data. Cephalalgia 18: 174–182

Mathew NT, Asgharnejad M, Peykamian M, et al (1997) Naratriptan is effective and well tolerated in the acute treatment of migraine. Results of a double-blind, placebo-controlled, crossover study. Neurology 49: 1485–1490

Mauskop A, Altura BT, Cracco R, Altura BR (1996) Intravenous magnesium sulfat rapidly alleviates headache of various types. Headache 36:154–160

May A, Ophoff RA, Terwindt GM, et al (1995) Familial hemiplegic migraine locus on 19p13 is involved in the common forms of migraine with and without aura. Hum Genet 96: 604-608

McGregor EA, Chia H, Vohrad RC, Wilkinson M (1990) Migraine and menstruation: a pilot study. Cephalalgia 10: 305–310

Meloche J (1999) Triptans and migraine: which drug for which patient? Canad J Diagn 16: 67–77

Merikangas KR, Angst J, Isler H (1990) Migraine and psychopathology. Arch Gen Psychiatry 47: 849–853

Michel P, Dartigues J, Duru G, et al (1999) Incremental absenteeism due to headaches in migraine: results from the Mig-Access French national cohort. Cephalalgia, 19: 503–510

Migraine – Nimodipine European Study Group (MINES) (1989) European multicenter trial of nimodipine in the prophylaxis of migraine (migraine with/without aura). Headache 29: 633–642

Mikkelsen B, Pedersen KK, Christiansen LV (1985) Prophylactic treatment of migraine with tolfenamic acid, propranolol and placebo. Acta Scand 73: 423–427

Monro P, Swade C, Coppen A (1985) Mianserin in the prophylaxis of migraine: a double-blind study. Acta Psychiatr Scand 72 [Suppl 320]: 98–103

Moore KH, Hussey EK, Shaw S, Fuseau E, Duquesnoy C, Pakes GE (1997) Safety, tolerability, and pharmacokinetics of sumatriptan in healthy subjects following ascending single intranasal doses and multiple intranasal doses. Cephalalgia 17: 541–550

Moskovitz M (1996) Migraine: New Concepts, new mechanisms, new drugs. In: Clifford Rose F (ed) Towards migraine 2000. Elsevier, Amsterdam

Moskowitz MA (1984) The neurobiology of vascular head pain. Ann Neurol 16: 157–168

Moskowitz MA (1992) Neurogenic versus vascular mechanisms of action of sumatriptan and ergot alkaloids in migraine. Trends Pharmacol Sci 13: 307–311

Mulleners W, Whitmarsh T, Steiner T (1998) Noncompliance may render migraine prophylaxis useless, but once-daily regimens are better. Cephalalgia 18: 52–56

Müller-Schweinitzer E (1992) Ergot alkaloids in migraine; Is the effect via 5-HT receptors? In: Olesen J, Saxena PR (eds) 5-Hydroxytryptamine mechanisms in primary headaches. Raven Press, New York, pp 297–304

Nappi G, Facchinetti F, Rossi F (eds) (1997) Headache and menstrually related disorders. Cephalalgia 17 [Suppl 20]

Nebe J, Heier M, Diener HC (1995) Low-dose ibuprofen in self-medication of mild to moderate headache: a comparison with acetylsalicylic acid and placebo. Cephalalgia 15: 531–535

Neri I, Granella F, Nappi R (1993) Characteristics of headache at menopause. Nature 17: 31–37

Newton L, Lipman R, Cay C, Solomon S (1998) A pilot study of oral sumatriptan as intermittend prophylaxis of menstruation-related migraine. Neurology 51: 307–309

O'Neill BP, Mann JD (1978) Aspirin prophylaxis in migraine. Lancet ii: 1179–1181

Olesen J (1978) Some clinical features of the acute migraine attack. An analysis of 750 patients. Headache 18: 268–271

Olesen J (1991) Clinical and pathophysiological observations in migraine and tension-type headache explained by integration of vascular, supraspinal and myofascial inputs. Pain 46: 125–132

Olesen J, Larsen B, Lauritzen M (1981) Focal hyperemia followed by spreading oligemia and impaired activation of rCBF in classic migraine. Ann Neurol 9: 344–352

Olesen J, Tfelt-Hansen P, Welch M (eds) (1993) The headaches. Raven Press, New York

Olesen J, Thomson L, Lassen L, Olesen I (1995) The nitric oxide hypothesis of migraine and other vascular headaches. Cephalalgia 15: 94–100

Olesen TS (1996) The cause of migraine aura: vascular or neurogenic. In: Clifford Rose F (ed) Towards migraine 2000. Elsevier, Amsterdam, pp 55–65

Ophoff RA, Terwindt GM, Vergouwe MN, et al (1996) Familial hemiplegic migraine and episodic ataxia type-2 are caused by mutations in the $Ca2^+$ channel gene CAGNL1N4. Cell 87: 543–552

Oral Sumatriptan International Multiple-Dose Study Group (1991) Evaluation of a multiple-dose regimen of oral sumatriptan for the acute treatment of migraine. Eur Neurol 31: 306–313

Oral Sumatriptan Study group (1991) A randomized, double blind comparison of sumatriptan and Cafergot in the acute treatment of migraine. Eur Neurol 31: 314–322

Oral Sumatriptan Study Group (1992) A study to compare oral sumatriptan with oral aspirin plus oral metoclopramide in the acute treatment of migraine. Eur Neurol 32: 177–184

Osterhaus JT, Gutterman DL, Plachetka JR (1992) Healthcare resource and lost labour costs of migraine headache in the US. Pharmacoeconomics 2 1: 67–76

Ottervanger JP, Paalman HJA, Boxma GL, Stricker BHC (1993) Transmural myocardial infarction with sumatriptan. Lancet 341: 861–862

Ottervanger JP, van-Witsen TB, Valkenburg HA, Grobbee DE, Stricker BH (1994) Adverse reactions attributed to sumatriptan, A postmarketing study in general practice. Eur J Clin Pharmacol 47: 305–309

Palmer K, Spencer C (1997) Zolmitriptan. CNS Drugs 7: 468–478

Pearce J (1971) Insulin induced hypoglycaemia in migraine. J Neurol Neurosurg Psychiatry 34: 154–156

Peatfield RC, Glover V, Littlewood JT, Sandler M, Clifford Rose F (1984) The prevalence of diet-induced migraine. Cephalalgia 4: 179–183

Peikert A, Wilimzig C, Köhne-Volland R (1996) Prophylaxis of migraine with oral magnesium. Cephalalgia 16: 257–263

Peroutka J (1998) Migraine headache: rational polytherapy using dopamine antagonists. Headache Quat 9: 237–240

Peroutka S (1997) Dopamine and migraine. Neurology 49: 650–656

Peroutka SJ, Banghart SB, Allen GS (1985) Calcium channel antagonism of pizotifen. J Neurol Neurosurg Psychiatr 48: 381–383

Perry C, Markham A (1998) Sumatriptan. An updated review of its use in migraine. Drugs 55 6: 889–922

Pfaffenrath V, Goes A (1996) Die medikamentöse Therapie der menstruellen Migräne. Der Schmerz 10: 146–148

Pfaffenrath V, Cunin G, Sjonell G, Prendergast S (1998) Efficacy and safety of sumatriptan tablets (25 mg, 50 mg, and 100 mg) in the acute treatment of migraine: defining the optimum dosis of oral sumatriptan. Headache 38: 184–190

Pfaffenrath V, Scherzer S (1995) Analgesics and NSAIDs in the treatment of the acute migraine attack. Cephalalgia 15: 14–20

Pfaffenrath V, Wessely P, Meyer C, Isler HR, et al (1996) Magnesium in the prophylaxis of migraine – a double blind placebo constrolled study. Cephalalgia 16: 436–440

Pilgrim A (1991) Methodology of clinical trials of sumatriptan in migraine and cluster patients. Eur Neurol 31: 295–299

Pothmann R, Winter K (1989) Migraine prophylaxis with dihydroergotamine – a double blind placebo-controlled study. Cephalalgia 9 [Suppl 10]: 428–429

Pradalier A, Vincent D (1992) Migraine et anti-inflammatoires non-steroidiens. Pathol Biol 40: 397–405

Pradalier A, Vincent D, Beaulien Ph, Baudesson G, Launay J (1994) Correlation between oestradiol plasma level and therapeutic effect on menstrual migraine. In: Clifford Rose F (ed) New advances in headache research. Smith Gordon, London, pp 129–132

Presthus J (1971) BC 105 and methysergide (Deseril) in migraine prophylaxis. Acta Neurol Scand 47: 514–518

Ramadan NM, Halvorson H, Vande-Linde A, Levine SR, Helpern JA, Welch KMA (1989) Low brain magnesium in migraine. Headache 29: 416–419

Ramadan NM, Schultz LL, Gilkey SJ (1998) Migraine prophylactic drugs: proof of efficacy, utilization and cost. Cephalalgia 17: 73–80

Rapoport AM, Visser WH, Cutler NR, Alderton CJ, Paulsgrove LA, Davis RL, Ferrari MD (1995) Oral sumatriptan in preventing headache recurrence after treatment of migraine attacks with subcutaneous sumatriptan. Neurology 45: 1505–1509

Rascol A, Montastruc JL, Rascol O (1986) Flunarizine versus pizotifen: a double-blind study in the prophylaxis of migraine. Headache 26: 83–85

Rasmussen BK (1996) Epidemiology of migraine. In: Clifford-Rose F (ed) Towards migraine 2000. Elsevier, Amsterdam, pp 1–11

Rasmussen BK, Olesen J (1992) Migraine with aura and migraine without aura: an epidemiological study. Cephalalgia 12: 221–228

Rasmussen BK, Jensen R, Schroll M, Olesen J (1991) Epidemiology of headache in a general population – A prevalence study. J Clin Epidemiol 44: 1147–1157

Rasmussen BK, Jensen R, Olesen J (1992) Impact of migraine on sickness, absence and utilization of medical services: a Danish population study. J Epidemial Comm Health 46: 443–446

Rolan P (1997) Potential drug interactions with the novel antimigraine compound zolmitriptan (Zomig©, 311C90). Cephalalgia 17: 21–27

Russel M, Olesen J (1995) Increased familial risk and evidence of genetic factor in migraine. BMJ 311: 541–544

Russo E (1998) Cannabis for migraine treatment. Pain 76: 3–8

Sørensen K (1988) Valproate; a new drug in migraine prophylaxis. Acta Neurol Scand 78: 346–348

Sacks O (1991) Migraine. Faber and Faber, London

Salonen R, Saiers J (1999) Sumatriptan is effective in the treatment of menstrual migraine: a view of prospective studies and retrospective analysis. Cephalalgia 19: 16–19

Sances G, Martignoni E, et al (1990) Naproxen sodium in menstrual migraine prophylaxis. Headache 30: 705

Sargent J, Solbach P, et al (1985) A comparison of naproxensodium to propranolol and placebo control for the prophylaxis of migraine headache. Headache 25: 320–324

Sator M, Huber J, et al (1999) Medroxyprogesteroneacetate for treatment of migraine. Cephalalgia (in press)

Saxena P (1992) Historical aspects of 5HT: discovery and receptor classification. In: Olesen J, Saxena P (eds) Migraine and other headaches, vol 2. Raven, New York, pp 1–34

Saxena PR, Ferrari MD (1989) 5-HT$_1$-like receptor agonists and the pathophysiology of migraine. Trends Pharmacol Sci 10: 200–204

Schmidtke K, Ehmsen L (1997) Transient global amnesia and migraine. Europ Neurol 40: 9–14

Schoenen J, Timsit-Berthier M (1993) Contingent negative variation. Cephalalgia 13: 28–32

Schoenen J, Sianard-Gainki J, Lenaerts M (1991) Blood magnesium levels in migraine. Cephalalgia 11: 97–99

Schoenen J, Jacqy J, Lanaerts M (1998) Effectiveness of high dose riboflavin in migraine prophylaxis. Neurology 50: 466–470

Selby G, Lance JW (1960) Observations on 500 cases of migraine and allied vascular headache. J Neurol Neurosurg Psychiatry 23: 23–32

Sicuteri F (1959) Prophylactic and therapeutic properties of 1-methyllysergic acid butanolamide in migraine. Int Arch Allerg 15: 300–307

Sicuteri F (1977) Dopamine, the second putative protagonist in headache. Headache 17: 129–131

Sicuteri F, Testi A, Anselmi B (1961) Biochemical investigations in headache: increase in the hydroxy-indoleacetic acid excretion during migraine attacks. Int Arch Allerg 19: 55–58

Sicuteri F, Franchi G, del Bianco PL (1967) An antiaminic drug, BC 105, in the prophylaxis of migraine. Int Arch Allerg 31: 78–93

Sicuteri F, Del Bianco P, Anselmi B (1979) Morphine abstinence and serotonine supersensitivity in man: analogues with the mechanism of migraine. Psychopharmacology 65: 265–269

Silberstein S (1998) Methysergide. Cephalalgia 18: 421–435

Silberstein S, Lipton R, Goadsby P (1998) Headache in clinical practice. Isis, Oxford, p 61ff

Silberstein SD (1996) Sex hormones and headache. In: Clifford-Rose F (ed) Towards migraine 2000. Elsevier, Amsterdam, pp 201–218

Siniatchkin M, Gerber WD, Vein A (1998) Clinical efficacy and central mechanisms of cyclandenate in migraine. Funct Neurol 13: 47–56

Slater KH (1968) Some clinical and EEG findings in patients with migraine. Brain 91: 85–98

Solbach MP, Waymer RS (1993) Treatment of menstruation – associated migraine headache with subcutaneous sumatriptan. Obstet Gynecol 82: 769–772

Solomon G (1997) Evolution of the measurement of quality of life in migraine. Neurology 48 [Suppl 3]: 10–15

Solomon GD (1990) The actions and uses of calcium channel blockers in migraine and cluster headache. Headache Q 1: 152–159

Solomon GD, Cady RK, Klapper JA, et al (1997) On behalf of the 042 Clinical Trial Study Group. Clinical efficacy and tolerability of 2.5 mg zolmitriptan for the acute treatment of migraine. Neurology 49: 1219–1225

Somerville BW (1972) The role of oestradial withdrawal in the etiology of menstrual migraine. Neurology 22: 355–365

Somerville BW, Herrmann WM (1978) Migraine prophylaxis with lisuride hydrogen maleate – a double blind study of lisuride versus placebo. Headache 18: 75–79

Soyka, D (1999) 60 Jahre Migräneforschung. Schmerz 13: 87–96

Soyka D, Frieling B (1989) Lisurid in der Migräneprophylaxe. Fortschr Med 10: 763–766
Steiner T, Ahmed F, Findley L, McGregor E, Wilkinson M (1998) S-Fluoxetin in the prophylaxis of migraine: a phase II double blind, placebo-controlled study. Cephalalgia 18: 283–286
Stensrud P, Sjaastad O (1974) Clinical trial of a new anti-bradykinin, anti-inflammatory drug, ketoprofen in migraine prophylaxis. Headache 14: 96–100
Stewart W, Lipton R, Celentano D, Reed M (1992) Prevalence of migraine in the US. JAMA 267: 64–69
Stronks D, Tulen J, Verheij R, et al (1997) Serotonergic, catecholaminergic, and cardiovascular reactions to mental stress in female migraine patients. A controlled study. Headache 38: 270–280
Subcutaneous Sumatriptan International Study Group (1991) Treatment of migraine attacks with sumatriptan. N Engl J Med 325: 316–321
Suess E, Wessely P, Koch G, Podreka I (1991) HMPAO-SPECT in migraine with aura in the headache free interval. In: Olesen J (ed) Migraine and other headaches, vol. 1. Raven, New York, pp 65–70
Tansey M, Pilgrim A, Martin P (1993) Long-term experience with sumatriptan in the treatment of migraine. Eur Neurol 33: 310–315
Taylor K, Goldstein J (1996) High-dose versus low-dose valproic acid as a prophylactic medication. Headache 36: 547–555
Teall J, Tuchmann M, Cutler N, Gross M, et al (Rizatriptan 022 Study Group) (1998) Rizatriptan for the acute treatment of migraine and migraine recurrence. Headache 38: 281–287
Tek DS, McClellan D, Olshaker J, Allen C, Arthur D (1990) A prospective double-blind study of metoclo-pramide-hcl for the control of migraine in the emergency departement. Ann Emerg Med 19: 1083–1087
Tepper SJ, Cochran A, Hobbs S, Woessner M (1998) Sumatriptan suppositories for the acute treatment of migraine. Int J Clin Pract 52: 31–35
Terwindt GM, Ophoff RA, Sandkuijl LA, van Eijk R, Haan J, Frants RR, Ferrari MD, for the DMGRG (1997) Involvement of the familial hemiplegic migraine gene on 19p13 in migraine with and without aura. Cephalalgia 17: 332
Tfelt-Hansen P (1986) Efficacy of beta-blocking drugs in migraine: a critical review. Cephalalgia 6 [Suppl 5]: 15–24
Tfelt-Hansen P (1995) Prophylactic treatment of migraine: evaluation of clinical trials and choice among drugs. Cephalalgia [Suppl. 15]: 29–32
Tfelt-Hansen P, Paalzow L (1985) Intramuscular ergotamine: plast levels and dynamic activity. Clin Pharmacol Ther 37: 29–35
Tfelt-Hansen P, Stewart-Johnson E (1993) Ergotamine. In: Olesen J, Tfelt-Hansen P, Welch M (eds) The headaches. Raven Press, New York, pp 313 ff
Tfelt-Hansen P, Eickhoff JH, Olsen J (1980a) The effect of single dose ergotamine tartrate on peripheral arteries in migraine patients: methodological aspects and time effect curve. Act Pharmacol Toxicol 47: 151–156
Tfelt-Hansen P, Olesen J, Abelholt-Krabbe A, Melgaard B, Veilis B (1980 b) A double blind study of metoclopramide in the treatment of migraine attacks. J Neurol Neurosurg Psychiatr 43: 369–371
Tfelt-Hansen P, Henry P, Mulder L, Scheldewaer R, Schoenen J, Chazot G (1995) The effectiveness of combined oral lysine ASS and metoclopramide compared with oral sumatriptan for migraine. Lancet 346: 923–926
Tfelt-Hansen P, Teall J et al (Rizatriptan 030 Study Group) (1998) Oral rizatriptan versus oral sumatriptan: a direct comperative study in the acute treatment of migraine. Headache 38: 748–755
Toda N, Tfelt Hansen P (1993) Calcium antagonists. In: Olesen J, Tfelt-Hansen P, Welch M (eds) The headaches. Raven Press, New York, pp 383–390

Touchon J, Bertin L, Pilgrim A, Ashford E, Bés A (1996) A comparison of s.c. sumatriptan and DHE nasal spray in the acute treatment of migraine. Neurology 47: 361–365

Travniczek A, Wessely P (1995) Die medikamentöse Therapie der Migräne – ein Literaturüberblick. Fortschr Neurol Psych 63: 1–16

Treves Th, Kuritzky A, Hering R, Korczyn A (1988) DHE-Nasal spray in the treatment of acute migraine. Headache 38: 614–617

Van de Ven L, Franke C, Koehler P (1997) Prophylactic treatment of migraine with bisoprolol, a placebo controlled study. Cephalalgia 17: 596–599

Vatz K (1997) Alpha1-adrenergic blockers: do they have a place in the prophylaxis of migraine. Headache 37: 107–108

Visser H, de Vried R, Jaspers N, Ferrari M (1996a) Sumatriptan – nonresponders: a survey in 366 migraine patients. Headache 36: 471–475

Visser H, Terwindt M for the Rizatriptan Study Group (1996b) Rizatriptan vs. Sumatriptan in the acute treatment of migraine. Arch Neurol 53: 1132–1137

Visser WH, Jaspers NM, de Vriend RH, Ferrari MD (1996c) Chest symptoms after sumatriptan: a two-year clinical practice review in 735 consecutive migraine patients. Cephalalgia 16: 554–559

Visser WH, Jaspers NM, de Vriend RH, et al (1996d) Risk factors for headache recurrence after sumatriptan: a study in 366 migraine patients. Cephalalgia 16: 264–269

Vogler B, Pittler M, Ernst E (1998) Feverfew as a preventive treatment for migraine: a systematic review. Cephalalgia 18: 704–708

Waelkens J (1982) Domperidone in the prevention of complete classical migraine. Br Med J 284: 944–948

Waelkens J (1985) Warning symptoms in migraine: characteristics and therapeutic implications. Cephalalgia 5: 223–228

Waters WE (1971) Migraine: intelligence, social class, and familial prevalence. Br Med J 2: 77–81

Weber R, Reinmuth O (1972) The treatment of migraine with propranolol. Neurology 22: 366–369

Weiller C, May A, Limmroth V, et al (1995) Brain stem activation in spontaneous human migraine attacks. Nature Med 1: 658–660

Welch KMA (1993) Drug therapy of migraine. N Engl J Med 329: 1476–1482

Welch KM, Ellis DJ, Keenan PA (1985) Successful migraine prophylaxis with naproxen sodium. Neurology 35: 1304–1310

Welch KMA, Nagel-Leily S, D'Andrea G (1988) The biological and behavioral basis of migraine. In: Olesen J, Edvinsson L (eds) Basic mechanisms of migraine. Elsevier, Amsterdam, pp 447–456

Welch M, Barkley G, Tepley N, D'Andrea G (1991) MEG studies of migraine. In: Clifford Rose F (ed) New advances in headache research, 2. Smith Gordon, London, pp 127–130

Wessely P (1982) Über komplizierte Migräneformen. In: Schnaberth G, Pateisky K (Hrsg) Fortschritte der klinischen Neurologie. G. Thieme, Stuttgart New York, S 100–112

Wessely P (1987) Differentialdiagnose der Migräne. In: Hofmann G, Deisenhammer E (Hrsg) Migräne. Hollinek, Wien, S 11–24

Wessely P (1994) Zur Therapie von Migräneattacken mit einem DHE Nasal Spray. Prakt Arzt 48: 925–932

Wessely P (1997) Schlafgebundene Kopfschmerzen. In: Schulz H (Hrsg) Kompendium der Schlafmedizin. Ecomed, Landsberg, IX 1.2, 1–6

Wessely P, Holzner F (1987) Zur Migräneprophylaxe mit Flunarizin. Wien Med Wochenschr 137: 21–28

Wessely P, Mayr N, Goldenberg G (1985) EEG Befunde bei komplizierter Migräne. Z EEG-EMG 16: 221–225

Wessely P, Zeiler K, Holzner F, Kristoferitsch W (1986) Seltene pathomorphologische Befunde bei komplizierter Migräne. Wien Klin Wochenschr 98: 373–379

Wessely P, Marterer A, Wöber Ch (1996) Psychopharmaka bei Kopf/Gesichtsschmerzen. In: Klingler D et al (Hrsg) Antidepressiva als Analgetica. Arachna, Wien, S 155–162

Whitty CWM (1953) Familial hemiplegic migraine. J Neurol Neurosurg Psychiatry 16: 172–177

Whitty CWM (1967) Migraine without headache. Lancet ii: 283–285

Whitty CWM, Hockaday JM, Whitty MM (1966) The effects of oral contraceptives on migraine. Lancet i: 856–859

Wiholm BE, Mortimer O, Boethius G, Haggstrom JE (1984) Tardive dyskinesia associated with metoclopramide. Br Med J 288: 545–547

Wilkinson M, Woodrow J (1979) Migraine and weather. Headache 19: 375–378

Wilkinson M, Pfaffenrath V, Schoenen J, Diener HC, Steiner TJ (1995) Migraine und cluster headache – their management with sumatriptan: a critical review of the current clinical experience. Cephalalgia 15: 337–357

Willett F, Curzen N, Adams J, Armitage M (1992) Coronary vasospasm induced by subcutaneous sumatriptan. BMJ 304: 1415

Winner P, Dalessio D, Mathew N, et al (1992) Office-based treatment of acute migraine with dihydroergotamine mesylate (D.H.E. 45©). Headache 32: 423

Winner P, Ricalde O, LeForce B, Saper J, Margul B (1996) A double blind study of s.c. DHE vs. s.c. Sumatriptan in the treatment of acute migraine. Arch Neurol 53: 180–184

Wöber Ch, Wessely P, Frey B, Marterer A, Zeiler K (1998) Cardiac effects of sumatriptan: findings of Holter monitoring and review of the literature. Wien Klin Wochenschr 110/9: 331–337

Wöber Ch, Wöber-Bingöl C, Hoch G, Wessely P (1991) Long term results of migraine prophylaxis with flunarizine and betablockers. Cephalalgia 11: 251–256

Wöber Ch, Brücke T, Wöber-Bingöl C, Asenbaum S, Wessely P, Podreka I (1994) Dopamine D2 receptor blockade and antimigraine action of flunarizine. Cephalalgia 14: 235–240

Wöber-Bingöl C, Prayer D, Wessely P, et al (1994) MR in children and adolescents with recurrent headache. In: Clifford-Rose F (ed) New advances in headache research. Smith Gordon, London, pp 35–42

Wolff HG (1963) Headache and head pain. Oxford Univ Press, New York

Woods RP, Iacoboni M, Mazziotta JC (1994) Bilateral spreading cerebral hypoperfusion during spontaneous migraine headache. N Engl J Med 331: 1689–1692

Zagami A, Gordon U, Lambert G (1996) Medial thalamic neurons respond to electrical stimulation of cranial vessels. J Clin Neurosci 3: 412–413

Zagami A: International 311C90 Long Term Study Group (1997) Long term efficacy and tolerability profile for the acute treatment of migraine. Neurology 48 [Suppl 3]: 25–28

Zeeber I, Orholm J, Nielsen P, Honore F, Larsen K (1981) Femoxetine in the prophylaxis of migraine. Acta Neurol Scand 64: 452–459

Zeiler K, Wessely P, Holzner F (1988) Das zerebrale Angiogramm bei Patienten mit Migraine accompagnée. Wien Klin Wochenschr 97: 667–672

Zhao F, Tsay Y et al (1988) Epidemiology of migraine. Headache 28: 558–565

Ziegler D, Ellis D (1985) Naproxen in prophylaxis of migraine. Arch Neurol 42: 582–584

Ziegler D, Hurwitz R, Hassanen H, Preskorn S, Mason J (1987) Migraine prophylaxis: a comparison of propranolol and amitriptyline. Arch Neurol 44: 486–484

IV. Migräne und Schlaganfall

Karin Zebenholzer und *Peter Wessely*

1 Einleitung

1.1 Definition

Immer wieder wurde ein möglicher Zusammenhang zwischen Migräne und Schlaganfall postuliert und versucht zu erforschen, ob das Vorliegen einer Migräne ein unabhängiger oder additiver Risikofaktor für einen ischämischen Infarkt ist, ob Migräne einen ischämischen Infarkt auslösen beziehungsweise ob Migräne durch einen Infarkt induziert werden kann.

Es gibt jedoch nur wenige prospektive und kontrollierte Studien, die sich mit diesen Fragen befassen, die überwiegende Zahl der veröffentlichten Arbeiten sind Fallberichte. Außerdem wurde in vielen Arbeiten keine exakte Definition der Migräne verwendet, teilweise die Ad-hoc-Klassifikation der International Headache Society (1962). Erst in den letzten Jahren setzte sich die Klassifikation der IHS durch (1988). Ein sogenannter migränöser Infarkt (migrainous stroke oder migrainous infarction) liegt laut den Richtlinien der IHS nur dann vor, wenn der Infarkt während einer typischen Migräneattacke auftritt. Andernfalls liegt ein zerebraler Infarkt bei einer positiven Migräneanamnese vor (Tabelle 1).

Im Vergleich zu Infarkten anderer Genese soll die Entwicklung der Symptomatik bei migränösen Infarkten langsamer vor sich gehen, ähnlich dem langsamen „march" bei der Migräneaura. Ferner soll die Ischämie häufiger im Gebiet der A. cerebri posterior lokalisiert sein (Bogousslavsky und Regli 1987).

1.2 Epidemiologie

Die Prävalenz der Migräne wird mit 12–16% angegeben (Rasmussen 1991, Breslau 1991), bei deutlichem Überwiegen der Frauen. Die Prävalenz von Schlaganfällen wird auf 5–8/1.000 Personen älter als 25 Jahre geschätzt, mit einer exponentiellen Zunahme mit dem Alter (Bonita et al. 1990). Die Inzidenz ischämischer Infarkte in der Population im Alter unter 50 Jahren wird mit

Tabelle 1: Diagnostische Kriterien der International Headache Society für migränösen Infarkt

A. Der Patient hat bereits früher die Kriterien für Migräne mit Aura erfüllt
B. Die aktuelle Migräneattacke ist typisch für vorangegangene Attacken, aber die neurologischen Defizite sind innerhalb von 7 Tagen nicht vollständig reversibel und/oder bildgebende Verfahren zeigen einen ischämischen Infarkt in einem relevanten Stromgebiet.
C. Andere Ursachen für einen Infarkt wurden durch ausreichende Untersuchungen ausgeschlossen.

Kommentar der IHS:
Ischämische Infarkte bei Migränikern sollten weiters kategorisiert werden:
a) Zerebraler Infarkt anderer Ursache, koexistierend mit Migräne
b) Zerebrale Infarkte aus anderer Ursache mit Symptomen, die einer Migräne ähneln
c) Zerebraler Infarkt, der während einer typischen Migräneattacke auftritt.

Die Diagnose migränöser Infarkt sollte nur gestellt werden, wenn der Infarkt während einer typischen Migräneattacke auftritt.

6,5–22,8/100.000 pro Jahr angegeben (Leno 1993, Kittner 1993), wobei in jedem Alter mehr Männer als Frauen betroffen sind.

1.3 Pathophysiologische Zusammenhänge

Als mögliche Mechanismen, die einen Zusammenhang zwischen Migräne und ischämischem Infarkt herstellen könnten, werden reduzierter zerebraler Blutfluss nach einer Migräneaura und diesem zugrundeliegende neuronale Phänomene (Bousser et al. 1985, Lauritzen et al. 1983), eine vermehrte Plättchenaggregationsneigung bei Migränikern (Shah et al. 1983, D`Andrea et al. 1982) und positive Antiphospholipid Antikörper (Antiphospholipid Study Group 1992, Silvestrini 1996) diskutiert. Andere Autoren konnten jedoch keinen Zusammenhang zwischen Migräne, Insult und Antiphospholipid-Antikörpern nachweisen (Hering et al. 1990, Gupta 1996). In Fallberichten wurde auch der Verdacht auf passagere Vasospasmen ausgesprochen (Gomez et al. 1991, Samin et al. 1993).

2 Verlaufsbeobachtungen

2.1 Fallstudien

Vor allem in Fallbeschreibungen wurde über so genannte migränöse Infarkte berichtet.

Bereits 1962 berichtete Connor über 9 Patienten, die während einer Migräneattacke einen zerebralen Infarkt erlitten hätten und über weitere 9 Patienten mit einem Infarkt in einem vaskulären Territorium, das mit der jeweiligen Lokalisation neurologischer Defizite früherer Migräneattacken korrespondierte. Es wurden keine zusätzlichen vaskulären Risikofaktoren gefunden. Auch Gomez et al. (1991) und Samin et al. (1993) berichteten über wahrscheinliche migränöse Infarkte, wobei sie passagere Vasospasmen als Ursache postulierten.

Die Wichtigkeit der genauen Durchuntersuchung von Patienten mit vermeintlichem migränösem Infarkt wird betont. Mas et al. (1986) fanden bei einem 44-jährigen Mann mit seit der Kindheit bekannter Migräne mit einer Hemianopsie nach einem rechtsseitigen Okzipitalinfarkt, der während einer typischen Migräneattacke auftrat, zuerst angiographisch einen Verschluss der Arteria cerebri posterior und in der Kontrollangiographie ein Aneurysma der Arteria cerebri posterior. Nach einem Fallbericht von Ries et al. (1996) traten bei einem Patienten gleichzeitig eine typische Migräneattacke und ein zerebraler Infarkt auf. Bei der anschließenden Durchuntersuchung musste jedoch von der Diagnose migränöser Infarkt Abstand genommen werden, da ein offenes Foramen ovale und somit eine Emboliemöglichkeit gefunden wurde. Auch Shuaib (1991) berichtete über 5 Fälle, bei denen zuerst ein migränöser Infarkt diagnostiziert worden war, in der ausführlichen Durchuntersuchung jedoch Gefäßverschlüsse der extrakraniellen Arterien, Endokarditiden, eine hypoplastische A. basilaris bzw. eine arterielle Dissektion festgestellt wurden.

Obwohl in erster Linie über eine Assoziation von Migräne mit Aura mit ischämischen Infarkten berichtet wurde, wurden auch Fallberichte publiziert, bei denen bei vorbekannter Migräne ohne Aura der Verdacht auf einen migränösen Infarkt erhoben wurde (Schroth 1991).

Caplan (1991) berichtete über 9 Patienten mit Migräneattacken und Hirnstammdysfunktionen, 2 davon hatten eine Migräne ohne Aura. Es hatten jedoch nur 2 Patienten während des ischämischen Ereignisses eine Migräne mit Aura. Bei 6 dieser Patienten fanden sich pathologische Befunde in der zerebralen Angiographie inklusive Stenosen und auch Verschlüssen der A. basilaris, bei 3 Patienten konnte die Wiedereröffnung des Gefäßlumens dokumentiert werden. Caplan interpretierte dies dahingehend, dass die Basilaris- und Vertebralisverschlüsse eventuell einem Pseudoverschluss im Rahmen der Migräne entsprechen könnten, da die Gefäße während der Reangiographie wieder offen waren. Er interpretierte das Geschehen als Zirkulationsstörung im hinteren Kreislauf, die bei Migräne häufiger auftrete, nicht immer benigne sei und zu Hirnstamm- und Kleinhirninfarkten führen könne.

In einer prospektiven Untersuchung an 22 Patienten durch Rothrock et al. (1988), in welcher die Migränediagnose nach den Richtlinien des Ad hoc Committee der IHS (1962) gestellt wurde, wurde die Diagnose migränöser Infarkt gestellt, wenn eine positive Migräneanamnese bereits vor dem Infarkt bestand, eine typische Attacke zum Zeitpunkt des Infarkts auftrat und andere koexistente Risikofaktoren fehlten. 13 Patienten litten an einer Migräne mit Aura, 5 an einer Migräne ohne Aura, 5 hatten bereits davor einen migräneassoziierten Infarkt erlitten. Es fand sich bei den anschließenden Untersuchungen jedoch bei 4 Patienten eine Hypertonie, 20 rauchten, 3 nahmen orale Kontrazeptiva, einer litt an einer fraglichen vasospastischen Angina pectoris. Anhand der Angiographiebefunde wurde der Verdacht auf Vasospasmen erhoben, auch ein Zusammenhang mit Mitralklappenprolaps wurde diskutiert. Die Diagnose migränöser Infarkt wurde als Ausschlussdiagnose gesehen.

Zum Thema der spontanen Karotis- und Vertebralisdissektionen wurde in einer Untersuchung von Silbert et al. (1995) bei insgesamt 168 Patienten eine Kopfschmerzanamnese nach den Kriterien der IHS erhoben. Es fand sich kein sicherer Hinweis für gehäufte Dissektionen bei Migränikern und keine Risikoerhöhung betreffend zerebrale Insulte bei Dissektionen und positiver Migräneanamnese. Auch Mas et al. (1987) und Mokri et al. (1988) fanden keine sicheren Hinweise für einen Zusammenhang zwischen Migräne und Dissektionen der A. vertebralis.

2.2 Feldstudien

In einer konsekutiven Untersuchung von 1.000 Patienten mit erstmaligem ischämischem Infarkt (Bogousslavsky et al. 1988) wurde bei 26% der Patienten unter 45 Jahren eine positive Migräneanamnese erhoben, und 23% der Patienten hatten Kopfschmerzen bei Auftreten des Infarktes. Eine genauere Differenzierung der Kopfschmerzen erfolgte jedoch nicht. Die mögliche Assoziation von Migräne und Insult bei insgesamt 20 Patienten wird diskutiert.

In einer prospektiven, „community-based" Studie in Oxfordshire (Henrich et al. 1986) hatten unter 244 Patienten mit ischämischem Infarkt 18% eine positive Migräneanamnese (27 Migräne mit Aura, 17 Migräne ohne Aura). Die Diagnose Migräne wurde anhand von Interviews mit den Patienten und nach den Kriterien des Ad hoc Committee gestellt. Ein migränöser Infarkt wurde angenommen, wenn der Infarkt während oder knapp nach einer Migräneattacke auftrat. Bei 7 Patienten wurde ein migränöser Infarkt diagnostiziert, wobei 4 Patienten zusätzliche vaskuläre Risikofaktoren aufwiesen. Außerdem erlitten 2 Patienten die Migräneattacke erst nach der Manifestation des Infarktes. Es konnte kein Unterschied bezüglich des Vorliegens von Migräne mit oder ohne Aura und zerebralem Infarkt gefunden werden. (Die jährliche Inzidenz migränöser Infarkte wurde aufgrund der erhobenen Daten mit 3,36/100.000/Jahr angegeben. Nach Berücksichtigung zusätzlicher Risikofaktoren wurde sie aber auf 1,44/100.000/Jahr korrigiert.)

In einer weiteren Studie (Henrich und Horwitz 1989) wurden die Migräneanamnesen von 89 Patienten mit ischämischem Infarkt und von 178 hospitalisierten Kontrollpersonen ohne Infarkt verglichen. Es wurde bei Männern und Frauen mit Migräne mit und ohne Aura ein, jedoch nicht signifikant, erhöhtes Risiko für einen ischämischen Infarkt gegenüber Patienten ohne Migräne festgestellt. Männer mit Migräne mit Aura (in dieser Studie „klassische Migräne") hatten ein signifikant erhöhtes Risiko für einen Infarkt, insbesondere wenn andere vaskuläre Risikofaktoren fehlten. Bei Frauen erreichte dieser Zusammenhang keine Signifikanz.

Zwei Arbeiten aus den Siebzigerjahren boten erstmals kontrollierte Daten über die mögliche Assoziation von Migräne und ischämischem Infarkt (Collaborative Group 1975, Leviton 1974). Die Collaborative Group for the Study of Stroke in Women (1975) untersuchte 598 Patientinnen mit hämorrhagischem oder thromboembolischem Infarkt und zwei Kontrollgruppen, wobei die Migräneanamnese in persönlichen Interviews erhoben wurde. 34% der Fälle und 33% bzw. 24% aus den Kontrollgruppen hatten Migräne. Die Odds-Ratios für die Assoziation zwischen Migräne und allen Insulten waren 1,1 bei Vergleich mit der Spitalskontrollgruppe und 1,7 bei Vergleich mit der Kontrollgruppe aus der Nachbarschaft, woraus auf ein erhöhtes Risiko für einen Insult bei Migränepatientinnen geschlossen wurde. Ähnliche Ergebnisse fanden sich bei der Berechnung für die rein ischämischen Ereignisse. Einschränkend bei der Interpretation dieser Studie sind die fehlenden genauen Kriterien für Migräne und die geringe Teilnehmerinnenrate an den Interviews bei den Frauen mit Infarkt.

In einer Longitudinal- und Querschnittuntersuchung über die Assoziation von Migräne und Schlaganfall (Merikangas 1997) wurden im Rahmen des „First National Health and Nutritional Examination Survey" zwischen 1971 und 1974 Daten aus einem repräsentativen Sample der US-Bevölkerung gewonnen, ein standardisierter Fragebogen erhoben und standardisierte medizinische Untersuchungen durchgeführt. Von 1982 bis 1984 wurde eine Follow-up-Untersuchung durchgeführt. Bei der ersten Untersuchung wurde jedoch lediglich nach dem Vorhandensein allfälliger Kopfschmerzen und erst bei der Folgeuntersuchung dezidiert nach Migräne gefragt. Migräne wurde definiert als die Diagnose, die der untersuchende Arzt stellte. Ein Schlaganfall (es wurde nicht zwischen hämorrhagisch und ischämisch differenziert) wurde dann als solcher gewertet, wenn die Befragten einen solchen angaben. Die Zahl der Insulte war bei den Befragten mit Migräne höher als bei jenen ohne Migräne, wobei ein Trend dahingehend auffiel, dass Migräne Männer eher zu Insulten in jüngeren Jahren prädisponiert als Frauen, auch wenn Migräne insgesamt eher eine Rolle bei Insulten in jüngeren Jahren zu spielen scheint. Auffallend war, dass sowohl Kopfschmerzen allgemein als auch Migräne nach statistischer Korrektur für Alter und Geschlecht mit einem höheren Risiko für Insulte assoziiert waren. Ein erhöhtes Insultrisiko bei positiver Migräneanamnese konnte für alle Altersgruppen gefunden werden. Dagegen konnte kein sicherer Zusammenhang zwischen der Einnahme oraler Kontrazeptiva, Migräne und Insult gefunden werden, und es zeigte sich, dass die Assoziation zwischen Migräne und Insult überhaupt unabhängig von anderen Risikofaktoren war. Einschränkend war bei dieser Studie die mangelnde Überprüfbarkeit der Erfüllung einzelner Kriterien für Migräne nach den angewendeten Kriterien der IHS und dass die Diagnose Insult nur auf dem Selbstbericht der Befragten fußte. Des Weiteren konnte die Assoziation zwischen Kopfschmerzen im Allgemeinen und Insult nicht erklärt werden.

Als Teil der Physician's Health Study (Buring 1995) wurden mittels postalischer Befragung das Vorhandensein von Migräne und das Auftreten zerebraler ischämischer Infarkte erhoben. Von 22.000 Teilnehmern an der Studie litten 1.479 an Migräne. Migräniker und Migränikerinnen hatten statistisch ein höheres Risiko, einen Insult (hämorrhagisch oder ischämisch) zu erleiden. Es konnte kein erhöhtes Infarktrisiko in Zusammenhang mit anderen Kopfschmerzformen erhoben werden. Und es konnte kein signifikanter Unterschied bezüglich des Infarktrisikos gefunden werden, was die Absenz oder das Vorhandensein anderer vaskulärer Risikofaktoren betrifft. Zu berücksichtigen ist auch hier, dass Migräne nicht aufgrund spezifischer Kriterien diagnostiziert wurde und dass nicht zwischen Migräne mit und ohne Aura differenziert wurde.

Zufolge der Collaborative Study (1975) und auch laut Ergebnissen der WHO Collaborative Study (1996) erhöht die Einnahme oraler Kontrazeptiva das Risiko für einen ischämischen zerebralen Infarkt. Das relative Risiko für einen ischämischen Infarkt bei Frauen mit Migräne sei unabhängig von der Einnahme oraler Kontrazeptiva zweifach erhöht. Orale Kontrazeptiva und Migräne seien additive Risikofaktoren für einen Infarkt. In einer Fallkontrollstudie von Heinemann et al. (1997) wurde ein erhöhtes Infarktrisiko jedoch nur für die Einnahme oraler Kontrazeptiva der ersten Generation errechnet, nicht für jene der zweiten und dritten Generation. Auch die gepoolte Analyse zweier US-Studien ergab kein erhöhtes Risiko für einen ischämischen Infarkt in Zusammenhang mit der Einnahme niedrig dosierter oraler Kontrazeptiva (Schwartz et al. 1998).

2.3 Fallkontrollstudien

In einer Fallkontrollstudie von Tzourio et al. (1995) wurden 72 Frauen unter 45 Jahren, die zum ersten Mal einen ischämischen Infarkt erlitten hatten, mit 173 zufällig selektierten hospitalisierten Kontrollpersonen verglichen. Im Rahmen der ausführlichen Durchuntersuchung wurden als vaskuläre Risikofaktoren arterielle Dissektionen, Verschlüsse der A. carotis aus unbekannter Ursache, Karotisatherome, positive Antikardiolipin-Antikörper, eine essenzielle Thrombozytämie, paroxysmales Vorhofflimmern, eine Mitralklappenstenose, ein offenes Foramen ovale und atrioseptale Aneurysmen festgestellt. Die Migräneanamnese wurde von Neurologen anhand eines strukturierten Fragebogens nach den Kriterien der IHS erhoben. 33 Patientinnen litten an einer Migräne mit Aura, 10 an einer Migräne ohne Aura und in 29 Fällen lag keine Migräne vor. 60% der Infarktpatientinnen, aber nur 30% in der Kontrollgruppe litten an Migräne. Frauen mit Migräne hatten ein dreifach höheres Risiko, einen Infarkt zu erleiden, als jene ohne Migräne. Dabei war das Risiko bei Migräne mit Aura höher (Odds-Ratio 6,2) als bei Migräne ohne Aura (Odds-Ratio 3,0). Eine Zunahme dieses Risikos wurde unter der Einnahme oraler Kontrazeptiva sowie bei Raucherinnen beobachtet. Das absolute Risiko für Frauen mit Migräne wurde mit 19/100.000/Jahr berechnet. Es wird jedoch in Frage gestellt, ob dieses Risiko für alle Migränikerinnen gilt oder nur für eine Subgruppe, die eventuell koexistente vaskuläre Risikofaktoren aufweist. Ob die Patientinnen mit Migräne einen der vorher erwähnten pathologischen Befunde aufwiesen, wird nicht erwähnt.

In drei weiteren Fallkontrollstudien konnte ebenfalls ein erhöhtes Risiko für einen zerebralen Infarkt bei positiver Migräneanamnese konstatiert werden, mit einer Odds-Ratio jeweils um 3,0. Für Patienten mit Migräne mit Aura war das Risiko noch höher (Lidegaard 1995, Carolei et al. 1996, Donaghy et al. 1998).

Chang et al. (1999) untersuchten in einer Fallkontrollstudie 291 Frauen mit zerebralem Insult (86 erlitten einen ischämischem Infarkt, 150 eine Subarachnoidalblutung, 37 eine Parenchymblutung, 18 waren unklassifiziert) und 736 Kontrollpersonen. Unter den Insultpatientinnen litten 25% an Migräne, unter den Kontrollpersonen nur 13%. Bemerkenswert erscheint, dass 70% der Migränikerinnen an einer Migräne mit Aura litten. Die Insultpatientinnen wiesen signifikant öfter eine positive Familienanamnese für Migräne auf sowie eine Hypertonie in einer vorangegangenen Schwangerschaft. Unabhängig von der Migräne traten vaskuläre Risikofaktoren wie Hypertonie, Diabetes mellitus, Nikotinkonsum über 10 Zigaretten pro Tag und eine positive Familienanamnese für

Insulte unter 60 Jahren bei den Insultpatientinnen häufiger auf. Die persönliche positive Migräneanamnese ergab eine signifikant erhöhte Odds-Ratio für ischämische Infarkte, nicht jedoch für hämorrhagische Insulte. Es konnte kein Unterschied bezüglich Migräne mit oder ohne Aura berechnet werden. Für das signifikant erhöhte Risiko eines ischämischen wie auch eines hämorrhagischen Insultes bei positiver Familienanamnese für Migräne konnte keine Erklärung gefunden werden. Zusammenfassend wurde in dieser Studie ein dreifach erhöhtes Risiko für einen ischämischen Infarkt bei Frauen im Alter von 20–40 Jahren berechnet, wenn diese an Migräne litten. Weiters wurde eine signifikante Erhöhung des Infarktrisikos bei der Kombination Nikotinkonsum und Migräne gefunden. Für die Kombination der Einnahme oraler Kontrazeptiva oder Hypertonie mit Migräne erreichte die Risikoerhöhung keine Signifikanz. Erwähnenswert erscheint noch, dass in vielen Fällen Kopfschmerzen mit migräneartigen Komponenten dem Insult bis zu drei Tage vorangingen. Dies wurde dahingehend interpretiert, dass bis zu 40% der Insulte migränöse Insulte seien. Eine Unterscheidung in hämorrhagisch oder ischämisch wurde nicht getroffen, ebenso wenig wurde eine genaue Diagnostik bezüglich der Kopfschmerzart angegeben.

3 Diskussion

Bereits in Arbeiten aus den Sechziger- und Siebzigerjahren wurde ein Zusammenhang zwischen Migräne und zerebralem Infarkt postuliert, wobei die Autoren sich großteils auf Fallberichte stützten (Reisner 1977, Levine und Swanson 1969).

Wir möchten hier nochmals zwischen migränösem Infarkt und Zusammenhängen zwischen Migräne und zerebralem Infarkt unterscheiden:

Für die Diagnose des migränösen Infarktes fordert die IHS-Klassifikation (1988) das Fehlen vaskulärer Risikofaktoren, die eine eingehende Durchuntersuchung der Patienten notwendig macht (Mas et al. 1986, Shuaib 1991, Welsh 1990, Rothrock 1988). In diesem Zusammenhang wurde in Fallberichten wiederholt der Verdacht auf passagere Vasospasmen im Zuge einer Migräneattacke geäußert (Gomez et al. 1991, Schroth 1991, Caplan 1991, Silbert et al. 1995, Mas et al. 1987, Mokri et al. 1988), auch auf gehäufte Gefäßdissektionen. Gesicherte Daten oder kontrollierte Studien liegen unseres Wissens aber nicht vor. Insgesamt scheint ein migränöser Infarkt im engeren Sinn nach Ausschluss aller anderen vaskulären Risikofaktoren sehr selten vorzukommen. Meist handelt es sich um zufällige Koinzidenzen bzw. um ein eventuelles Kausalitätsbedürfnis.

Bezüglich des Zusammenwirkens von positiver Migräneanamnese mit gesicherten vaskulären Risikofaktoren bei einem ischämischem Infarkt liegen sehr unterschiedliche Ergebnisse vor. So wurde einerseits ein erhöhtes Infarktrisiko bei Migränikern als unabhängig von vaskulären Risikofaktoren beschrieben (Merikangas 1997, Buring et al. 1995, Henrich und Horwitz 1989).

Im Gegensatz dazu schien das Infarktrisiko unter der Einnahme oraler Kontrazeptiva und positiver Migräneanamnese erhöht (Collaborative Group 1975, WHO 1996, Tzourio et al. 1995), ebenso bei der Kombination Nikotinkonsum und Migräne (Tzourio et al. 1995, Chang et al. 1999). Bousser (1998) warnt sogar eindrücklich vor der Kombination von Nikotinkonsum und der Einnahme oraler Kontrazeptiva bei Migränikerinnen. Andere Autoren sehen das vaskuläre Risiko bei der Einnahme niedrig dosierter oraler Kontrazeptiva als geringer an als bei der Einnahme hoch dosierter oraler Kontrazeptiva (Heinemann et al. 1997, WHO 1996) bzw. fanden kein erhöhtes vaskuläres Risiko bei der Einnahme niedrig dosierter oraler Kontrazeptiva (Schwartz et al. 1998).

Eine Schwierigkeit in der Beurteilung der vorliegenden Studien ergibt sich weiters daraus, dass praktisch alle Studien methodisch nicht zwischen migränösem Infarkt und Infarkt bei positiver Migräneanamnese ohne Migräne zum Zeitpunkt des ischämischen Geschehens unterscheiden. Weitere Einschränkungen ergeben sich aus der mangelnden Differenzierung der Kopfschmerzarten (Bogousslavsky et al. 1988, Collaborative Group 1975, Buring et al. 1995) sowie der Insultarten (Merikangas 1997) sowie der unterschiedlichen Definition des Kontrazeptivagebrauches. Auch die Methoden der statistischen Aufarbeitung der Befragung (z. T. telefonisch etc.), die Auswahl der Probanden und der exakten Migränedefinition sind anfechtbar. In der Arbeit von Chang (1999) wurde z. B. ein signifikanter Zusammenhang zwischen Migräne und hämorrhagischem Infarkt gefunden, was letztlich als nicht relevantes statistisches Zufallsergebnis gewertet wurde.

Eine klare Gliederung über die möglichen Zusammenhänge zwischen Migräne und ischämischem Infarkt gibt Welsh (1990, 1994). Er unterscheidet erstens *koexistierende Migräne und Infarkt*, wobei ein klar definiertes Infarktereignis zeitlich unabhängig von einer typischen Migräneattacke auftritt. Er lässt offen, ob Migräne dabei einen Risikofaktor darstellt. Zweitens beschreibt er einen *Infarkt mit den klinischen Symptomen einer Migräne*, wobei einerseits eine symptomatische Migräne vorliegen kann, andererseits eine so genannte Migräne-Mimikry. Drittens kann ein *migränöser Infarkt* nach der Definition der IHS (Tabelle 1) eingetreten sein, und der Autor ergänzt, es können dabei auch andere Risikofaktoren für einen Infarkt vorliegen, die nicht die Ursache des Infarktes sind. Und viertens gibt es eine unklare Klassifikation, da viele so genannte *migräne-assoziierte Infarkte* nicht eindeutig kategorisiert werden könnten. Hierunter zählt Welsh auch den Fall eines Infarktes bei bekannter Migräne ohne Aura, da dieser in der IHS-Klassifikation nicht enthalten ist. Für Welsh stellt sich in diesem Zusammenhang die Frage, ob nicht die Migräne ohne Aura denselben pathogenetischen Mechanismen unterliegt wie die Migräne mit Aura.

Insgesamt scheint ein erhöhtes Infarktrisiko vorzuliegen, wenn eine Migräne mit Aura vorhanden ist (Tzourio 1995, Henrich und Horwitz 1989, Lidegaard 1995, Carolei et al. 1996, Donaghy et al. 1998). Für die Migräne ohne Aura wurde eine Assoziation mit zerebralen Infarkten oft bezweifelt (Ganji et al. 1992), obwohl Fallberichte (Schroth 1991, Welsh 1990) und auch Fallkontrollstudien auf Zusammenhänge zwischen Migräne ohne Aura und Infarkt hinwiesen (Rothrock 1988, Henrich et al. 1986, Lidegaard 1995, Carolei et al. 1996, Donaghy 1998).

Migräne ist ein vor allem im jüngeren und mittleren Lebensalter sehr häufig auftretendes Leiden. Zerebrale ischämische Infarkte sind eine mit zunehmendem Alter vermehrt auftretende Erkrankung, wobei aber das Auftreten juveniler Infarkte nicht unterschätzt werden darf. Und das Interesse für den möglichen Zusammenhang von Migräne und Infarkten konzentriert sich vor allem auf diese juvenilen Infarkte.

Die relevante Frage, die aus dem postulierten Zusammenhang zwischen positiver Migräneanamnese und zerebralem Infarkt erwächst, ist jene nach therapeutischen oder prophylaktischen Konsequenzen. In den Arbeiten von Tzourio (1995) und Bousser (1999) wird dabei vor allem auf die Situation junger Frauen eingegangen: Da das absolute Risiko, einen zerebralen Infarkt zu erleiden, nach wie vor gering ist, wird eine Prophylaxe oder der Verzicht auf orale Kontrazeptiva mit niedrigem Östrogengehalt nicht für notwendig erachtet. Beachtet werden sollte jedoch, dass möglichst keine weiteren vaskulären Risikofaktoren wie Hypertonie, Nikotinkonsum, Diabetes mellitus oder familiäre Gerinnungsstörungen vorliegen. Patientinnen mit Migräne mit Aura sollte von Nikotinkonsum unbedingt abgeraten werden. Bousser (1999) hält eine eventuelle Prophylaxe mit Acetylsalicylsäure bei Migräne mit Aura und häufigen Attacken für angezeigt. Sie rät von vasokonstriktorischen Medikamenten wie Dihydroergotamin oder Triptanen bei Migräne mit Aura ab.

Literatur

Bantheson JD (1984) Transient and persistent neurological manifestations of migraine. Stroke 15: 383–386

Bogousslavsky J, Regli F (1987) Ischemic stroke in adults younger than 30 years of age: causes and prognosis. Arch Neurol 44: 479–482

Bogousslavsky J, van Melle G, Regli F (1988) The Lausanne Stroke Registry: analysis of 1000 consecutive patients with first stroke. Stroke 19: 1083–1092

Bonita R, Stewart A, Beaglehole R (1990) International trends in stroke mortality: 1970–1985. Stroke 21: 989–992

Bousser MG (1998) Migraine, female hormones, and stroke. Cephalalgia 18: 373

Bousser MG (1999) Migraine, female hormones, and stroke. Cephalalgia 19: 75–79

Bousser MG, Baron JC, Chiras J (1985) Ischemic stroke and migraine. Neuroradiology 27: 583–587

Breslau N, Davis GC, Andreski P (1991) Migraine, psychiatric disorders, and suicide attempts: an epidemiologic study of young adults. Psychiatry Res 37: 11–23

Buring JE, Hebert P, Romera J et al (1995) Migraine and the subsequent risk of stroke in the Physician's Health Study. Arch Neurol 52: 129–134

Caplan L (1991) Migraine and vertebrobasilar ischemia. Neurology 41: 55–61

Carolei A, Marini C, De Matteis G and the Italian National Research Council study group on stroke in the young (1996) History of migraine and risk of cerebral ischaemia in adults. Lancet 347: 1503–1506

Chancellor AM, Cull RE, Kilpatrick DC, Warlow CP (1991) Neurological disease associated with anticardiolipin antibodies in patients without systemic lupus erythematodes: clinical and immunological features. J Neurol 238: 401–407

Chang CL, Donaghy M, Poulter N, and World Health Organisation Collaborative Study of Cardiovascular Disease and Steroid Hormone Contraception (1999) Migraine and stroke in young women: case control study. BMJ 318: 13–18

Collaborative Group for the Study of Stroke in Young Women (1975) Oral contraceptives and stroke in young women. JAMA 231: 718–722

Connor RC (1962) Complicated migraine: a study of permanent neurological and visual defects caused by migraine. Lancet ii: 1072–1075

D'Andrea G, Toldo M, Cortelazzo S, et al (1982) Platelet acitivity in migraine. Headache 22: 207–212

Donaghy M, Chang CL, Poulter N (1998) Migraine and stroke in young women: a case-control study. Ann Neurol 44: 442

Ganji S, William W, Furlow J (1992) Bilateral oocipital lobe infarction in acute migraine: clinical, neuropysiological and neuroradiological study. Headache 32: 360–365

Gomez CR, Gomez SM, Puricelli MS, Malik MM (1991) Transcranial Doppler in reversible migrainous vasospasm causing cerebellar infarction: report of a case. Angiology 42/2: 152–156

Gupta VK (1996) Migrainous stroke: are antiphospholipid antibodies pathogenetic, a biological epiphenomenon, or an incidental laboratory alteration? Eur Neurol 36: 110–111

Heinemann LA, Lewis MA, Thorogood M, et al (1997) Case-control study of oral contraceptives and risk of thromboembolic stroke: results from the international study on oral contraceptives and health of young women. BMJ 315 (7121): 1502–1504

Henrich JB, Horwitz RI (1989) A controlled study of ischemic stroke risk in migraine patients. J Clin Epidemiol 42: 773–780

Henrich JB, Sandercock PAG, Warlow CP, et al (1986) Stroke and migraine in the Oxfordshire Community Stroke Project. J Neurol 233: 257–262

Hering R, Couturier EG, Steiner TH (1991) Vascular headache and the anticardiolipin antibodies. Letter to editor. Stroke 22/3: 414–415

Kittner SJ, McCarer RJ, Sherwin RW, et al (1993) Black-white differences of stroke in young adults. Stroke 24 [Suppl 1]: 113–115

Lauritzen M, Olsen TS, Lassen NA, Paulson OB (1983) Changes in regional cerebral blood flow during the course of classic migraine attacks. Ann Neurol 13: 633–641

Leno C, Berciano J, Combarros O, et al (1993) A prospective study of stroke in young adults in Cantabria, Spain. Stroke 24: 792–795

Levine J, Swanson PD (1969) Nonatherosclerotic causes of stroke. Ann Intern Med 70: 807–816

Lidegaard O (1995) Oral contraceptives, pregnancy and the risk of cerebral thromboembolism: the influence of diabetes, hypertension, migraine and previous thrombotic disease. Br J Obstet Gynecol 102: 153–159

Mas Jl, Baron JC, Bousser MG, Chiras J (1986) Stroke, migraine and intracranial aneurysma: a case report. Stroke 17: 1019–1022

Mas JL, Bousser MG, Hasboun D, Laplane D (1987) Extracranial vertebral artery dissection: a review of 13 cases. Stroke 18: 1037–1047

Merikangas KR, Fenton BT, Shou Hsia Cheng, et al (1997) Association between migraine and stroke in a large-scale epidemiological study of the United States. Arch Neurol 54: 362–368

Mokri B, Houser OW, Sandok BA, Piepgras DG (1988) Spontaneous dissections of the vertebral arteries. Neurology 38: 880–885

Rasmussen BK, Jensen R, Schroll M, Olesen J (1991) Epidemiology of headache in a general population – a prevalence study. J Clin Epidmiol 44: 1147–1157

Reisner H (1977) Hormonelle Antikonzeptiva und Gefäßerkrankungen. Ärztliche Praxis 24: 1176–1181

Ries S, Steinke W, Neff W, Schindlmayr C, et al (1996) Ischemia induced migraine from paradoxical cardioembolic stroke. Eur Neurol 36: 76–78

Rothrock JF, Walicke P, Swenson MR, et al (1988) Migrainous stroke. Arch Neurol 45: 63–67

Samin LC, Methew T (1993) Severe diffuse intracranial vasospasm as a cause of extensive migrainous cerebral infarction. Cephalalgia 13: 289–292

Schroth S, Tenner S (1991) When migraine is more than a headache. Stroke in a young patient. Postgraduate Medicine 89: 87–89

Schwarz SM, Petitti DB, Siscovick DS, et al (1998) Stroke and use of low-dose oral contraceptives in young women. A pooled analysis of two US-studies. Stroke 29: 2277–2284

Shah AB, Coull BM, Beamer NB (1983) In vivo platelet activation and strokes in young adults with migraine. Neurology 33: 206

Shuaib A (1991) Stroke from other etiologies masquerading as migraine-stroke. Stroke 22: 1068–1074

Silbert PL, Mokri B, Schievink WI (1995) Headache and neck pain in spontaneous carotid and vertebral artery dissection. Neurology 45: 1517–1522

Silvestrini M (1996) Migrainous stroke and antiphospholipid antibodies: are they pathogenetically linked? Eur Neurol 36: 124

Silvestrini M, Cupini LM, DeSimone R, Vernardi G (1993) Migraine in patients with stroke and antiphospholipid antibodies. Headache 33: 421–426

Sudlow CLM, Warlow CP for the International Stroke Incidence Collaboration (1997) Comparable studies of the incidence of stroke and its pathological types: results from an international collaboration. International Stroke Incidence Collaboration. Stroke 28/3: 491–499

The Antiphospholipid Antibodies and Stroke Study Group (APASS) (1992) The association of anticardiolipin antibodies with first ischemic stroke: a multicentre case-control study. Stroke 23: 161

Tietjen GE, Levine SR, Braun E, Welch KMA (1993) Factors that predict antiphospholipid immunoreactivity in young people with transient focal neurological events. Arch Neurol 59: 833–836

Tzourio C, Tehindrazanarivelo A, Iglesias S, et al (1995) Case-control study of migraine and risk of ischaemic stroke in young women. BMJ 310: 830–833

Welsh KMA (1994) Relationship of stroke and migraine. Neurology 44 [Suppl 7]: S 33–36

Welsh KMA, Levine SR (1990) Migraine-related stroke in the context of the International Headache Society Classification of Head Pain. Arch Neurol 47: 458–462

WHO Collaborative Group of Cardiovascular Disease and Steroid Hormone Contraception (1996) Ischemic stroke and combined oral contraceptives: results of an international, multicentre, case-control study. Lancet 348: 498–505

World Health Organization Collaborative Study of Cardiovascular Disease and Steroid Hormone Contraception (1996) Haemorrhagic stroke, overall stroke risk and combined oral contraceptives: results of an international, multicentre, case-control study. Lancet 348: 505–510

V. Clusterkopfschmerz

Marion Vigl

1 Definition und Epidemiologie

1.1 Definition

Der Clusterkopfschmerz wird nach den Kriterien der International Headache Society wie folgt definiert (Tabelle 1):

Tabelle 1. Clusterkopfschmerz

Schmerzdauer:	15–180 min
Schmerzcharakteristika:	einseitig, sehr stark fronto-orbito-temporal
Begleitphänomene:	Konjunktivale Injektion, Gesichtsrötung
(mind. eines)	Lakrimation
	Kongestion der Nase
	Rhinorrhö
	Schwitzen im Bereich der Stirn und des Gesichtes
	Miose
	Ptose
	Lidödem
Ausschluss symptomatischer KS	
Neurologischer Befund unauffällig	

Der Clusterkopfschmerz ist ein relativ klar definiertes Kopfschmerzsyndrom, dessen Beschreibung bereits vor Hunderten von Jahren erfolgte (in einem Schriftstück von Gerhard van Swieten aus dem Jahr 1745) (Isler 1993).

Als eigenständiges Schmerzsyndrom wurde der Clusterkopfschmerz jedoch erst in diesem Jahrhundert erkannt, wobei im Laufe der Zeit viele Begriffe hierfür verwendet wurden:

Erythroprosopalgie Bing, ziliare oder migränöse Neuralgie nach Harris, Erythromelalgie, Horton-Syndrom, Histamin-Kopfschmerz, Petrosus-Neuralgie nach Gardner, Neuralgie des Ganglion sphenopalatinum, Vidianus-Neuralgie, Sluder-Neuralgie, Hemicrania periodica neuralgiformis.

1.2 Epidemiologie

Der Clusterkopfschmerz gehört verglichen mit den anderen primären Kopfschmerzarten wie Migräne oder Spannungskopfschmerz zu den eher selteneren idiopathischen Kopfschmerzarten.

Die Prävalenz des Clusterkopfschmerzes beträgt 0,07–0,09% (Ekbom et al. 1978, D'Alessandro et al. 1996).

In einer amerikanischen Inzidenzstudie (Swanson et al. 1994) ergab sich ein Wert von 15,6 pro 100.000 Personen pro Jahr für Männer und 4,0 pro 100.000 Personen pro Jahr für Frauen (durchschnittliche Inzidenz von 9,8 pro 100.000 Personen).

Es findet sich somit beim Clusterkopfschmerz als einziger Form der primären Kopfschmerzarten ein deutliches Überwiegen bei Männern mit einem Verhältnis Männer zu Frauen von 5–7:1, wobei jedoch eine merklich progrediente Abnahme dieser Überrepräsentation im Laufe der letzten Jahrzehnte beobachtet werden konnte (Manzoni 1998).

Inwieweit kulturelle Unterschiede eine Rolle beim Clusterkopfschmerz spielen, ist nicht ausreichend bekannt, eine höhere Prävalenz in der amerikanischen farbigen Bevölkerung und hier wiederum eine geringere Geschlechterdifferenz (Männer zu Frauen = 3:1) wurde von mehreren amerikanischen Autoren (insb. Kudrow 1980) beobachtet.

Eine familiäre Häufung des Clusterkopfschmerzes ist selten; eine positive Familienanamnese findet sich bei 1,9–6,7% der Patienten (Kudrow 1994) mit einem 14fach erhöhten Risiko für Clusterkopfschmerz unter Verwandten ersten Grades von Cluster-Patienten (Russel et al. 1995a).

Das typische Erkrankungsalter liegt zwischen dem 20. und 40. Lebensjahr mit einem Gipfel für die Erstmanifestation zwischen dem 27. und 31. Lebensjahr (ungefähr 10 Jahre später als bei der Migräne), das Auftreten im Kindes- bzw. frühen Jugendalter bleibt eine seltene Ausnahme.

2 Symptomatik

2.1 Klinisches Bild

Der Clusterkopfschmerz wird häufig fehldiagnostiziert, obwohl der stereotype Ablauf bzw. die typische Symptomatik eine Diagnosestellung bereits aufgrund der Anamnese des Patienten erlauben würde. Die Diagnosekriterien der IHS sind in Tabelle 1 zusammengefasst.

Die einzelne Clusterattacke besteht aus einem heftigen, streng einseitig lokalisierten Schmerz mit P. m. orbital, supraorbital und/oder temporal, wobei der Schmerz auch in andere Bereiche (z. B. Stirn, Ober- und Unterkiefer, Rachen, selten auch Hals oder Schulter) ausstrahlen kann.

Es besteht eine Seitenkonstanz der Attacken: Üblicherweise tritt der Schmerz innerhalb einer Clusterperiode immer auf derselben Seite auf, ein Seitenwechsel von einer Periode auf die andere ist eine Rarität, ein simultanes Vorkommen auf beiden Seiten während einer Attacke ist bisher nicht mit Sicherheit beobachtet worden.

Die Attacke beginnt unvermittelt, erreicht innerhalb kurzer Zeit (max. 10 min) ihr Schmerzmaximum und dauert durchschnittlich unbehandelt 30 bis 90 min (15–180 min) an.

Der Schmerz wird als bohrend, stechend und in den meisten Fällen als unerträglich beschrieben, Aussagen wie „ein glühendes, bohrendes Messer im Gehirn", „ein Schmerz, so stark, dass ich in diesem Moment lieber sterben würde", „schlimmer als jeder zuvor erlebte Schmerz – z. B. Nierenkolik oder bei Frauen Geburt" fallen oft in Patienteninterviews. Auf der VAS-Skala werden regelmäßig Werte von 8–10 angeführt, wenn es auch gelegentlich mitigierte bzw. abortive Anfälle gibt (insbesondere während der prophylaktischen Therapie).

Die Patienten sind während einer Attacke äußerst unruhig, motorisch angetrieben, „agitiert", gelegentlich bis hin zu Selbstverletzungen, sie laufen umher, wippen in sitzender Position mit vornübergebeugtem Oberkörper, schlagen den Kopf gegen die Tischplatte oder gegen die Wand usw. Diese motorische Unruhe steht in einem deutlichen Gegensatz zum Ruhebedürfnis der Migränepatienten.

Obligat besteht ipsilateral zum Schmerz mindestens eines, meist jedoch mehrere der folgenden Begleitsymptome: konjunktivale Injektion, Gesichtsrötung, Lakrimation, Kongestion der Nase, Rhinorrhö, partielles Horner-Syndrom mit Miose und Ptose, lokales Schwitzen (Stirn/Gesicht), Lidödem.

Übelkeit und/oder Erbrechen kommen im Unterschied zur Migräne nur selten vor, während Photo- und Phonophobie zwar keine diagnostischen, aber nicht zu vernachlässigbare Begleiterscheinungen sind. In einer aktuellen Studie (Vingen et al. 1998) wurde vor allem eine deutlich erhöhte Lichtempfindlichkeit während der gesamten Clusterperiode im Vergleich zur Lichtempfindlichkeit während der Remissionszeiten festgestellt und dies in einen fraglichen Zusammenhang mit den zyklischen Veränderungen (insbesondere den erniedrigten Melatoninspiegeln während einer Periode) gebracht.

An einzelnen Fallbeispielen wird von Raimondi (1999) das seltene Auftreten von Prodromalsymptomen i. S. von Parästhesien, Stimmungsschwankungen oder unspezifischen Sensationen im Augenbereich einige Tage vor Beginn einer Clusterperiode beschrieben mit der dadurch gegebenen Möglichkeit eines früheren Therapiebeginnes.

Ein weiteres typisches Merkmal des Clusterkopfschmerzes besteht in der *tageszeitlichen Bindung* der einzelnen Attacken, d. h. bei der Mehrzahl der Patienten treten die Attacken in regelmäßigen Abständen, oft auf die Minute genau auf, ein Großteil der Attacken aus dem Schlaf oder einer Ruhephase heraus (75% zwischen 21 und 10 Uhr), manchmal auch mit einer Häufung am frühen Nachmittag, insbesondere in Urlaub oder Freizeit.

Auffallend ist auch die *jahreszeitliche Bindung* der Clusterperioden mit einem gehäuften Auftreten im Frühjahr und Herbst, ein Umstand, welcher u. a. zur Annahme eines chronobiologischen Pathomechanismus geführt hat.

2.2 Auslöser

Verschiedenste Substanzen können Clusterattacken auslösen, die bekanntesten sind Alkohol, Histamin, Nitroglyzerin, Lösungsmittel, Benzin, wobei dies interessanterweise nur während der aktiven Clusterperiode zutrifft und sich die Patienten während der Remissionsphasen den Triggersubstanzen meist problemlos aussetzen können. Alkohol löst die Attacken meist dosisabhängig aus: Während einerseits meist schon kleinste Mengen von Alkohol verlässlich Attacken triggern können, wirkt andererseits die Einnahme größerer Mengen nicht als Auslösefaktor, sondern in den meisten Fällen sogar protektiv.

Weiters wurde eine erhöhte Auslösbarkeit von Attacken ab Höhen von 1.500 Meter beobachtet, z. B. beim Schifahren oder Flügen.

Ähnlich wie bei der Migräne wurde eine deutlich niederere Attackenfrequenz während der Schwangerschaft beschrieben sowie die Erstmanifestation bzw. Triggerung nach Einnahme von oralen Kontrazeptiva (Brand et al. 1991).

2.3 Verlauf

Man unterscheidet prinzipiell zwischen einem episodischen (Clusterperioden in der Dauer von 7 Tagen bis zu 1 Jahr; schmerzfreie Intervalle von min. 14 Tagen) und einem chronischen (Attacken länger als 1 Jahr ohne Remissionsphasen von min. 14 Tagen) Clusterkopfschmerz, wobei bei letzterem eine primär oder sekundär chronische Verlaufsform differenziert werden muss.

Die einzelnen Attacken treten beim episodischen Clusterkopfschmerz mit einer durchschnittlichen Frequenz von 2–3 pro Tag in Serien auf (so genannte Clusterperioden), die Wochen oder Monate, in der Hälfte der Fälle 20–30 Tage andauern. 80% der Patienten weisen eine konstante Periodendauer auf.

Die dazwischenliegenden attackenfreien Remissionszeiten dauern üblicherweise Monate bis Jahre, in annähernd einem Fünftel der Fälle länger als 3 Jahre (Sjaastadt 1982).

Aus einer italienischen Verlaufsstudie über zehn Jahre an 189 Patienten von Manzoni et al. (1991) ergeben sich folgende Beobachtungen:

80,7% der episodischen Verläufe behalten diese Form über 10 Jahre bei, in 12,9% der Fälle entwickelt sich eine chronische und in 6,4% eine gemischte Form.

Chronische Formen bleiben dies zu 52,4%, entwickeln immerhin zu 32,6% eine sekundär episodische und zu 14,3% eine gemischte Verlaufsform.

Nach Manzoni ist somit die Prognose der chronischen Form besser als bisher angenommen, da in einem relativ hohen Prozentsatz durch medikamentöse Maßnahmen eine Umwandlung in eine episodische Form möglich ist; der episodische Clusterkopfschmerz hingegen würde tendenziell von Jahr zu Jahr eher zunehmen; als ungünstige Faktoren seien eine späte Erstmanifestation, weibliches Geschlecht sowie ein episodischer Verlauf über mehr als 20 Jahre zu werten.

3 Pathophysiologie

Die Ätiopathogenese des Clusterkopfschmerzes ist bislang in Details weitgehend unbekannt bzw. spekulativ. Es dürften sowohl periphere neurogene Entzündungsprozesse (Hardebo 1994) als auch zentrale autonome Regulationsstörungen eine Rolle spielen.

Das Schmerzmaximum beim Clusterkopfschmerz befindet sich stets peri- bzw. retroorbital, dem sensorischen Innervationsgebiet des N. ophthalmicus (V1) sowie des N. petrosus superficialis major (sensorische Innervation der Arteria carotis interna) entsprechend.

Phlebographische, angiographische und SPECT-Untersuchungen ergaben Hinweise auf einen entzündlichen Prozess im Bereich der V. ophthalmica superior und des Sinus cavernosus mit Passagehindernis im ipsilateralen oberen und unteren Sinus petrosus während der Clusterperioden (Gawel et al. 1990, Hannerz 1991).

All diese Veränderungen sind während der Remissionsphasen nicht mehr nachweisbar und könnten gemeinsam mit dem ausgezeichneten Ansprechen des Clusterkopfschmerzes auf eine hochdosierte Kortisontherapie für die Hypothese einer periodisch auftretenden aseptischen, perivaskulären Entzündung im Bereich des Sinus cavernosus und benachbarter Strukturen sprechen.

Durch den Sinus cavernosus ziehen neben den oben erwähnten sensorischen Nerven auch sympathische (aus dem Ganglion cervicale superior über ACI und ACE) sowie parasympathische Fasern (N. petrosus profundus aus Ganglion sphenopalatinum sowie aus Mikroganglien), womit zumindest zum Teil sowohl die sympathische Dysfunktion i. S. der Ptose, Miose und vermehrtem Schwitzen als auch die parasympathische Überinnervation mit Lakrimation, konjunktivaler Injektion, Rhinorrhö und nasaler Kongestion erklärbar wäre.

Mit diesen Beobachtungen allein ergäbe sich jedoch noch kein ausreichendes Erklärungsmodell für die chronobiologischen Besonderheiten des Clusterkopfschmerzes. Eine wesentlich größere Bedeutung bei den Entstehungsmechanismen steht somit wohl einer zentralen Genese zu. Es dürfte sich dabei um eine neuroendokrine Dysfunktion der hypothalamisch-hypophysär-adrenalen Achse handeln (Kudrow 1994).

Neben Regulationsstörungen verschiedenster hypophysärer Hormone wurde in mehreren Studien eine basale Aktivitätsminderung des sympathischen Nervensystems während der Clusterperiode postuliert (Schrittmatter et al. 1996).

Eine nicht unwesentliche Rolle dürfte dem Melatonin zukommen: Es fanden sich Hinweise, dass bei Cluster-Patienten möglicherweise die durchschnittliche Melatonin-Jahreskonzentration erniedrigt sein könnte, vereinzelt wurde ein erniedrigter bzw. verzögerter Melatoninanstieg in den Nachtstunden während der Clusterperioden gefunden (Waldenlind et al. 1987, Leone und Bussone 1993). Da die Melatonin-Produktion über einen endogenen Zeitgeber in Abhängigkeit von Außenfaktoren, insbesondere Tageslicht und Schlafphase, über norepinephrin-retino-hypothalamische Bahnen moduliert wird, liegt offenbar beim Clusterkopfschmerz eine verminderte Reaktion auf diverse externe und interne Stressoren vor (Wessely 1997).

Eine weitere aktuelle Studie, in welcher mittels Positronenemissionstomographie (PET) der regionale zerebrale Blutstrom während Clusterattacken gemessen wurde, unterstützt die Theorie einer zentralnervösen Dysfunktion in der Hypothalamusregion: Es zeigte sich eine Aktivierung des inferioren ipsilateralen Hypothalamus, des venteroposterioren kontralateralen Thalamus, des vorderen Cingulums und in bilateralen Inselbereichen. Diese Aktivierung konnte im schmerzfreien Intervall bzw. bei der Kontrollgruppe nicht gemessen werden (May et al. 1998).

4 Therapie

Die Therapie des Clusterkopfschmerzes besteht einerseits aus einer Akuttherapie zur Attackenkupierung sowie andererseits aus einer prophylaktischen Therapie zur Unterbrechung der Clusterperiode.

Im Unterschied zur Migräne sollte beim Clusterkopfschmerz aufgrund der hohen Frequenz und ausgeprägten Intensität der einzelnen Attacken stets eine Kombination aus beiden erfolgen.

Bei therapieresistentem Clusterkopfschmerz kann gegebenenfalls die Möglichkeit einer neurochirurgischen Schmerztherapie wie z. B. die Ausschaltung des Ganglion sphenopalatinum oder die Thermokoagulation des Ganglion trigeminale Gasseri überlegt werden.

Alternative Heilverfahren und psychotherapeutische Maßnahmen sind als Therapieformen des Clusterkopfschmerzes wirkungslos.

Mögliche Therapiefehler bestehen in einer falschen Diagnose, einer falschen Medikamentenwahl (z. B. NSAR, Betablocker), ihr Einsatz zum falschen Zeitpunkt (z. B. Sauerstoff) oder der Nichtverordnung von prophylaktischen Maßnahmen (Wessely und Klingler 1998).

4.1 Therapie der Attacke

4.1.1 Sauerstoffinhalation

Die Inhalation von reinem *Sauerstoff* wurde erstmals von Horton (1956) als Attackenkupierung des Clusterkopfschmerzes angewandt.

Wird 100%iger Sauerstoff über eine Gesichtsmaske mit einer Flussrate von 7(–10)l/min für die Dauer von 15–20 min eingeatmet, so wird damit bei annähernd 70% der Patienten Schmerzfreiheit erzielt, dies meist innerhalb von 5 Minuten (Kudrow 1981, Fogan 1985).

Tabelle 2. Attackenkupierung

- Sauerstoffinhalation
- Sumatriptan
- Dihydroergotamin
- Ergotamintartrat
- Lokale Maßnahmen

Der Patient sollte sitzen, nicht hyperventilieren und eine Gesichtsmaske (keine Nasenkanüle) verwenden.

Laut Igarashi et al. (1991) sei eine bessere Effizienz gegeben, wenn der Sauerstoff erst am Schmerzmaximum und nicht wie bis dahin postuliert sofort zu Beginn einer Attacke appliziert wird.

In den meisten europäischen Ländern besteht die Möglichkeit, dem Patienten eine transportable Sauerstoffflasche für zu Hause zu verordnen, es sollte allerdings zuvor das therapeutische Ansprechen auf Sauerstoff individuell geprüft werden.

4.1.2 Sumatriptan

Sumatriptan ist ein selektiver 5-HT1-Rezeptor-Agonist. In einer Verlaufsstudie über drei Monate fanden Ekbom et al. (1995), dass die längerfristige subkutane Gabe von 6 mg Sumatriptan mittels Autoinjektor eine effektive und bei Beachtung von Kontraindikationen (siehe Kapitel Migräne) eine gut verträgliche Akuttherapie des Clusterkopfschmerzes sei; in 96% der behandelten Attacken kam es zu einer deutlichen Schmerzlinderung (von massiven bzw. starken Kopfschmerzen zu diskreten oder völliger Schmerzfreiheit), es fand sich kein Hinweis für die Entwicklung einer Tachyphylaxie, einer verzögerten Ansprechbarkeit oder einer Frequenzzunahme der Attacken bei längerfristiger Anwendung.

Eine Maximaldosis von 2 x 6 mg s.c. innerhalb von 24 Stunden sollte theoretisch nicht überschritten werden, eine Begrenzung auf 4 Tage pro Woche wird empfohlen. In der Praxis werden diese Vorgaben oft deutlich übertroffen und gut toleriert. Da oft nur kurze Zeit (wenige Tage bis Wochen) erforderlich, scheinen uns auch höhere Dosen verträglich (aber EKG- und RR-Kontrollen).

Die orale Gabe von Sumatriptan zur Attackenkupierung ist wegen des Zeitfaktors ungeeignet, kann jedoch evtl. zur Kurzzeitprophylaxe bei häufiger Attackenfrequenz angewandt werden (einige Tage regelmäßig 150–300 mg/d).

Die Anwendungsform als Nasal-Spray zeigte eine geringere Effizienz im Vergleich zur Subkutangabe (Hardebo und Dahlöf 1998).

4.1.3 Dihydroergotamin

Dihydroergotamin gehört zur Gruppe der Secale-Alkaloide und kann subkutan, intramuskulär, evtl. als Kurzinfusion langsam (1 mg) oder als Nasal-Spray verabreicht werden. Vor der i.v.-Gabe wird die Verabreichung eines Antiemetikums (i.v.) empfohlen. Bei i.v.-Gabe ist eine Schmerzreduktion innerhalb von zehn Minuten zu erwarten, wesentlich rascher als bei i.m.-Gabe.

In einer Doppelblindstudie von Andersson et al. (1986) zeigte sich eine Abnahme der Schmerzintensität, nicht aber eine Beeinflussung der Attackendauer oder -frequenz bei Anwendung des DHE-Nasal-Sprays.

4.1.4 Ergotamintartrat

Ergotamintartrat gehört ebenfalls zur Gruppe der Secale-Alkaloide und ist zur Attackenkupierung beim Clusterkopfschmerz nur als Aerosol-Sprays (in Österreich noch nicht erhältlich) sinnvoll.

Als Kurzzeitprophylaxe kann die Einnahme von Ergotamintartrat als Suppositorien 1–2 Stunden vor einer zu erwartenden Attacke (z. B. vor einem Flug) versucht werden.

4.1.5 Lokalanästhesie

Eine ipsilaterale Lokalanästhesie der Fossa sphenopalatina kann mittels einer nasalen Instillation von 1 ml 4%iger Xylocainlösung bei 45° rekliniertem und ca. 30–40° zur betroffenen Seite rotiertem Kopf versucht werden (Kitelle et al. 1985, Robbins 1995). Eine Wiederholung nach 15 Minuten ist möglich. Bei zunächst geringem Nebenwirkungsprofil sind bei längerfristiger Anwendung mögliche Schleimhautläsionen zu beachten.

Die alternative Anwendung von 5%igem Kokain (Barre 1982) ist zwar möglich, aufgrund des erhöhten Suchtpotentials aber riskant.

Effektiv ist auch die intranasale Verabreichung von Capsicainlösung (Inhaltsstoff des roten Pfeffers) in Form einer Suspension.

Als letztes Mittel der Wahl können auch infiltrative Techniken wie z. B. GLOA (ganglionäre lokale Opioidanalgesie) mit kleinsten Dosen Buprenorphin am Ganglion cervicale superior versucht werden.

4.1.6 Kortikosteroide (siehe unten)

4.2 Attackenprophylaxe

Eine medikamentöse Prophylaxe ist indiziert, wenn eine Episode länger als zwei Wochen dauert und wenn zwei Attacken oder mehr pro Tag auftreten. Die Therapiedauer richtet sich nach individuellen Erfahrungswerten, im Allgemeinen soll etwa 4 Wochen über die Schmerzfreiheit bzw. über die übliche Clusterperiodendauer hinaus behandelt werden.

Eine Kombination von mindestens zwei Therapeutika ist meist notwendig.

4.2.1 Kortikosteroide

Kortikosteroide sind die am schnellsten wirksamen prophylaktischen Therapeutika, ein Erfolg ist in vielen Fällen bereits nach Stunden bzw. in den ersten Tagen zu erwarten, bevor andere Substanzen zu wirken beginnen. Aufgrund der Nebenwirkungen und bei Vorhandensein anderer gut wirksamer Alternativen

Tabelle 3. Attackenprophylaxe

1. Kortikosteroide
2. Kalziumantagonisten
3. Lithiumkarbonat
4. Valproinsäure
5. Lamotrigin

sollte sich die Kortisontherapie jedoch auf einen kurzen Zeitraum beschränken: z. B. 75 mg bis 250 (500) mg Prednisolon – unter Magenschutz – anfangs einige Tage als Kurzinfusion, dann peroral in rasch fallender Dosierung über zwei bis drei Wochen ausschleichen.

Es empfiehlt sich eine Kombination mit Kalziumantagonisten.

Laut Prusinski et al. (1987) bewirkte eine Prednisolon-Therapie in 77% der Cluster-Patienten eine Besserung, partiell in 12% und komplett in über 50% der Fälle.

4.2.2 Verapamil

Unter den Kalziumkanalblockern hat sich Verapamil als Prophylaxe sowohl beim episodischen als auch chronischen Clusterkopfschmerz bestens bewährt (Gabai und Spierings 1989).

Die Dosierung liegt zwischen 120 und 480 mg, meist 3–4 x 80 mg p.o. pro Tag oder entsprechende Mengen von Retardpräparaten. Zum rascheren Wirkungseintritt kann evtl. initial (unter EKG-Kontrolle) 5 mg langsam intravenös verabreicht werden mit anschließender peroraler Aufdosierung. Diese Therapie wird üblicherweise 4 Wochen über die Schmerzfreiheit hinaus fortgeführt. Die bekannten kardialen Kontraindikationen sind zu beachten (EKG vor der ersten Medikation obligatorisch).

Verapamil kann neben einer Kombination mit Kortikosteroiden auch mit Lithium gemeinsam angewandt werden, allerdings muss hierbei Lithium meist höher dosiert werden, um einen therapeutischen Plasmaspiegel zu erreichen (siehe bei 4.2.3).

4.2.3 Lithium

Die Wirkungsweise von Lithium beim Clusterkopfschmerz ist großteils unbekannt, es beeinflusst möglicherweise zirkadiane Rhythmen und unterdrückt REM-Schlafphasen.

Es hat sich gezeigt, dass eine Prophylaxe mit Lithium beim chronischen Clusterkopfschmerz deutlich effektiver ist als bei der episodischen Form, 78% der Patienten mit chronischem und 63% der Patienten mit episodischem Clusterkopfschmerz sprachen darauf an. Annähernd 20% der chronischen Form können unter Lithium-Therapie in eine episodische umgewandelt werden (Ekbom 1981). In Einzelfällen war eine Kombination von Lithium und Clonazepam effektiv (Takebayashi et al. 1999).

Lithiumkarbonat wird rasch und fast vollständig resorbiert, hat eine lange Halbwertszeit (24 Stunden) und erreicht erst nach ca. einer Woche steady-state Spiegel. Therapeutische Plasmaspiegel zwischen 0,4–1,2 mmol/l sollten erreicht werden (dies z. B. mit 2 x 450 mg/d), wobei anfänglich wöchentliche, später monatliche bzw. alle 3 bis 6 Monate Spiegelkontrollen empfohlen werden. Ausschluss allfälliger Kontraindikationen (v. a. Niereninsuffizienz und Hypothyreose).

4.2.4 Antiepileptika

Noch relativ wenig Erfahrung gibt es mit Antiepileptika als therapeutische Alternative, wobei hier in einigen Studien vor allem die Valproinsäure als effektiv beschrieben wurde (Hering und Kuritzky 1989). Es empfiehlt sich ein langsames Aufdosieren unter Plasmaspiegelkontrollen bis zu einer Durchschnittstagesdosis von 15–20 mg/kg/KG, im Allgemeinen 900–1.500 mg (Wessely und Klingler 1998).

Bei einer Therapie mit Lamotrigin ist eine einschleichende Dosierung erforderlich, beginnend mit 2 x 25 mg pro Tag bis zu einer Tagesdosis von 200 mg (evtl. 400 mg). Dieses Therapieschema ist noch relativ neu und wir können vorläufig nur auf wenige Erfahrungsberichte zurückblicken.

4.2.5 Clonidin

Unterschiedliche Angaben finden sich bezüglich einer eventuellen prophylaktischen Wirkung mit Clonidin, transdermal in einer Dosis von 5–7,5 mg appliziert (Leone et al. 1997).

4.3 Empfehlungen

Eigenen Beobachtungen an unserer Kopfschmerzambulanz zufolge schließen wir uns den oben genannten hohen Erfolgsraten für Sumatriptan zur Attackenkupierung an, bezüglich der Sauerstofftherapie ergaben sich jedoch wesentlich bescheidenere Effekte, nur ca. die Hälfte der Patienten sprach verlässlich und wiederholt auf diese Therapieform an; in lediglich vereinzelten Fällen profitierten die Patienten ausreichend von einer Therapie mit Dihydroergotamin. Bei der Attackenprophylaxe konnte eine dauerhafte Unterbrechung der Cluster-Periode meist nur mit einer Kombination von Kalziumantagonisten und Kortison erreicht werden, wobei sich bei letzterem eine höhere Anfangsdosis (250–500 mg Prednisolon) als effektiver erwies.

Strikte Vermeidung von Triggern (insbes. Alkohol) ist unerlässlich.

5 Differenzialdiagnose

Die Abgrenzung des Clusterkopfschmerzes von den unten angeführten Schmerzsyndromen (Tabelle 4) sollte aufgrund des typischen Verlaufes und Charakteristik nicht schwer fallen, man beachte jedoch auch die Möglichkeit von Mischformen, wie z. B. bei der Clustermigräne, wo nebeneinander sowohl für Migräne als auch für Clusterkopfschmerz typische Schmerzcharakteristika beobachtet werden.

Die Attacken der chronisch paroxysmalen Hemikranie entsprechen in ihrer Lokalisation, Intensität und vegetativen Begleitsymptomatik denen des Clusterkopfschmerzes, unterscheiden sich davon jedoch in einer deutlich kürzeren Dauer, einer wesentlich höheren Frequenz und einem sicheren Ansprechen auf Indometacin.

Das SUNCT-Syndrom (short-lasting, unilateral, neuralgiform headache at-

Tabelle 4. Differenzialdiagnose

- Migräne
- Trigeminusneuralgie
- Clustermigräne
- Chronisch paroxysmale Hemikranie
- SUNCT-Syndrom
- Tolosa-Hunt-Syndrom
- Raeder's paratrigeminale Neuralgie
- NNH-Affektionen
- Erkrankungen der Orbita, v. a. Glaukom
- Intrazerebrale raumfordernde Prozesse oder vaskuläre Läsionen

tacks with conjunctival injection and tearing) wurde erstmals 1989 von Sjaastad et al. (1989) beschrieben, auch bei diesem Syndrom bestehen dem Clusterkopfschmerz ähnliche, jedoch noch kürzer andauernde (15–120 sec) Attacken, welche wie bei der Trigeminusneuralgie triggerbar sind und nur äußerst unbefriedigend auf medikamentöse Therapieversuche ansprechen (Pareja et al. 1995).

Mittels apparativer Diagnostik sollten die seltenen, aber dafür umso wichtigeren symptomatischen Formen ausgeschlossen werden.

Paraselläre Raumforderungen, Affektionen der Orbita, Erkrankungen der Karotiden, arteriovenöse Malformationen (Mani und Deeter 1982), Hirnstammtumore, obere zervikale Meningeome (Kuritzky 1984), Aneurysmen der Vertebralarterien (West und Todman 1991) oder Pseudoaneurysmen im Sinus cavernosus (Koenigsberg et al. 1994) können dem Clusterkopfschmerz ähnliche Schmerzen induzieren.

6 Durchuntersuchung

Die Diagnose des Clusterkopfschmerzes wird durch die Anamnese gestellt; der neurologische Status ist bis auf eine eventuelle Allodynie und Hyperalgesie im betroffenen Bereich unauffällig.

Um symptomatische Ursachen auszuschließen, sollte sowohl eine ophtalmologische Untersuchung zum Ausschluss eines Glaukoms bzw. einer retrobulbären Raumforderung als auch eine einmalige Bildgebung mittels CCT (evtl. MRT) und NNH-Röntgen zum Ausschluss von intrakraniellen raumfordernden Prozessen oder vaskulären Läsionen durchgeführt werden.

Diese Durchuntersuchung ist bei typischer Vorgeschichte und unauffälliger neurologischer Untersuchung nicht obligat, sollte jedoch auf jeden Fall bei atypischen Charakteristika, sehr frühem oder sehr spätem Erkrankungsalter oder fehlendem Ansprechen auf Medikamente erfolgen.

Literatur

Andersson PG (1986) Dihydroergotamine nasal spray in the treatment of attacks of cluster headache. Cephalalgia 6: 51–54
Barre F (1982) Cocaine as an abortive agent in cluster headache. Headache 22: 69–73
Brandt Th, Paulus W, Pöllmann W (1991) Clusterkopfschmerz und chronisch paroxysmale Hemikranie: Aktuelle Therapie. Nervenarzt 62: 329–339
D'Alessandro R, Gamberini G, Benassi G, Morgant G, Cortelli P, Lugaresi E (1986) Cluster headache in the Republic of San Marino. Cephalalgia 6: 159–162
Ekbom K (1981) Lithium for cluster headache: review of the literature and preliminary results of long-term treatment. Headache 21: 132–139
Ekbom K, Ahlborg B, Schele R (1978) Prevalence of migraine and cluster headache in Swedish men of 18. Headache 18: 9
Ekbom K, Krabbe A, et al (1995) Cluster hedache attacks treated for up to three months with subcutaneous sumatriptan (6 mg). Cephalalgia 15: 230–236
Fogan L (1985) Treatment of cluster headache: a double blind comparison of oxygen vs air inhalation. Arch Neurol 42: 362–363
Gabai IJ, Spierings ELH (1989) Prophylactic treatment of cluster headache with verapamil. Headache 29: 167–168
Gawel MJ, Krajewski A, Luo YM, Ichise M (1990) The cluster diathesis. Headache 30: 652–655
Hannerz J (1991) Orbital phlebography and signs of inflammation in episodic and chronic cluster headache. Headache 31: 540–542
Hardebo JE (1994) How cluster headache is explained as an intracavernous inflammatory process lesioning sympathetic fibers. Headache 34: 125–131
Hardebo JE, Dahlöf C (1998) Sumatriptan nasal spray (20 mg/dose) in the acute treatment of cluster headache. Cephalalgia 18: 487–489
Hering R, Kuritzky A (1989) Sodium valproate in the treatment of cluster headache: an open clinical trial. Cephalalgia 9: 195–198
Horton BT (1956) Histaminic cephalalgia: differential diagnosis and treatment. Proc Mayo Clinic 31: 325–333
Igarashi H, Sakai F, Tazaki Y (1991) The mechanism by which oxygen interrupts cluster headache. Cephalalgia 11 [Suppl 11]: 238–239
Isler H (1993) Episodic cluster headache from a textbook of 1745: Van Swieten's classic description. Cephalalgia 13: 172–174
Kitelle JP, Grouse DS, Seyboro ME (1985) Cluster headache: local anesthetic abortive agents. Arch Neurol 42: 496–498
Koenigsberg AD, Solomon GD, Kosmorsky DO (1994) Pseudoaneurysm within the cavernous sinus presenting as cluster headache. Headache 34: 111–113
Kudrow L (1980) Cluster headache: mechanisms and management. Oxford University Press, Oxford
Kudrow L (1981) Response of cluster headache attacks to oxygen inhalation. Headache 21: 1–4
Kudrow L (1994) The pathogenesis of cluster headache. Curr Opin Neurol 7: 278–282
Kudrow L, Kudrow DB (1994) Inheritance of cluster headache and its possible link to migraine. Headache 34: 400–407
Kuritzky A (1984) Cluster headache-like pain caused by an upper cervical meningioma. Cephalalgia 4: 185–186
Leone M, Bussone G (1993) A review of hormonal findings in cluster headache. Evidence for hypothalamic involvment. Cephalalgia 13: 309–317
Leone M, Attanasio A, Grazzi L, Libro G, D'Amico D, Moschiano F, Bussone G (1997) Transdermal clonidine in the prophylaxis of episodic cluster headache: an open study. Headache 37: 559–560

Mani S, Deeter J (1982) Arteriovenous malformation of the brain presenting as a cluster headache – a case report. Headache 22: 184–185
Manzoni GC (1998) Gender ratio of cluster headache over the years: a possible role of changes in lifestyle. Cephalalgia 18: 138–142
Manzoni GC, Micheli G, Granella F, Tassorelli C, Zanferrari C (1991) Cluster headache – course over ten years in 189 patients. Cephalalgia 11: 169–174
May A, Bahra A, Buchel C, Frackowiak RS, Goadsby PJ (1998) Hypothalamic activity in cluster headache attacks. Lancet 352: 275–278
Pareja JA, Kruszewski P, Sjaastad O (1995) SUNCT syndrome: trials of drugs and anesthetic blockades. Headache 35: 138–142
Prusinski A, Kozubski W, Szulc-Kuberska J (1987) Steroid treatment in the interruption of clusters in cluster headache patients. Cephalalgia 7 [Suppl 6]: 332–333
Raimondi E (1999) Cluster headache. Premonitory symptoms. Headache 39: 565–566
Robbins L (1995) Intranasal lidocaine for cluster headache. Headache 35: 83–84
Russell MB, Andersson PG, Thomsen LL (1995) Familial occurrence of cluster headache. J Neurol Neurosurg Psychiatry 58: 341–343
Sjaastad O (1992) Cluster headache syndrom. Saunders, London
Sjaastad O, Saunte C, Salvesen R, Fredriksen TA, Seim A, Roe OD, Fistad K, Lobben OP, Zhao JM (1989) Shortlasting, unilateral, neuralgiform headache attacks with conjunctival injection, tearing, sweating and rhinorrhea. Cephalalgia 9: 147–156
Strittmatter M, Hamann GF, Blaes F, Grauer M, Fischer C, Hoffmann KH (1996) Reduzierte Aktivität des sympathischen Nervensystems während der Cluster-Periode des Cluster-Kopfschmerzes. Schweiz Med Wochenschr 126: 1054–1061
Swanson JW, Yanagihara T, Stang P, O'Fallon W, Beard C, Melton L, Guess H (1994) Incidence of cluster headaches. Neurology 44: 433–437
Takebayashi M, Fujikawa T, Kagaya A, Horiguchi J, Yamawaki S (1999) Lithium and clonazepam treatment of two cases with cluster headache. Psychiatry Clin Neurosci 53/4: 535–537
Vingen JV, Pareja JA, Stovner LJ (1998) Quantitative evaluation of photophobia and phonophobia in cluster headache. Cephalalgia 18: 250–256
Waldenlind E, Gustafsson SA, Ekbom K, Wetterberg L (1987) Circadian secretion of cortisol and melatonin in cluster headache during active cluster periods and remission. J Neurol Neurosurg Psychiatry 50: 207–213
Wessely P (1997) Schlafgebundene Kopfschmerzen. In: Kompendium der Schlafmedizin. Comed 10: 1–6
Wessely P, Klingler D (1998) Therapie ausgewählter Kopfschmerzformen. Konsensus-Statement der Österreichischen Kopfschmerzgesellschaft. Internationale Zeitschrift für ärztliche Fortbildung 19
West P, Todman D (1991) Chronic cluster headache associated with a vertebral artery aneurysm. Headache 31: 210–212

VI. Spannungskopfschmerz

Susanne Aull-Watschinger

1 Definition und Epidemiologie

1.1 Definition

Für die Diagnose „episodischer" und „chronischer Spannungskopfschmerz" sind die in Tabelle 1 zusammengefassten Kriterien erforderlich.

1.2 Epidemiologie

Auch der Begriff Spannungskopfschmerz wurde durch die International Headache Society 1988 neu definiert (IHS-Klassifikation: tension type headache). Da-

Tabelle 1. Spannungskopfschmerz (IHS-Kriterien)

Kopfschmerzdauer	30 min – 7 Tage
Frequenz	episodisch: < 15 Tage/Mon < 180 Tage/Jahr
Charakteristika: (min. zwei)	drückend-ziehend bilateral lokalisiert, leicht – mäßige Intensität keine Verstärkung durch körperliche Aktivität
Begleitphänomene:	kein Erbrechen Übelkeit oder Photo- oder Phonophobie
Weitere Unterteilung in **„mit"** (= erhöhte Druckempfindlichkeit, erhöhte EEG-Aktivität) und **„ohne"** Symptomatik an der perikraniellen Muskulatur	
Ausschluss symptomatischer Kopfschmerz	

vor wurden synonym Begriffe wie Muskelkontraktionsschmerz, gewöhnlicher Kopfschmerz, essenzieller Kopfschmerz, stressabhängiger Kopfschmerz, idiopathischer Kopfschmerz und psychogener Kopfschmerz verwendet.

Verständlicherweise wurden in dieser Kopfschmerzgruppe ätiologisch und auch symptomatologisch sehr uneinheitliche Kopfschmerzformen zusammengefasst, sodass frühere epidemiologische Aussagen stark relativiert werden müssen.

Goebel und Mitarbeiter haben 1994 im Rahmen einer großen epidemiologischen Studie für Deutschland errechnet, dass die Lebenszeitprävalenz für den episodischen Spannungskopfschmerz rund 36% und beim chronischen Spannungskopfschmerz 3% beträgt und knapp 30% der Betroffenen mehr als 30 Tage pro Jahr an Kopfschmerzen leiden. Zwei Drittel der Patienten mit episodischem Spannungskopfschmerz sind im Jahresschnitt gesehen diesbezüglich nicht im Krankenstand, 20% der Betroffenen zwischen 1 und 5 Tage und 6% immerhin mehr als 15 Tage, in der Gruppe der Patienten mit chronischem Spannungskopfschmerz waren knapp über 50% im Krankenstand, davon 35% 1–5 Tage und fast 10% mehr als 20 Tage. Diese Daten beleuchten, dass der Spannungskopfschmerz trotz seines nicht so intensiven bunten Bildes wie z. B. der Migräne die Lebensqualität der Betroffenen ausgeprägt beeinflussen kann.

In die Klassifikation wurde die Unterteilung in eine episodische und eine chronische Verlaufsform eingeführt, da sich Patienten mit täglichem oder nahezu täglichem Kopfschmerz sowohl in der Pathogenese als auch der Behandlung von Patienten mit episodischer Form unterscheiden. Weiters wurde eine Differenzierung in Spannungskopfschmerz mit bzw. ohne Symptomatik an der perikraniellen Muskulatur getroffen.

2 Klinische Symptomatik

Der Spannungskopfschmerz ist üblicherweise durch eine dumpf-drückende, gelegentlich auch ziehende Schmerzqualität charakterisiert. Tritt bei chronischem Spannungskopfschmerz allmählich ein pochend-pulsierender Schmerz in den Vordergrund, sollte an die Entwicklung eines Analgetikakopfschmerzes gedacht werden, weiters müssen eine ausführliche, aktuelle Medikamentenanamnese durchgeführt und eventuelle therapeutische Schritte (Entzugsbehandlung, siehe Kapitel VIII, S. 167 ff. [P. Schnider]) eingeleitet werden. Die Schmerzintensität wird als leicht bis mäßig eingestuft.

Die Schmerzen sind bilateral lokalisiert, entweder frontal oder okzipital betont, häufig auch von okzipital nach frontal ausstrahlend, gelegentlich werden Druckschmerzen um die Bulbi und hinter den Augen mit Ausstrahlung nach frontal angegeben. Die Patienten beschreiben ihre Schmerzen als hauben- oder reifenförmig vom Nacken und Hinterkopf zur Stirn ausstrahlend oder als würde ein Gewicht auf ihrer Schädeldecke lasten.

Gemäß den IHS-Kriterien fehlen massive vegetative Begleitsymptome wie Erbrechen. Es berichten aber Patienten mit Spannungskopfschmerz häufig über Photophobie und/oder Phonophobie, die meist diskreter als bei der Migräne ausgebildet sind. Diese klinischen Beobachtungen werden unterstützt durch das

Ergebnis einer Studie, in der bei Patienten mit episodischem und chronischem Spannungskopfschmerz im Vergleich zur Kontrollgruppe eine signifikant höhere Empfindlichkeit gegenüber Licht und Lärm festgestellt wurde (Vanagaite 1998), auch waren Spannungskopfschmerzpatienten während der Kopfschmerzattacke verglichen mit der beschwerdefreien Phase signifikant empfindlicher. Beim chronischen Spannungskopfschmerz finden sich im Vergleich zur episodischen Form häufiger Übelkeit und Brechreiz, im Vergleich zur Migräne allerdings in deutlich geringerer Intensität. Die von den Patienten beschriebene Übelkeit lässt sich möglicherweise auf die Medikation, insbesondere bei zunehmendem Analgetikakonsum, zurückführen. Tritt die Übelkeit allmählich stärker ausgeprägt und in zunehmender Frequenz mit begleitender Emesis auf, ist ebenfalls ein Analgetikaabusus mit Entstehung eines Schmerzmittelkopfschmerzes in Erwägung zu ziehen. In einer eigenen Untersuchung von 80 Patienten mit Spannungskopfschmerz konnte gezeigt werden, dass Frauen mit Spannungskopfschmerz signifikant häufiger an mehreren vegetativen Begleitsymptomen als Männer leiden, wobei ein Teil der Symptome auch als Folgeerscheinung eines Analgetikaabusus angesehen wurde (Mraz et al. 1993).

Patienten mit episodischem und chronischem Spannungskopfschmerz können ihren täglichen Verrichtungen, wenn auch teilweise beeinträchtigt, nachgehen. Körperliche Aktivität führt objektiv zu keiner oder nur geringen Verstärkung der Schmerzsymptomatik. Spannungskopfschmerzen treten zu jeder Tageszeit auf, gelegentlich gelingt eine Zuordnung zu Auslösern wie Konflikt- und Belastungssituationen. Mit zunehmender Chronifizierung bestehen die Kopfschmerzen häufig kontinuierlich vom Erwachen bis zum Einschlafen und persistieren auch in Entspannungssituationen.

Spannungskopfschmerzen können sowohl in Episoden als auch als Dauerkopfschmerzen auftreten.

Die klinisch-neurologische Untersuchung zeigt einen unauffälligen Befund; je nachdem ob ein Spannungskopfschmerz ohne oder mit Symptomatik der perikraniellen Muskulatur vorliegt, kann eine Druckdolenz der Kopf- und Nackenmuskulatur ganz fehlen oder durch Palpation festgestellt werden.

3 Pathophysiologie

Die Vorstellungen zur Entstehung des Spannungskopfschmerzes sind uneinheitlich und teilweise kontroversiell. Eine multifaktorielle Genese mit Einfluss vorwiegend muskulärer, aber auch biochemischer und vaskulärer Faktoren dürfte am wahrscheinlichsten sein (Zagami 1994, Jensen 1999). Über einen gemeinsamen Pathomechanismus von Spannungskopfschmerz und Migräne wurde wiederholt diskutiert. So könnte das Ansprechen auf Sumatriptan sowohl von Patienten mit Migräne als auch mit Spannungskopfschmerz auf einen gemeinsamen, die 5HT1-Rezeptoren involvierenden Mechanismus hindeuten (Cady et al. 1997).

Muskuläre Faktoren spielen nach dem derzeitigen Wissensstand die bedeutendste Rolle in der Entstehung des Spannungskopfschmerzes. So zeigen Patienten mit Spannungskopfschmerz eine gegenüber Migränepatienten und Kontrollpersonen mit negativer Kopfschmerzanamnese signifikant erhöhte Druckempfindlichkeit der perikraniellen Muskulatur, insbesondere Frauen sowohl mit episodischem als auch chronischem Spannungskopfschmerz weisen die höchste muskuläre Druckempfindlichkeit auf (Jensen 1999). Weiters fand sich eine positive Korrelation zwischen Frequenz des Spannungskopfschmerzes und muskulärer Druckempfindlichkeit. Diese pathogenetischen Überlegungen wurden für die IHS-Klassifikation insofern berücksichtigt, als nun sowohl der episodische als auch der chronische Spannungskopfschmerz in eine Form mit und ohne Störung im Bereich der perikraniellen Muskulatur eingeteilt werden sollte.

Von entscheidender Bedeutung dürften auch die erniedrigte zentrale Schmerzschwelle sowie eine geänderte zentrale Schmerzmodulation bei Patienten mit Spannungskopfschmerz sein (Langemark 1993, Schoenen 1993). Es findet sich bei diesen Patienten eine erhöhte Sensitivität der peripheren Nozizeption, so sind Patienten mit chronischem Spannungskopfschmerz im Vergleich zur Kontrollgruppe signifikant empfindlicher gegenüber sowohl im Bereich des Kopfes als auch in der Peripherie gesetzten Schmerzreizen.

Ein extern applizierter Schmerzreiz kann in einem willkürlich vorinnervierten Muskel zu einer Unterdrückung der Muskelaktivität führen, diese Periode wird als exterozeptive Suppressionsperiode bezeichnet. So führt bei willkürlich angespannter Kaumuskulatur eine periorale oder orale Reizung zu einer Reflexantwort in Form von 2 aufeinander folgenden Suppressionsphasen der Muskelaktivität des M. temporalis, die frühe Suppressionsphase ES1 und die späte Suppressionsphase ES2, die als Schutzmechanismus beim Kauen Bissverletzungen an Wangenschleimhaut und Zunge vermeidet. Zwischen diesen beiden Suppressionsphasen liegt eine Phase der Muskelaktivität. Die Suppressionsphasen kommen durch Aktivierung inhibitorischer Zentren im Hirnstamm zustande, die Afferenzen über den N. trigeminus erhalten und direkt hemmend auf die motorischen Trigeminuskerne wirken. Schoenen (1987) beschrieb erstmals Veränderungen der ES2, die bei Patienten mit chronischem Spannungskopfschmerz eine Verkürzung aufwies, was auf eine herabgesetzte Erregbarkeit von inhibitorischen Hirnstammstrukturen zurückgeführt wurde. Subkortikale Strukturen wie das limbische System scheinen diese Hirnstammzentren, die die endogene Schmerzkontrolle steuern, zu beeinflussen. Andererseits konnte in anderen Studien bei jungen Patienten mit chronischem Spannungskopfschmerz eine signifikant höherer Druckdolenz der perikraniellen Muskulatur bei unauffälliger ES2 festgestellt werden, möglicherweise entwickeln sich die Veränderungen der ES2 erst bei über Jahre bestehendem chronischem Spannungskopfschmerz (Lipchik 1996).

Serotonin scheint in der Pathogenese des Spannungskopfschmerzes ebenso wie bei der Migräne mitzuwirken. Wiederholt wurde bei Patienten mit Spannungskopfschmerz die 5-HT-Konzentration in Plasma und Thrombozyten, die 5-HT-Sekretion und die Thrombozytenaggregation bestimmt. Diverse Studien brachten bei nicht vergleichbaren Studienprotokollen und unterschiedlicher Methodik teilweise widersprüchliche Ergebnisse.

So wurde in einer Studie über erniedrigtes 5-HT in Thrombozyten sowohl bei Patienten mit Spannungskopfschmerz als auch mit Migräne während der Schmerzphase berichtet (Nakano 1993). Allerdings wurde nicht zwischen Patienten mit episodischem und chronischem Spannungskopfschmerz unterschieden. Weiters wurde in beiden Kopfschmerzgruppen im Vergleich zur Kontrollgruppe eine signifikant höhere Konzentration von Substanz P, ein Neuropeptid, das mit der Schmerzentstehung assoziiert wird, gefunden.

Im Gegensatz zu den eben erwähnten Ergebnissen wurden bei Patienten mit episodischem Kopfschmerz im Vergleich zur Kontrollgruppe während beschwerdefreier Perioden erhöhte Werte von Serotonin in Blutplättchen bei normaler Thrombozytenaggregation festgestellt und so auf einen erhöhten Serotonin-Turnover bei einer Hyperreaktivität der Thrombozyten geschlossen (D'Andrea et al. 1993). Eine andere Studie berichtete ebenfalls über eine erhöhte Serotoninkonzentration bei episodischem Kopfschmerz, in diesem Fall während der akuten Schmerzattacke, dabei lagen die Werte der gesunden Kontrollgruppe und einer Gruppe mit depressiven Patienten signifikant niedriger (Leira et al. 1993). Nach Behandlung mit Amitryptylin 75 mg kam es zu einem mit Abfall der 5-HT- Konzentration.

Vaskuläre Faktoren mit Änderung des zerebralen Blutflusses könnten in die Genese des episodischen Spannungskopfschmerzes involviert sein. Mittels transkranieller Dopplersonographie untersuchte Patienten mit episodischem Spannungskopfschmerz wiesen während Beschwerdefreiheit im Vergleich zur gesunden Kontrollgruppe eine höhere Strömungsgeschwindigkeit im Bereich der Arteria cerebri anterior, media und posterior sowie eine verminderte Pulsatilität in der Arteria cerebri media und posterior auf, eine signifikante Asymmetrie fand sich nicht (Wallasch 1992 b). Im Gegensatz dazu ließen sich mit derselben Methode keine Unterschiede zwischen Patienten mit chronischem Spannungskopfschmerz und der gesunden Kontrollgruppe feststellen (Wallasch 1992a).

Beim chronischen Spannungskopfschmerz scheinen auch Änderungen im endogenen Opioidsystem vorzuliegen. So wurde über eine zur Kontrollgruppe signifikant verminderte β-Endorphin-Konzentration im Liquor berichtet, wobei diese Ergebnisse in anderen Untersuchungen nicht bestätigt werden konnten. Ähnliches dürfte für Met-Enkephalin, das im Liquor chronischer Spannungskopfschmerz-Patienten in erhöhter Konzentration gemessen wurde, gelten (Langemark 1995). Zum jetzigen Zeitpunkt ist allerdings unklar, inwieweit es sich bei oben beschriebenen Beobachtungen um ätiologische Faktoren handelt oder um die Reaktion auf die chronische Schmerzsituation.

4 Medikamentöse Therapie

4.1 Akutmedikation des episodischen Spannungskopfschmerzes und der Exazerbation des chronischen Spannungskopfschmerzes

4.1.1 Analgetika

Beim episodischen Spannungskopfschmerz wird ebenso wie bei der akuten Exazerbation eines chronischen Spannungskopfschmerzes eine Kupierung mit einfachen Analgetika empfohlen, auch nichtsteroidale Analgetika kommen zum

Einsatz (Pfaffenrath 1988, Soyka 1984). Schmerzmittel sollten nur bei subjektiv unerträglichen bzw. stark beeinträchtigenden Schmerzen eingenommen werden, die Akutmedikation sollte nicht öfter als 5- bis 10-mal pro Monat eingesetzt werden (Pfaffenrath 1988), da sonst die Gefahr des medikamenteninduzierten Dauerkopfschmerzes entsteht.

Aus der Gruppe der schwachen Analgetika kommt die Acetylsalicylsäure in einer Dosierung von 300 bis 1.000 mg zum Einsatz, wobei wegen der besseren Verträglichkeit in Hinblick auf gastrointestinale Nebenwirkungen die Anwendung als Brausetablette zu empfehlen ist. Eine Alternative stellt Paracetamol dar, das in einer Dosierung von 500 bis 1.000 mg verordnet wird und sich durch seine gute Magenverträglichkeit auszeichnet, andererseits kann Paracetamol bei Überdosierungen zu schweren Leberschäden führen. Auch wenn Studien über die Wirksamkeit von Metamizol beim Spannungskopfschmerz nicht vorliegen, erweist sich dieses Analgetikum im klinischen Einsatz als sehr effektiv, sollte wegen der Möglichkeit schwerer Blutbildveränderungen (Agranulozytose) zurückhaltend (Dosierung 500 mg) und erst bei Erfolglosigkeit anderer Analgetika angewendet werden. Weiters kann die Mefenaminsäure (500–1.000 mg) eingesetzt werden, die sich durch eine gute Verträglichkeit bei nahezu fehlenden Nebenwirkungen auszeichnet.

4.1.2 Nichtsteroidale Antirheumatika

Statt Analgetika werden zunehmend nichtsteroidale Antirheumatika eingesetzt. So zeigte sich für Proquazon 150 mg eine signifikant bessere Wirksamkeit als Proquazon 75 mg und Plazebo (DiSerio 1985). Auch Ibuprofen, angewendet in einer Dosis von 400 mg beim episodischen Spannungskopfschmerz mit begleitender Verspannung an der perikraniellen Muskulatur, war signifikant besser wirksam als Paracetamol 1.000 mg (Schachtel 1996). Im Vergleich zu Acetylsalicylsäure 500 mg war Ibuprofen 200 mg ebenso effektiv und signifikant besser als Plazebo, Ibuprofen zeigte allerdings einen rascheren Wirkeintritt als Acetylsalicylsäure (Nebe et al. 1995). Ketoprofen 25 mg, dessen Wirksamkeit in einer plazebokontrollierten Doppelblind-Multicenter-Studie gegen Paracetamol 1.000 mg getestet wurde, war ebenso effektiv wie Paracetamol (Steiner und Lange 1998). Eine andere Studie weist sogar auf ein signifikant besseres Ansprechen der Patienten nach Einnahme von Ketoprofen als nach Paracetamol hin (Dahlöf und Jacobs 1996). Auch für Naproxen liegen Ergebnisse für die Effektivität beim Spannungskopfschmerz vor (Miller et al. 1987). Beim Einsatz von nichtsteroidalen Antirheumatika ist besonders auf gastrointestinale Nebenwirkungen zu achten, bei entsprechender Anamnese sollte auf andere Medikamente ausgewichen bzw. Magenschutz verordnet werden.

4.1.3 Myotonolytika

Beim akuten Spannungskopfschmerz mit muskulärer Komponente wurde über den Erfolg von Myotonolytika berichtet (Kudrow 1986, Riley 1983), ein entsprechender Therapieversuch sollte bei diesen Patienten deshalb unternommen werden. Über das mögliche Nebenwirkungsprofil mit Schwindel und Müdigkeit sind die Patienten aufzuklären.

4.1.4 Andere

Triptane haben in der Behandlung des Spannungskopfschmerzes derzeit keinen Stellenwert, allerdings wurde kürzlich über die Wirksamkeit von Sumatriptan bei Spannungskopfschmerzpatienten berichtet (Cady et al. 1997). Trotzdem sollten Triptane (vorerst) auf das Einsatzgebiet Migräne und Clusterkopfschmerz beschränkt bleiben. Ähnliches gilt für Ergotamin.

Trotz der mehrfach erwähnten günstigen Wirkung von Tranquilizern auf den Spannungskopfschmerz kann der Einsatz von Benzodiazepinen aufgrund des beträchtlichen Suchtpotentials keinesfalls empfohlen werden. Die Anwendung dieser Medikamente sollte auf Ausnahmefälle beschränkt bleiben und nur unter enger ärztlicher Kontrolle und über einen kurzen Zeitraum erfolgen. Ebenso sollte vom Einsatz von Opiaten in der Behandlung des akuten Spannungskopfschmerzes abgesehen werden.

Vor der Anwendung analgetischer Mischpräparate muss immer wieder eindringlich gewarnt werden. Die den Präparaten beigesetzten Substanzen wie Koffein oder Ergotamin erhöhen die Wirksamkeit der Schmerzmittel nicht wesentlich, bergen jedoch die erhöhte Gefahr der Gewöhnung mit Entwicklung eines Analgetikaabusus in sich.

Die wichtigsten Medikamente zur Akutbehandlung des episodischen Spannungskopfschmerzes und der Exazerbation des chronischen Spannungskopfschmerzes sind in Tabelle 2 zusammengefasst.

4.2 Therapie des chronischen Spannungskopfschmerzes

4.2.1 Antidepressiva

Bei der Behandlung des chronischen Spannungskopfschmerzes dürfen Schmerzmittel nicht als Dauermedikation verordnet werden, da die Gefahr der Entwicklung eines Analgetikakopfschmerzes besteht. In der Schmerztherapie im Allgemeinen sowie in der Behandlung des chronischen Spannungskopfschmerzes kommen Antidepressiva zum Einsatz. Ihre Wirkung scheint in der Aktivierung endogener analgesierender Systeme und einer Anhebung der Schmerzschwelle zu beruhen. Um einen Therapieerfolg mit Antidepressiva zu erzielen, muss eine Langzeitme-

Tabelle 2. Akutmedikation des episodischen Spannungskopfschmerzes bzw. der Exazerbation des chronischen Spannungskopfschmerzes (Auswahl)

Genericon	Einzeldosis	Maximaldosis/die	Nebenwirkungen
ASS	300–1.000 mg	2.500 mg	GI
Paracetamol	100–500 mg	3.000 mg	Hepatopathie
Mefenaminsäure	500–1.000 mg	1.500 mg	keine
Naproxen	250–500 mg	1.000 mg	GI
Ibuprofen	200–800 mg	1.200 mg	GI
Ketoprofen	25–100 mg	300 mg	GI
Metamizol	500 mg	3.000 mg	BB, GI

dikation über mindestens 4–6 Monate durchgeführt werden, der Wirkeintritt stellt sich nach einer Einnahmezeit von 3–4 Wochen ein. Die Effizienz der Thymoleptika kann erst nach einer 6-wöchigen Therapiephase sicher beurteilt werden, deshalb soll ein eventueller Wechsel auf eine andere Substanz nur nach diesem Zeitraum durchgeführt werden. Über diese Tatsache sowie über die Möglichkeiten von Nebenwirkungen, die meist lediglich zu Beginn der Medikation auftreten und bei Uninformiertheit der Patienten zum Therapieabbruch führen können, ist der Patient ausführlich aufzuklären. Zur Unterstützung der Compliance ist der Patient unbedingt zu informieren, dass und warum (Überlegungen zum Wirkmechanismus der Antidepressiva beim Spannungskopfschmerz) Antidepressiva verordnet werden, da Kopfschmerzpatienten häufig eine ablehnende Haltung gegenüber der Einnahme von Thymoleptika einnehmen.

In den ersten Monaten der Behandlung ist es unerlässlich, einen Kopfschmerzkalender zur Dokumentation der Kopfschmerzfrequenz und zur Sicherung eines eventuellen Ansprechens auf die Medikation zu führen. Der Vorteil der Antidepressiva ist ihre fehlende Suchtpotenz, Kontraindikationen sind genau zu beachten. In höherem Lebensalter sollte bei entsprechender Voranamnese eine internistische und augenärztliche Begutachtung durchgeführt werden, die Patienten müssen über mögliche, vorwiegend anticholinerge Nebenwirkungen aufgeklärt werden.

Das trizyklische Antidepressium Amitryptilin ist in der Prophylaxe des chronischen Spannungskopfschmerzes seit Jahren als Mittel der ersten Wahl etabliert. Seine Wirksamkeit kann nicht auf sein antidepressives Profil zurückgeführt werden, vielmehr dürfte die Wirkung des Amitryptilin durch Beeinflussung serotonerger und noradrenerger schmerzmodulierender Systeme in Hirnstamm und Zwischenhirn zustande kommen. Lance und Curran beschrieben 1964 erstmals die Wirksamkeit von Amitryptilin, das Plazebo signifikant überlegen war. Wiederholt konnte dieses Ergebnis bestätigt werden; so reduzierte Amitryptilin beim chronischen Spannungskopfschmerz im Gegensatz zum episodischen Spannungskopfschmerz die Kopfschmerzhäufigkeit, -frequenz und den Analgetikakonsum signifikant (Cebro 1998). Entgegen dem günstigen klinischen Eindruck und den bisherigen Studien zeigte eine Multicenter-Studie, die die Wirksamkeit von Amitryptylin gegen Amitryptylinoxid und Plazebo bei Patienten mit chronischem Spannungskopfschmerz verglich, allerdings keinen signifikanten Unterschied zwischen Verum und Plazebo (Pfaffenrath 1994). Die Dosierung von Amitryptylin beträgt 10–75 mg pro Tag in einer Einmalgabe am Abend, es sollte mit kleinen Dosen einschleichend begonnen werden, gelegentlich ist eine Dosierung von Amitryptilin 10 mg abends ausreichend, anderseits können erst Dosierungen von 150 mg zum Erfolg führen.

Als Alternative zum Amitryptylin bietet sich, insbesondere beim Mischkopfschmerz, Doxepin an (Mörland et al. 1979, Sjaastad 1989). Auch für Clomipramin (Pfaffenrath et al. 1994), Imipramin (Lance 1965) und Mianserin (Martucci et al. 1985) liegen Berichte über einen positiven Einfluss auf den chronischen Kopfschmerz vor, ebenso soll Maprotilin eine gegenüber Plazebo signifikant höhere Wirkung haben (Fogelholm und Murros 1985).

Die wichtigsten in der Spannungskopfschmerztherapie zum Einsatz kommenden Antidepressiva sind in Tabelle 3 zusammengefasst.

Tabelle 3. Trizyklische Antidepressiva und selektive Serotonin-Reuptake-Hemmer für die Therapie des chronischen Spannungskopfschmerzes (Auswahl)

Genericon	Dosis	Höchstdosis
Amitryptylin	10–75 mg	150 mg
Citalopram	10–20 mg	60 mg
Clomipramin	25–75 mg	150 mg
Fluoxetin	20 mg	80 mg
Doxepin	25–75 mg	150 mg
Maprotilin	25–75 mg	150 mg
Mianserin	30–60 mg	90 mg
Paroxetin	10–20 mg	50 mg

In den letzten Jahren wurden vermehrt selektive Serotonin-Reuptake-Hemmer angewendet. So konnte Fluoxetin mit Erfolg eingesetzt werden (Bonazzi und Giagnori 1991). Allerdings sind die selektiven den nichtselektiven Serotonin-Reuptake-Hemmern unterlegen. So zeigte Amitryptylin gegenüber Plazebo eine signifikant bessere Wirksamkeit, während Citalopram keinen signifikanten Effekt auf Kopfschmerzintensität, -dauer und -frequenz brachte (Bendtsen et al. 1996). Dennoch sollten die selektiven Serotonin-Reuptake-Hemmer bei Nichtansprechen auf trizyklische Antidepressiva vor allem bei älteren Patienten zum Einsatz kommen. Ein Vorteil besteht auch in ihren geringen Nebenwirkungen.

Bei Versagen oben angeführter Präparate kann ein Therapieversuch mit Sulpirid unternommen werden. In einer Studie, in der Sulpirid mit Paroxetin verglichen wurde, zeigte sich ein signifikant besseres Ansprechen auf beide Medikamente gegenüber Plazebo, bei insgesamt mäßigem Erfolg war Sulpirid aber Paroxetin überlegen (Langemark 1994).

4.2.2 Myotonolytika

Tizandidin wird teilweise zur Behandlung des chronischen Spannungskopfschmerzes empfohlen und kann bei Wirkungslosigkeit anderer Therapieversuche und bei Spannungkopfschmerz mit Symptomatik an der perikraniellen Muskulatur eingesetzt werden. Über einen Zeitraum von 6 Wochen und in einer Dosierung von 6–12 mg/die konnte Tizandidin sowohl die Kopfschmerztage als auch den Analgetikakonsum gegenüber Plazebo signifikant reduzieren (Fogelholm und Murros 1992).

4.2.3 Andere

Es herrscht generell Einigkeit, dass Opioide in der Behandlung des Spannungskopfschmerzes, insbesondere der chronischen Form nicht eingesetzt werden sollten, da aufgrund der regelmäßigen und monatelangen Einnahmedauer eine hohe Abhängigkeitsgefahr besteht. Darüber hinaus liegen keine kontrollierten Studien zum Einsatz von Opioiden beim Kopfschmerz vor. Auch kodeinhältige Mischpräparate sind mittlerweile in Österreich vom Markt genommen.

Lokale Linimente (z. B. Pfefferminzöl) und Kryotherapie können additiv angewendet werden.

5 Nichtmedikamentöse Behandlung des Spannungskopfschmerzes

5.1 Psychologische Methoden

Neben der medikamentösen Therapie spielen ausführliche Gespräche und Beratung in der Behandlung des episodischen wie des chronischen Spannungskopfschmerzes eine entscheidende Rolle. Insbesondere sollten die Patienten dahingehend sensibilisiert werden, dass Vermeiden auslösender Faktoren und Selbstüberforderung, Änderung des Lebensstils, Stressabbau, bessere Konfliktbewältigung und Bereinigung belastender Lebensumstände meist eine deutliche Erleichterung der Kopfschmerzsituation bringen können (siehe auch Kapitel XII, J. Maly).

Auch das Erlernen von Entspannungstechniken wie autogenes Training, Entspannungsübungen nach Jacobson und Yoga haben sich als gute Unterstützung der Behandlung sowohl des episodischen als auch des chronischen Spannungskopfschmerzes erwiesen.

Das EMG-Biofeedback spielt ein wichtige Rolle in der Behandlung des Spannungskopfschmerzes, insbesondere der Formen mit Symptomatik im Bereich der perikraniellen Muskulatur. Ein eigenes Kapitel behandelt diese Methode.

Auch über die Sinnhaftigkeit psychotherapeutischer Verfahren wie Verhaltenstherapie, Gruppen- und Einzelpsychotherapie, Musiktherapie und eventuell analytische Verfahren sollten Patienten mit Spannungskopfschmerz informiert werden.

5.2 Physikalische Therapie

Bei kontroversiellen Meinungen über den Erfolg von physikalischer Therapie beim Spannungskopfschmerz in der Literatur sollte der Einsatz physikalischer Methoden dennoch befürwortet werden, insbesondere kommen Haltungsübungen, Heilgymnastik und isometrischer Muskelkräftigung eine große Bedeutung zu.

Eine vertiefte Darstellung der oben angeführten nichtmedikamentösen Methoden findet sich im Kapitel XIII (M. Faltl).

6 Differenzialdiagnose

Durch eingehende Anamneseerhebung muss der Spannungskopfschmerz von symptomatischen Kopfschmerzformen, vom Mischkopfschmerz, dem Zervikalsyndrom und den oromandibulären Dysfunktionen etc. abgegrenzt werden. Die wichtigsten Differenzialdiagnosen sind in Tabelle 4 zusammengefasst. Bezüglich deren genauer Symptomatologie und anderer seltener Differenzialdiagnosen verweisen wir auf Kapitel II.

Spannungskopfschmerz

Tabelle 4. Wichtigste Differenzialdiagnosen des Spannungskopfschmerzes

---

Mischkopfschmerz
Analgetikakopfschmerz
Chronic daily headache
Migräne ohne Aura

Zervikalsyndrom

Symptomatische Kopfschmerzen:	Sinusitis
	KS bei grippalen Infekten
	Zerebrale Raumforderungen
	Hydrozephalus
	Pseudotumor cerebri
	posttraumatischer Kopfschmerz
	Arteriitis temporalis
Internistische Erkrankungen:	arterielle Hypertonie
	Hyperthyreose
	Dialysekopfschmerz
	Urämie
	Hypoglykämie
	medikamenteninduzierter Kopfschmerz (z. B. Nitrate)
Alimentär ausgelöst:	Nahrungsmittelkopfschmerz (Glutamat)
	Alkohol

Oromandibuläre Dysfunktion

---

7 Durchuntersuchung

Eine eingehende neurologische bzw. internistische Statuserhebung wird in den meisten Fällen genügen. Im Zweifelsfall sollte eine augenärztliche Untersuchung (besonders bei Kindern), eventuell orthopädische Beurteilung angeschlossen werden. Das HWS- bzw. NH-Röntgen ist nur bei konkretem Verdacht auf einen zervikalen Prozess erforderlich. Allenfalls ein CT des Schädels (aber nur einmalig).

Literatur

Aull S et al (1994) Polypragmasie beim Spannungskopfschmerz? Wien Klin Wochenschr 106/6: 153–158

Bendtsen L, Jensen R, Olesen J (1996) A non-selective (amitryptyline), but not a selective (citalopram), serotonin reuptake inhibitor is effective in the prophylactic treatment of chronic tension-type hedache. J Neurol Neurosurg Psychiatry 61: 285–290

Bonazzi A, Giagnori F (1991) Fluoxetine vs. amitryptyline in the prophylaxis of tension type headache. Cephalalgia 11 [Suppl 11]: 34

Cady RK, Guttermann D, Saiers JA, Beach ME (1997) Responsiveness of non-IHS migraine and tension-type headache to sumatriptan. Cephalalgia 17: 588–590

Cebro R (1998) Amitryptyline is effective in chronic but not in episodic tension type headache: pathogenic implications. Headache 38: 453–457

Dahlöf CGH, Jacobs LD (1996) Ketoprofen, paracetamol and placebo in the treatment of episodic tension-type headache. Cephalalgia 16: 117–123

D'Andrea G et al (1993) Increased platelet serotonin content and hypersecretion from dense and alpha-granules in vitro in tension-type headache. Cephalalgia 13: 349–353

Diserio FJ et al (1985) Proquazone for tension headache. – A multicenter trial. Headache 25: 127–133

Fogelholm R, Murros K (1985) Maprotiline in chronic tension headache: a double-blind cross-over study. Headache 25: 273–275

Fogelholm R, Murros K (1992) Tizanidin in chronic tension-type headache: a placebo controlled double-blind cross-over study. Headache 32: 509–513

Göbel H (1997) Die Kopfschmerzen. Springer, Berlin Heidelberg New York Tokyo

Göbel H, Petersen-Braun M, Soyka D (1994) The epidemiology of headache in Germany. Cephalalgia 14: 97–106

Jensen R (1999) Pathophysiological mechanisms of tension type headache. Cephalalgia 19: 602–624

Jensen R, Rasmussen BK, Pedersen B, Olesen J (1993) Muscle tenderness and pressure pain thresholds in headache. A population study. Pain 52: 193–199

Kudrow L (1986) Muscle contraction headaches. In: Clifford Rose F (ed) Handbook of clinical neurology, vol 4. Headache. Elsevier, Amsterdam

Lance JW, Curran DA (1964) Treatment of chronic tension headache. Lancet i: 1236–1239

Lance JW, Curran DA, Anthony M (1965) Investigations into the mechanism and treatment of chronic headache. Med J Aust 52: 909–914

Langemark M et al (1993) Decreased nociceptive flexion reflex threshold in chronic tension-type headache. Arch Neurol 50: 1061–1064

Langemark M, Olesen J (1994) Sulpirid and paroxetin in the treatment of chronic tension-type headache. An explanatory double-blind trial. Headache 34: 20–24

Langemark M, Bach FW, Ekman R, Olesen J (1995) Increased cerebrospinal fluid Met-enkephalin immunreactivity in patients with chronic tension-type headache. Pain 63: 103–107

Leira R et al (1993) Platelet-rich serotonin in tension-type headache and depression. Cephalalgia 13: 346–348

Lipchik GL, Holroyd KA, Talbot F, Greer M (1996) Pericranial muscle tenderness and exteroceptive suppression of temporalis muscle activity: a blind study of chronic tension-type headache. Headache 37: 368–376

Martucci N et al (1985) Migraine and the noradrenergic control of the vasomotricity: a study with alpha-2 stimulant and alpha-2 blocker drugs. Headache 25: 95–100

Miller DS et al (1987) A comparison of naproxene sodium, acetaminophen and placebo in the treatment of the muscle contraction headache. Headache 27: 392–396

Mörland TJ, Stroli OV, Mogstad TE (1979) Doxepin in the prophylactic treatment of mixed 'vascular' and tension headache. Headache 19: 382–383

Mraz M, Aull S, Feucht M, Ilieva D, Schnider P, Travniczek A, Zeiler K, Wessely P (1993) Spannungskopfschmerz – Neubewertung der Symptomatologie anhand der IHS-Diagnosekriterien. Wien Klin Wochenschr 105/2: 42–52

Nakano T et al (1993) Platelet substance P and 5-hydroxytryptamine in migraine and tension-type headache. Headache 33: 528–532

Nebe J, Heier M, Diener HC (1995) Low-dose ibuprofen in self-medication of mild to moderate headache: a comparison with acetylsalicylic acid and placebo. Cephalalgia 15: 531–535

Olesen J (1991) Clinical and pathophysiological observations in migraine and tension-type headache explained by integration of vascular, supraspinal and myofacial inputs. Pain 46/2: 125–132

Pfaffenrath V (1988) Der chronische Kopfschmerz – Spannungskopfschmerz und Schmerzmittelmißbrauch. Acris, München

Pfaffenrath V et al (1994) Efficacy and tolerability of amitryptylinoxid in the treatment of chronic tension-type headache: a multi-centre controlled study. Cephalalgia 14: 149–155

Riley TL (1983) Muscle-contraction headache. Neurol Clin 1: 489–500

Schachtel BP, Furey SA, Thoden WR (1996) Nonprescription ibuprofen and acetaminophen in the treatment of tension-type headache. J Clin Pharmacol 36: 1120–1125

Schoenen J (1993) Exteroceptive suppression of temporalis muscle activity in patients with chronic headache and in normal volunteers: methodology, clinical and pathophysiological relevance. Headache 33: 3–17

Schoenen J et al (1987) Exteroceptive suppression of temporalis muscle activity in chronic headache. Neurology 37: 1834–1836

Schoenen J, Hardy F, Gerard P (1989) Pericranial as well as Achilles tendon pressure-pain thresholds are decreased in tension-type headache. Cephalalgia 9 [Suppl 10]: 129–130

Sjastaad O (1989) So-called 'tension headache'. A term in need of revision? Curr Med Res Opin 6 [Suppl 9]: 41–54

Soyka D (1984) Spannungskopfschmerz. In: Neundörfer B, Soyka D, Schimrigk K (Hrsg) Praktische Neurologie. Bd. 1. Kopfschmerz. Edition Medizin, Weinheim Deerfield Beach Florida Basel

Steiner TJ, Lange R (1998) Ketoprofen (25 mg) in the symptomatic treatment of episodic tension-type headache: double-blind placebo controlled comparison with acetaminophen (1000 mg). Cephalalgia 18: 38–43

Vanagaite Vingen J, Stovner LJ (1998) Photophobia and phonophobia in tension type and cervicogenic headache. Cephalalgia 18: 313–318

Wallasch TM (1992a) Transcranial Doppler ultrasonic features in chronic tension-type headache. Cephalalgia 12: 385–386

Wallasch TM (1992b) Transcranial Doppler ultrasonic features in episodic tension-type headache. Cephalalgia 12: 293–296

Zagami AS (1994) Pathophysiology of migraine and tension-type headache. Curr Opin Neurol 7: 272–277

VII. Kopfschmerz im Kindesalter

Çiçek Wöber-Bingöl

1 Allgemeines

1.1 Einleitung

Kopfschmerzen bei Kindern unterscheiden sich in mancher Hinsicht von jenen bei Erwachsenen, zeigen aber auch viele Gemeinsamkeiten. Der wesentlichste Unterschied ist sicherlich
- das Alter der Patienten, das einen entsprechenden Zugang bei der Anamnese, der klinischen Untersuchung sowie der Indikationsstellung zu apparativen Zusatzuntersuchungen erfordert.

Darüber hinaus sind folgende andere Aspekte zu berücksichtigen:
- Besonderheiten im Verlauf und im klinischen Bild idiopathischer Kopfschmerzen (vor allem der Migräne),
- speziell im Kindesalter vorkommende und mit Migräne assoziierte Zustandsbilder, wie rezidivierende Bauchschmerzen, zyklisches Erbrechen und benigner paroxysmaler Schwindel sowie
- Kopfschmerzen bei Erkrankungen, die vorwiegend im Kindesalter vorkommen.

1.2 Epidemiologie

Seit der bahnbrechenden Arbeit von Bille (1962) wurde die Prävalenz des Kopfschmerzes im Kindesalter in einer Reihe von Studien untersucht (Übersicht bei Karwautz et al. 1993). Gefragt, ob sie jemals Kopfschmerzen gehabt hätten, beantworteten 56–74% der Knaben und 74–82% der Mädchen diese Frage positiv. Die Prävalenz der Migräne liegt bei 3- bis 11-jährigen Kindern zwischen 3,2 und 5% und steigt danach bis zum 18. Lebensjahr bei Knaben auf 3,8 bis 11,3%, bei Mädchen auf 6,6–17,7%. Bemerkenswert ist ein kontinuierliches Ansteigen der Prävalenz der kindlichen Migräne im Laufe der letzten Jahrzehnte. Klagten 1955 nur 1,5% der Kinder über Migräne, waren es 1976 3,2% und 1994 bereits

5,7%. Was die Behandlung von Kindern mit Kopfschmerzen betrifft, so überwiegen in der allgemeinmedizinischen Praxis Kopfschmerzen im Rahmen von Infekten. In spezialisierten Zentren stellen Migräne und migräneartige Störungen die häufigsten Diagnosen dar.

1.3 Anamnese, klinische Untersuchung und apparative Diagnostik

Treten bei einem Kind rezidivierend Kopfschmerzen auf, entsteht bei den Eltern und oft auch beim behandelnden Arzt Angst vor einem intrakraniellen Prozess. Umso wichtiger ist ein strukturiertes Herangehen an das Leitsymptom Kopfschmerz im Kindesalter. Wie im Kapitel über die Differenzialdiagnose des Kopfschmerzes erwähnt, bildet eine detaillierte Anamnese *die* Grundvoraussetzung für eine adäquate Planung des weiteren Procedere. Auch bei Kindern ist es daher unabdingbar, die wesentlichen anamnestischen Details zu erheben. Bei Kleinkindern, die Schmerzen noch nicht verbalisieren können, äußern sich Kopfschmerzen oft dadurch, dass sich das Kind zurückzieht, zu spielen aufhört und sich hinlegt. Auffallende Blässe oder Weinerlichkeit können ebenfalls auf Kopfschmerzen hinweisen, vor allem, wenn sie episodisch auftreten. Größere Kinder können – entsprechende Zuwendung vorausgesetzt – viele Fragen zur Kopfschmerzanamnese selbst beantworten. Bezüglich Häufigkeit und Dauer der Kopfschmerzen sind jedoch die Antworten der Eltern meist verlässlicher.

Die klinisch-neurologische Untersuchung sollte einen entwicklungsneurologischen Befund beinhalten und auf sog. Unreifezeichen (z. B. assoziierte Mitbewegungen) achten.

Die Indikation zu apparativer Diagnostik muss noch strenger gestellt werden als bei Erwachsenen. „Schrotschussdiagnostik" ist zu vermeiden. „Routinemäßig" kann allenfalls eine augenärztliche Untersuchung durchgeführt werden. Sofern ein bildgebendes Verfahren indiziert ist, sollte – mit Ausnahme einer Notfalluntersuchung – die kraniale MRT der CCT vorgezogen werden. Bei der Indikationsstellung müssen neben organmedizinischen Aspekten auch die Sorgen und Ängste der Eltern berücksichtigt werden. Davon abgesehen gelten die Empfehlungen zur Durchführung apparativer Zusatzuntersuchungen, wie im Kapitel „Leitsymptom Kopfschmerz" dargestellt. Zusammengefasst sind die wichtigsten Warnzeichen eine atypische Kopfschmerzsymptomatik, gravierende Symptomänderungen und ein abnormer neurologischer Befund (Wöber-Bingöl et al. 1996a).

Kinder, bei denen anhand der Anamnese und des klinisch neurologischen Befundes die Diagnose Migräne oder Spannungskopfschmerz gestellt wird, sollten nicht mit apparativer „Ausschlussdiagnostik" belastet werden. Vorzuziehen sind eine entsprechende Aufklärung der Eltern sowie klinische Verlaufsuntersuchungen (Wöber-Bingöl et al. 1995a).

2 Migräne

2.1 Klinische Symptomatik

2.1.1 Migräne ohne Aura

Die Migräne im Kindesalter zeichnet sich durch die im Vergleich zum Erwachsenen wesentlich kürzere Dauer von einigen Stunden aus. Bei manchen Kindern dauert eine Attacke nur 1–2 Stunden oder sogar weniger als 1 Stunde. Diesem Phänomen tragen die derzeitigen IHS-Kriterien nur unzureichend Rechnung, indem sie als Mindestdauer der kindlichen Migräne 2 Stunden fordern. Ein weiteres Charakteristikum der kindlichen Migräne stellt die Schmerzlokalisation dar: Nur selten findet sich eine typische Hemikranie, am häufigsten wird der Kopfschmerz frontal (median, uni- oder bilateral) angegeben. Voraussetzung für die Diagnose Migräne sind auch im Kindesalter das Auftreten von (nichtneurologischen) Begleitsymptomen, wobei hier als führendes Symptom Übelkeit anzuführen ist.

2.1.2 Migräne mit Aura

Aurasymptome kommen im Kindesalter relativ selten vor und nehmen ab der Adoleszenz an Häufigkeit zu. Die Ausprägung der Aurasymptome unterscheidet sich nicht von jener bei erwachsenen Migränepatienten. Die Basilarismigräne soll im Kindesalter häufiger vorkommen, ophthalmoplegische Formen aber seltener.

2.1.3 Periodische Syndrome der Kindheit (IHS 1.5)

Abdominelle Migräne, rezidivierende Bauchschmerzen und *zyklisches Erbrechen* sind gastrointestinale Beschwerden ohne fassbares organisches Substrat. Die genannten Störungen werden häufig mit Migräne in Zusammenhang gebracht, wurden bisher jedoch nicht klar definiert und werden auch von der IHS nicht als eigenständige Krankheitsbilder anerkannt.

Der *gutartige paroxysmale Schwindel* des Kindesalters ist eine heterogene Erkrankung, die durch isolierte Drehschwindelattacken mit Blässe, Nystagmus, Erbrechen und Angstgefühl charakterisiert ist. Zwischen den Attacken ist der neurologische Befund unauffällig. Betroffen sind vor allem kleinere Kinder. Die Beschwerden sistieren meist vor dem 8. Lebensjahr.

Diagnostische Kriterien des gutartigen paroxysmalen Schwindels (nach IHS 1.5):
A. Multiple, kurze, sporadische Episoden mit Gleichgewichtsstörungen, Angst, Nystagmus und Erbrechen.
B. Unauffällige neurologische Untersuchung.
C. Unauffälliges Elektroenzephalogramm.

Der *gutartige paroxysmale Torticollis* des Kindesalters ist eine seltene Störung, die vor allem im Säuglingsalter auftritt und meist nach einigen Monaten remittiert. Nur bei einem geringen Teil der Betroffenen tritt später eine Migräneattacke auf. Ein Zusammenhang der beiden Erkrankungen ist fraglich.

Auch die *alternierende Hemiplegie* des Kindesalters ist äußerst selten, geht mit wechselnden Hemiparesen, dystonen und choreoathetotischen Bewegungsstörungen, autonomen Symptomen sowie Retardation einher und ist gewöhnlich mit bleibenden Defiziten verbunden. Ein unmittelbarer Zusammenhang mit Migräne wird angezweifelt.

2.1.4 Migränekomplikationen (IHS 1.6)

Der Status migraenosus ist im Kindesalter eine absolute Rarität. Manifestieren sich bei einem Kind heftige, tagelang anhaltende Kopfschmerzen mit vegetativen Begleitsymptomen, muss unverzüglich eine organische Schmerzursache ausgeschlossen werden.

Auch der migränebedingte Schlaganfall ist im Kindesalter eine Rarität. Die Diagnose kann nur nach Ausschluss anderer Ursachen zerebraler Ischämien gestellt werden (Wöber-Bingöl et al. 1995b).

2.1.5 Migräneartige Störung (IHS 1.7)

Unter dieser Diagnose werden von der IHS all jene Patienten subsumiert, deren Kopfschmerz alle bis auf ein Kriterium einer oder mehrerer Migräneformen (meist Migräne ohne Aura bzw. Migräne mit Aura) erfüllt. Entsprechend den oben beschriebenen Besonderheiten kindlicher Migräne (kurze Dauer, seltener einseitige Schmerzlokalisation), kann diese Diagnose nach den derzeit gültigen IHS-Kriterien bei ca. 30% der Kinder gestellt werden.

Eine solche strikte Abgrenzung „typischer" Migräne von einer „migräneartigen Störung" (und von Kopfschmerzen, die die Kriterien einer Migräne nicht erfüllen) ist nicht nur für wissenschaftliche Fragestellungen sinnvoll, sondern bietet auch im klinischen Alltag eine nützliche Entscheidungshilfe. So ist bei „nichttypischen" Kopfschmerzen eine exakte Verlaufsbeobachtung und gegebenenfalls weitere Abklärung eher erforderlich als bei „typischen" alle Kriterien erfüllenden Migräneattacken.

2.2 Migränetrigger

Auslöser, die zum Auftreten einer Kopfschmerzattacke beitragen können, sind Veränderungen im Schlaf-Wach-Rhythmus (zu wenig oder zu viel Schlaf), Verzögerung oder Auslassen von Mahlzeiten, Schulstress, Konflikte in der Familie und Ängste (Gerber 1987, Karwautz et al. 1999).

Außerdem können Lebens- und Genussmittel wie Käse oder Nüsse eventuell eine Migräneattacke auslösen, was jedoch keineswegs bei allen Patienten der Fall ist. (Eigene Beobachtung von 800 Kindern mit Migräne: *Nur zwei* konnten eindeutig ein Zusammenhang zwischen Nutrition und Auftreten von Attacken angeben.) Schokolade wurde lange Zeit als Migränetrigger angeschuldigt. Mittlerweile konnte jedoch gezeigt werden, dass Schokolade keine Migräneattacken auslöst, sondern – ganz im Gegenteil – Heißhunger auf Schokolade das

Prodromalsymptom einer Attacke sein kann. Ausdrücklich gewarnt werden soll vor einseitigen Diäten, die Mangelerscheinungen und Wachstumsstörungen zur Folge haben können. Zudem ist die Wirksamkeit von Diäten in der Migränebehandlung nicht bewiesen und schließlich kann ein rigoroses Verbot bestimmter Nahrungs- oder Genussmittel die Lebensqualität des Kindes zusätzlich beeinträchtigen.

2.3 Therapie der Migräne im Kindesalter

In der Therapie der kindlichen Migräne ist der erste Schritt das Erkennen und Vermeiden von Triggerfaktoren sowie gegebenenfalls eine Änderung des Lebensstils.

2.3.1 Therapie der Attacke

In der *akuten Migräneattacke* sollten die Eltern für Reizabschirmung sowie eine entspannend-beruhigende Atmosphäre sorgen und sich selbst ruhig-zurückhaltend verhalten. Gerade bei (kleineren) Kindern vermögen wenige Stunden Schlaf oder ein vorgezogener Nachtschlaf die Attacke zu kupieren.

Zur *medikamentösen Attackenkupierung* kommen in erster Linie Paracetamol/Acetaminophen, Acetylsalicylsäure zum Einsatz. Allerdings liegen nur wenige kontrollierte Studien vor (Hämäläinen et al. 1997a).

Folgende Empfehlungen sollten berücksichtigt werden:
- Kein Analgetikum verabreichen, wenn die Attacke üblicherweise
  - spontan innerhalb von 30 Minuten abklingt oder
  - durch Hinlegen/Schlafen zufriedenstellend kupiert werden kann.
- Das Analgetikum so früh als möglich geben (mit der Zeit können Kinder schon zu Beginn einer Attacke unterscheiden, ob diese Attacke sehr heftig wird oder nicht).
- Bei gleichzeitig bestehendem Spannungskopfschmerz sollte zwischen den beiden Kopfschmerzformen differenziert und das Analgetikum möglichst nur zur Migränekupierung eingesetzt werden.
- Dem Kind sollte ein sorgsamer Umgang mit Analgetika vermittelt werden, um zu verhindern, dass sich später ein Medikamentenabusus entwickelt.
- Nach der Erfahrung der Autorin lässt sich die überwiegende Zahl der kindlichen Migräneattacken mit Paracetamol oder Acetylsalicylsäure effizient behandeln, als Alternativen stehen Metamizol oder Ibuprofen zur Verfügung.
- Altersentsprechende Dosierungen sind zu beachten (Tabelle 1).
- Acetylsalicylsäure sollte bei gleichzeitig bestehendem Fieber und unter 8 Jahren nicht verabreicht werden, vor allem, wenn nicht klar eine gleichzeitige Infektion ausgeschlossen werden kann (CAVE: Reye-Syndrom).
- In Ergänzung zu den im Erwachsenenalter üblichen Darreichungsformen stehen manche Substanzen (z. B. Paracetamol) als Saft zur Verfügung.
- Die Gabe eines Antiemetikums ist äußerst selten erforderlich. Im Bedarfsfall sollte Domperidon gegenüber Metoclopramid der Vorzug gegeben werden (eigene Beobachtung: Bei 800 Kindern mit Migräne wurde *nur* bei zwei Kindern die Verabreichung eines Antiemetikums notwendig).

Tabelle 1. Medikamentöse Akuttherapie der Migräne im Kindesalter

Substanz	Einzeldosis	Maximaldosis/Tag
Paracetamol/Acetaminophen		
Dosis/kg Körpergewicht	10–15 mg	40–60 mg
1. Lebensjahr	125 mg	500 mg
2.–5. Lebensjahr	200 mg	800 mg
6.–12. Lebensjahr	300 mg	900 mg
> 12. Lebensjahr	400 mg	2.000 mg
Acetylsalicylsäure		
1. Lebensjahr	absolute KI	–
2.–3. Lebensjahr	relative KI	–
4.–5. Lebensjahr	100–200 mg	300–600 mg
6.–7. Lebensjahr	200 mg	600 mg
8.–14. Lebensjahr	300 mg	900 mg
> 14. Lebensjahr	500 mg	1.500 mg
Metamizol		
< 4. Lebensmonat	absolute KI	–
4.–12. Lebensmonat	2–6 Tropfen	8–24 Tropfen
1.–4. Lebensjahr	5–10 Tropfen	20–40 Tropfen
5.–8. Lebensjahr	6–12 Tropfen	24–48 Tropfen
9.–12. Lebensjahr	10–16 Tropfen	40–64 Tropfen
> 12. Lebensjahr	12–18 Tropfen	48–72 Tropfen
Ibuprofen		
< 6. Lebensjahr	KI	–
Dosis/kg Körpergewicht	6 mg	20 mg
6.–8. Lebensjahr	100 mg	300 mg
9.–16. Lebensjahr	200 mg	600 mg

- Mischpräparate sind generell zu vermeiden.
- Ergotaminhaltige Präparate sollten nur in Ausnahmefällen eingesetzt werden.
- Triptane sind im Kindesalter nicht zugelassen. Zudem scheinen bisher vorliegende Studien auf eine im Vergleich zum Erwachsenen geringere Wirksamkeit hinzuweisen (Hämäläinen et al. 1997b).

2.3.2 Prophylaxe

Die prophylaktische Therapie der Migräne im Kindesalter umfasst zunächst – wie schon oben erwähnt – das Erkennen von Triggerfaktoren und koexistenten Störungen, wie Leistungsdruck, Teilleistungsstörungen, problematische Familienverhältnisse und psychiatrischen Erkrankungen. Weiters sollten geeignete Verhaltensmaßregeln vermittelt werden, wozu vor allem ausreichender Schlaf, rechtzeitiges Aufstehen am Morgen („den Tag ohne Hektik beginnen", „in den Tag träumen dürfen"), Lernpausen und regelmäßige Nahrungs- und Flüssigkeitsaufnahme zählen. Die Wirksamkeit spezieller Ernährungsvorschriften oder Diäten ist wissenschaftlich nicht belegt.

Eine *medikamentöse Migräneprophylaxe* ist nur bei einem kleinen Teil der Kinder erforderlich. In jedem Fall ist zu beachten, dass die Medikation nicht gleich bei der Erstvorstellung des Kindes begonnen, sondern ein Beobachtungszeitraum von vier Wochen abgewartet wird, in welchem das Kind (oder die Eltern, sofern das Kind dazu noch nicht in der Lage ist) einen Kopfschmerzkalender führen sollte. Bei der Wiedervorstellung ist häufig eine deutliche Besserung der Kopfschmerzen zu erkennen. Eine markante Verschlechterung sollte ein Überdenken der Diagnose zur Folge haben und neben dem Ausschluss einer organischen Kopfschmerzursache zu genauer Evaluierung des psychosozialen Hintergrundes Anlass geben.

Zur medikamentösen Prophylaxe der Migräne im Kindesalter können Flunarizin, Natrium-Valproat und Betablocker eingesetzt werden. Die Behandlungsdauer sollte mindestens drei Monate betragen. Die Autorin bevorzugt nach ihrer klinischen Erfahrung die Gabe von Flunarizin (5 mg abends). (Unter 800 Kindern mit Migräne brauchten nur 12 Kinder eine medikamentöse Prophylaxe; davon wurden bei zwei Patienten im Laufe der ambulanten Kontrollen massive Belastungen im sozialen Umfeld entdeckt.)

Die *nichtmedikamentöse Prophylaxe* der Migräne im Kindesalter umfasst u. a. Biofeedback, Entspannungstechniken, Akupunktur (Labbe 1995). Natürlich erst nach genauer Beobachtung der eventuell in Frage kommenden Triggerfaktoren. Eine z. B. nicht behandelte Teilleistungsstörung wird trotz aller Entspannungsübungen weiterhin während der Schulzeit für häufigere idiopathische Kopfschmerzattacken sorgen.

3 Spannungskopfschmerz

3.1 Einleitung

Die Symptomatik des Spannungskopfschmerzes unterscheidet sich nur in wenigen Aspekten von jener des Erwachsenen. Unter Patienten, die aufgrund ihrer Kopfschmerzen eine Kopfschmerzambulanz aufsuchen, traten die Kopfschmerzen bei Kindern seltener auf, waren kürzer, zeigten kaum einen Wechsel der Schmerzlokalisation und gingen seltener mit Übelkeit einher. Darüber hinaus fand sich – als markantester Befund – eine beträchtliche Zunahme der Analgetikaeinnahme vom Kindes- zum Erwachsenenalter (Wöber-Bingöl et al. 1996b).

3.2 Therapie

Für die Therapie des Spannungskopfschmerzes im Kindesalter gelten daher folgende Empfehlungen:

3.2.1 Akuttherapie des Spannungskopfschmerzes

- Möglichst keine Medikamente
- Entspannungsübungen, Stressverarbeitung
- Im Bedarfsfall: Paracetamol, Acetylsalicylsäure (siehe Migräne), Obergrenzen vorgeben (z. B.: nicht mehr als 5 pro Monat)

3.2.2 Prophylaxe des Spannungskopfschmerzes

- Triggerfaktoren vermeiden, Verhaltensmaßregeln beachten (siehe oben)
- Biofeedback, autogenes Training
- Medikamentös (wenn obige Maßnahmen ohne Erfolg):
  in seltenen Fällen: Amitriptylin (Dosierung altersbezogen)

4 Clusterkopfschmerz

Clusterkopfschmerz stellt im Kindesalter eine absolute Rarität dar.

5 Symptomatische Kopfschmerzen im Kindesalter

Organisch bedingte Kopfschmerzen kommen häufig vor im Rahmen von Erkältungskrankheiten, grippalen Infekten, Angina, akuten Nebenhöhlenentzündungen sowie nach Verletzungen (z. B. bei einer Schädelprellung oder Gehirnerschütterung). Aber auch nicht korrigierte Sehstörungen können Kopfschmerzen verursachen. Alle genannten Erkrankungen stellen meist keine differenzialdiagnostischen Schwierigkeiten dar und können mit Hilfe klinischer Untersuchungen ohne nennenswerte Belastung des Kindes diagnostiziert werden.

Klinische Beobachtung: Wenn ein Kind oder Jugendlicher eine Serie von Migräneattacken bzw. chronischen Spannungskopfschmerz bietet, verbirgt sich dahinter in den meisten Fällen ein großes Problem im Leben dieses Patienten, welches als Triggerfaktor dient.

Gravierende organische Erkrankungen, wie z. B. Hirntumore, finden sich unter Kindern mit rezidivierenden Kopfschmerzen sehr selten. Das differenzialdiagnostische Procedere entspricht der im Kapitel „Leitsymptom Kopfschmerz" beschriebenen Vorgangsweise.

Literatur

Bille B. (1962) Migraine in childhood. Acta Paediatr Scand 51 [Suppl 36]: 1–151
Gerber WD (1987) Social and behavioral factors in children suffering from headache: the role of need for achievement and family interaction. Cephalalgia 7 [Suppl 6]: 367–368
Hämäläinen ML, Hoppu K, Valkeila E, Santavuori P (1997a) Ibuprofen or acetaminophen for the acute treatment of migraine in children: a double-blind, randomized, placebo-controlled, crossover study. Neurology 48: 103–107
Hämäläinen ML, Hoppu K, Santavuori PR (1997b) Sumatriptan for migraine attacks in children: a randomized placebo-controlled study. Do children with migraine respond to oral sumatriptan differently from adults? Neurology 48: 1100–1103
Karwautz A, Wöber-Bingöl Ç, Wöber Ch (1993) Idiopathische Kopfschmerzen im Kindes- und Jugendalter. Nervenarzt 64: 753–765

Karwautz A, Wöber C, Lang T, Böck A, Wagner-Ennsgraber C, Vesely C, Wöber-Bingöl Ç (1999) Psychosocial factors in children and adolescents with migraine and tension-type headache: a controlled study and review of the literature. Cephalalgia 19: 32–43

Labbe EE (1995) Treatment of childhood migraine with autogenic training and skin temperature biofeedback: a component analysis. Headache 35: 10–13

Wöber-Bingöl Ç, Wöber Ch, Karwautz A, Vesely Ch, Wagner-Ennsgraber Ch, Amminger GP, Zebenholzer K, Geldner J, Baischer W, Schuch B (1995a) Diagnosis of headache in childhood and adolescence: a study in 437 patients. Cephalalgia 15: 13–21

Wöber-Bingöl Ç, Wöber Ch, Karwautz A, Feucht M, Brandtner S, Scheidinger H (1995b) Migraine and stroke in childhood and adolescence. Cephalalgia 15: 26–30

Wöber-Bingöl Ç, Wöber Ch, Prayer D, Wagner-Ennsgraber Ch, Karwautz A, Vesely Ch, Zebenholzer K, Feucht M (1996a) Magnetic resonance imaging for recurrent headache in childhood and adolescence. Headache 36: 83–90

Wöber-Bingöl Ç, Wöber Ch, Karwautz A, Schnider P, Vesely Ch, Wagner-Ennsgraber Ch, Zebenholzer K, Wessely P (1996b) Tension-type headache in different age groups at two headache centers. Pain 67: 53–58

Karwautz A, Wöber C, Lang T, Böck A, Wagner-Ennsgraber C, Vesely C, Wöber-Bingöl Ç (1999) Psychosocial factors in children and adolescents with migraine and tension-type headache: a controlled study and review of the literature. Cephalalgia 19, 32-43.

VIII. Schmerzmittelinduzierter Dauerkopfschmerz

Peter Schnider

1 Einleitung

Bei einem nicht unwesentlichen Anteil der Patienten, die an Migräne oder an Spannungskopfschmerzen leiden, entwickelt sich im Laufe einer jahre- oder jahrzehntelangen medikamentösen Therapie ein Analgetikaabusus und letztlich ein Ergotamin- und/oder schmerzmittelinduzierter Kopfschmerz (Kudrow 1982, Isler 1988, Diener et al. 1989, Baumgartner et al. 1989, Ala Hurula et al. 1982, Elkind 1991). Bei bestehendem Analgetikaabusus ist eine erfolgreiche Kopfschmerzbehandlung nicht möglich. Patienten mit einer derartigen Fehlentwicklung können erst nach einer Entzugsbehandlung erfolgreich behandelt werden (Kudrow 1982, Dichgans et al. 1984, Baumgartner et al. 1989, Schnider et al. 1994).

In Kopfschmerzambulanzen findet sich bei etwa 10–15% der Patienten ein zusätzlicher medikamenteninduzierter Dauerkopfschmerz (Göbel 1996), wobei Frauen deutlich häufiger betroffen sind (Dichgans et al. 1984, Baumgartner et al. 1989, Granella et al. 1987). Patienten mit chronischen Dauerkopfschmerzen weisen in 66% bis 87% einen Schmerzmittelmissbrauch auf (Elkind 1991).

2 IHS-Diagnosekriterien

Die Kopfschmerz-Klassifikation der IHS von 1988 unterscheidet Kopfschmerzen, die nach akuter Einnahme von Substanzen (z. B. Antibiotika, Kalziumantagonisten, Nitrate) bzw. nach chronischer Einnahme auftreten (Gruppe 8).

Folgende Diagnosekriterien werden für den chronischen Kopfschmerz gefordert:
a) Tritt nach Einnahme täglicher Dosen einer bestimmten Substanz über mindestens 3 Monate auf.

b) Eine bestimmte erforderliche Minimaldosis sollte angegeben werden.
c) Die Kopfschmerzen sind chronisch (15 Tage oder mehr pro Monat).
d) Die Kopfschmerzen verschwinden innerhalb eines Monats nach Absetzen der Substanz.

Der Ergotamin-Kopfschmerz ist durch die tägliche Einnahme von Ergotamin *(oral mindestens 2 mg, rektal mindestens 1 mg)* und durch einen diffusen, pulsierenden Kopfschmerz gekennzeichnet, der sich vom Migränekopfschmerz durch das Fehlen von Kopfschmerzattacken und/oder fehlenden Begleitsymptomen unterscheidet.

Weiters wird ein Schmerzmittelkopfschmerz unterschieden, der durch die oben genannten Kriterien definiert ist. Die erforderliche Minimaldosis an Schmerzmitteln wird folgendermaßen angegeben:
a) Einnahme von mindestens 50 g Acetylsalicylsäure pro Monat oder der äquivalenten Dosis eines anderen (schwachen) Analgetikums;
b) Einnahme von mindestens 100 Tabletten Analgetika pro Monat, die Barbiturate oder andere nichtnarkotische Substanzen enthalten;
c) Einnahme von narkotischen Analgetika.

Die für die IHS-Diagnose erforderlichen Schmerzmittelmengen sind relativ hoch angesetzt. Insbesondere bei Patienten, die nicht verlässlich alle eingenommenen Schmerzmedikamente angeben können, sollte im klinischen Alltag schon bei niedrigeren Mengen an einen medikamenteninduzierten Dauerkopfschmerz gedacht werden (Schnider et al. 1994). Unserer Erfahrung nach müssen die angegebenen Schmerzmittelmengen als grobe Richtwerte angesehen werden, die im Einzelfall sowohl nach oben als auch nach unten abweichen können. Sowohl für den Ergotamin-Kopfschmerz als auch für den Schmerzmittel-Kopfschmerz gilt, dass die Diagnose nur dadurch gestellt werden kann, dass sich der substanzinduzierte Kopfschmerz nach Absetzen der Substanz und einer erfolgreichen Entzugsbehandlung bessert, üblicherweise aber nicht das primäre Kopfschmerzleiden.

3 Ursachen eines Schmerzmittelabusus

Bei einem zunehmenden Analgetikaabusus können pathogenetisch verschiedene Mechanismen eine Rolle spielen (Schnider et al. 1994, Schnider et al. 1995c).

Tabelle 1. Folgen eines Schmerzmittelmissbrauchs bei Kopfschmerzpatienten

---

Chronischer Dauerkopfschmerz
Unwirksamkeit medikamentöser Maßnahmen
Abstinenzsyndrome
Organschäden
Verminderung von Vigilanz und Daueraufmerksamkeit
Volkswirtschaftliche Schäden

Die meisten Medikamente, die zur Behandlung von Kopfschmerzen zur Verfügung stehen, sind weder gänzlich unwirksam noch hochgradig wirksam, sie sind vielmehr „mäßig wirksam", sodass die Patienten versuchen, die Effizienz auf dem Wege über eine Dosissteigerung zu erhöhen *(Toleranz)*. Manche Patienten nehmen auch unwirksame Medikamente, weil sie das Gefühl haben, sie

Tabelle 2. Mögliche Nebenwirkungen analgetisch wirkender Substanzen nach chronischer Einnahme

	Urogenitaltrakt	Gastrointestinaltrakt	Hämatologie	Herz/Kreislauf
Anilinderivate *(Phenacetin, Paracetamol)*	interstitielle Nephritis mit Papillarnekrose, Nierenbeckenkarzinom	Lebernekrosen	hämolytische Anämie	
Pyrazolonderivate *(Prophyphenazon Metamizol)*			Agranulozytose, aplastische Anämie	
Derivate schwacher Carbonsäuren *Acetylsalicylsäure*		Gastritis, Magen-/Darmblutungen, Verdauungsstörungen,	Verlängerung der Blutungszeit, Eisenmangelanämie	
(Diclofenac, Ibuprofen, Indometacin, Naproxen, Mefenaminsäure)	Nierendysfunktion	Magen-/Darmblutungen, Gastritis	Leukopenien aplastische Anämie	
Mutterkorn-Alkaloide *Ergotamin*		Durchfall		Durchblutungsstörung, Parästhesien, Gangrän
Analgetika vom Morphintyp *(Codein, Dextropropoxyphen, Tramadol)*	Miktionsstörungen	Übelkeit, Erbrechen, Steigerung GOT,		Hypotonie, Bradykardie

müssten irgendetwas gegen die Kopfschmerzen unternehmen, und das „gestern" unwirksame Medikament könnte „heute" vielleicht doch wirken *(Erwartungshaltung)*. Weiters können in bezug auf den Schmerz „mäßig" wirksame Medikamente bestimmte Begleitphänomene, wie depressive Verstimmungen, eine gesteigerte Irritierbarkeit oder eine innere Unruhe, vorübergehend günstig beeinflussen *(Therapie der Randerscheinungen)* (Ladewig 1979). Letztlich kommt es bei Patienten, die bereits analgetikaabhängig sind, zu Entzugserscheinungen (u. a. zu Kopfschmerzen), falls keine Medikamente eingenommen werden. Um diese Entzugserscheinungen zu „behandeln", werden neuerlich Medikamente eingenommen *(Entzugssymptomatik)*.

Auch der behandelnde Arzt kann indirekt durch sein Verhalten die Entwicklung eines Schmerzmittelmissbrauches fördern (Mathew 1987), u. a. durch Verschreibung von analgetischen Mischpräparaten, von Medikamenten mit einem erhöhtem Suchtpotential oder von Medikamenten, die bei einem bestimmten Kopfschmerztyp keine Wirkung haben.

4 Folgen eines langjährigen Schmerzmittelmissbrauchs bei Kopfschmerzpatienten

Abgesehen von chronischen Dauerkopfschmerzen und der daraus resultierenden Unwirksamkeit medikamentöser Maßnahmen sind noch andere Folgen eines Schmerzmittelmissbrauches zu beachten (Tabelle 1). Insbesondere müssen Organschäden nach chronischer Schmerzmitteleinnahme berücksichtigt werden (Tabelle 2) (Saper 1983, Meredith and Vale 1986, Jurna 1987, Elkind 1991). Bereits seit den 50er-Jahren ist der Zusammenhang zwischen Einnahme größerer Schmerzmittelmengen und der Entwicklung einer Analgetikanephropathie („Phenacetinniere„) bekannt (Mihatsch et al. 1986). Ein chronischer Schmerzmittelmissbrauch ist in 0,9% bis 33,5% Ursache einer regelmäßigen Dialyse (Diener 1994, Göbel 1996). Weiters besteht auch ein erhöhtes Risiko, an malignen Tumoren der ableitenden Harnwege zu erkranken (Mihatsch et al. 1986). Auch Störungen der Leberfunktion können nach chronischem Analgetikaabusus auftreten (Schnider et al. 1995c).

Untersuchungen der kritischen Flimmerfrequenz zeigten, dass Kopfschmerzpatienten mit gleichzeitigem Schmerzmittelmissbrauch auch eine verminderte Vigilanz und Daueraufmerksamkeit aufwiesen (Schnider et al. 1995a,b).

5 Medikamente mit Suchtpotential

Grundsätzlich können alle Medikamente mit einem zentralen Wirkmechanismus zu einem Schmerzmittelmissbrauch führen. Tabelle 3 gibt eine Übersicht über die am häufigsten missbrauchten Schmerzmittel. Verständlicherweise ist die Gefahr einer Suchtausbildung mit konsekutivem Missbrauch höher, wenn in den Schmerzmitteln Substanzen mit bekanntem Suchtpoten-

Tabelle 3. Prozentuale Häufigkeit von Substanzen in Präparaten, die von verschiedenen Patientenkollektiven mit Ergotamin-/Schmerzmittelkopfschmerz eingenommen wurden

Substanzen	Baumgartner et al. 1989 n = 54 %	Diener et al. 1989 n = 139 %
Koffein	100	95
Mutterkornalkaloide	80	89
Anilinderivate	49	50
Pyrazolonderivate	77	45
Acetylsalicylsäure	43	21
Kodein	26	37
Barbiturate	63	64
Benzodiazepine	26	–

tial, wie Benzodiazepine oder Analgetika vom Typ des Morphins, enthalten sind (Diener et al. 1988, Saper 1983). Ganz allgemein kommt den analgetischen Mischpräparaten eine besondere Bedeutung in der Entstehung eines Ergotamin-/Schmerzmittelkopfschmerzes zu (Wörz et al. 1975, Wörz 1983). Derartige Mischpräparate enthalten häufig Koffein und bis vor einigen Jahren auch Hypnotika wie Barbiturate und Monoureide (Wörz et al. 1975). Koffein trägt kaum zur analgetischen Wirkung bei, fördert aber als Psychostimulans die Gewohnheitsbildung (Saper 1983, Abbot 1986, Bruce et al. 1992, Wallasch 1992). Seltener werden auch große Mengen von Monosubstanzen, wie Paracetamol oder Acetylsalicylsäure eingenommen (Diener 1994).

6 Pathophysiologie medikamenteninduzierter Kopfschmerzen

Verschiedene Enstehungsmechanismen medikamenteninduzierter Kopfschmerzen werden diskutiert. Da ein Schmerzmittelgebrauch lediglich bei Kopfschmerzpatienten zu einem Dauerkopfschmerz führt, nicht aber bei Patienten, die aus anderen Gründen einen Schmerzmittelgebrauch betreiben, wurde von verschiedenen Autoren eine Disposition für dieses Krankheitsbild postuliert (Lance et al. 1988, Mathew 1993). Möglicherweise führen Analgetika über verschiedene Neurotransmittersysteme zu einer Abnahme einer bereits vorher abnormen zentralen Schmerzempfindung (Lance et al. 1988). Weiters könnten Änderungen in Dichte und Funktion postsynaptischer Rezeptoren als Folge einer chronischen Schmerzmitteleinnahme für den medikamenteninduzierten Dauerkopfschmerz verantwortlich sein (Mathew 1993, Hering et al. 1993). Die Einnahme von Substanzen mit bekanntem Suchtpotential, wie Koffein, Barbiturate und Analgetika vom Morphintyp oder Benzodiazepine fördert sicherlich die Abhängigkeitsentwicklung.

7 Anamnese

Eine genaue Kopfschmerzanamnese ermöglicht meist die Diagnose des primären Kopfschmerzleidens. In manchen Fällen kann das primäre Kopfschmerzleiden erst nach einer erfolgreichen Entzugsbehandlung festgestellt werden. Weiters ist der zeitliche Verlauf des Kopfschmerzprofils in Abhängigkeit von Schmerzmitteleinnahme und Änderung des Kopfschmerztyps zu erfragen. Meist berichten die Patienten über einen täglich dumpf drückenden Kopfschmerz mit einem Punktum maximum im Bereich der Stirn, der Schläfe und des Hinterkopfs, wobei diese Kopfschmerzen bereits morgens beim Aufwachen vorhanden sind und den ganzen Tag über anhalten. Gelegentlich treten pulsierende und pochende Schmerzen hinzu mit allenfalls gering ausgeprägten Begleiterscheinungen wie Übelkeit, Erbrechen oder Lichtscheu.

Die Medikamentenanamnese ist in vielen Fällen schwierig zu erheben, da die Namen verschiedener Schmerzmittel bei Mehrfacheinnahme und die monatliche Tablettenanzahl nur sehr vage reproduziert werden können. Ein über mehrere Wochen geführter Kopfschmerzkalender kann Klarheit über das Ausmaß des Schmerzmittelmissbrauchs geben. Auch mögliche Nebenwirkungen der chronisch eingenommenen Substanzen (Gastritis, Durchblutungsstörungen u. ä.) geben Hinweise auf das Ausmaß bereits eingetretener Organschäden. Da Koffein, als Begleitsubstanz verschiedener Mischpräparate, eine bedeutende Rolle in der Entstehung medikamenteninduzierter Kopfschmerzen einnimmt, kann auch die gesamte Koffeineinnahme (Getränke, Nahrungsmittel) überprüft werden.

Eine genaue psychiatrische Exploration hilft Begleiterkrankungen wie Depressionen oder Angstzustände aufzudecken, die möglicherweise eine Änderung des therapeutischen Gesamtkonzepts bewirken. Auch Eigenmotivation zum Medikamentenentzug bzw. motivierende Unterstützung durch die Familie oder durch Freunde des Patienten sollen beurteilt werden, um die Entscheidung eines ambulanten Medikamentenentzuges zu prüfen.

8 Zusatzuntersuchungen

Zusatzuntersuchungen müssen im Verdachtsfall andere Ursachen eines chronischen Kopfschmerzes ausschließen und können das Ausmaß bereits eingetretener Organschäden prüfen. Anamnestisch ist der Medikamentenabusus nicht

Tabelle 4. Faktoren – ambulanter Entzug

Einnahme von Monosubstanzen
Einnahme von Mischpräparaten ohne Barbiturate oder Analgetika vom Morphintyp bzw. Benzodiazepine
Kurze Abususdauer
Keine Begleitdepression
Hohe Eigenmotivation
Unterstützung durch Familie und/oder Freunde

immer ohne weiteres fassbar. Harn- oder Blutproben auf Schmerzmittelkomponenten oder Benzodiazepine können hilfreich sein (Mathew 1987). Auch die Ermittlung der kritischen Flimmerfrequenz und die Bestimmung der Gamma-Glutamyltransferase (GGT) im Serum können Hinweise auf das Vorliegen eines Schmerzmittelabusus geben (Schnider et al. 1995b und 1995c).

9 Behandlung

Da eine Kopfschmerztherapie bei gleichzeitig bestehendem Schmerzmittelmissbrauch sinnlos ist, muss zuvor eine Entzugsbehandlung von den auslösenden Noxen durchgeführt werden (Kudrow 1982). Die Behandlung medikamenteninduzierter Kopfschmerzen kann in drei wesentliche Punkte gegliedert werden: Information, Entzug und Nachsorge.

Vor Beginn einer Entzugsbehandlung muss eine Aufklärung über den Zusammenhang zwischen Schmerzmittelmissbrauch, Dauerkopfschmerz und Therapierefrakterität erfolgen. Meist ist eine stationäre Aufnahme zur Entzugsbehandlung zielführender (Baumgartner et al. 1989, Schnider et al. 1995c), obwohl auch ambulante Entzugsbehandlungen erfolgreich sein können (Hering und Steiner 1991, Diener 1994). Tabelle 4 zeigt Faktoren, bei deren Vorliegen ein ambulanter Entzug in Erwägung gezogen werden kann.

Eine stationäre Entzugsbehandlung sollte auf jeden Fall bei langer Abususdauer, bei Einnahme psychotroper Substanzen und Analgetika vom Morphintyp und nach mehreren erfolglosen ambulanten Entzügen durchgeführt werden.

Es hat sich bewährt, alle Schmerzmittel abrupt abzusetzen. Bei einem gleichzeitigen Benzodiazepinabusus sollte aber eine langsame Dosisreduktion vorge-

Tabelle 5. Medikamentöse Maßnahmen bei Entzugsbehandlung

Probleme	Medikamente	Zeitlicher Rahmen
Entzugssymptome *Übelkeit, Brechreiz, Unruhe* *Entzugskopfschmerz*	Metoclopramid, Benzodiazepine Metamizol, Naproxen, Aspisol, DHE	ca. 5 bis 14 Tage
Sedierung	Niedrigpotente Neuroleptika (Prothipendylhydrochlorid, Thioridazin)	ca. 21 Tage
Allgemeines *Erbrechen* *Thromboseprophylaxe*	Intravenöse Flüssigkeitssubstitution Low dose Heparin	ca. 14 Tage
Basisprophylaxe *Migräne* *Spannungskopfschmerz* *Mischkopfschmerz*	Ca-Antagonisten, Betablocker, Valproat Amitriptylin, Doxepin Amitriptylin, Doxepin	ca. 6 Monate

nommen werden. Die medikamentöse Behandlung versucht Entzugssymptome wie Übelkeit und Brechreiz bzw. den Entzugskopfschmerz zu unterdrücken. Eine intravenöse Flüssigkeitssubstitution ist insbesondere bei heftigem Erbrechen notwendig. Eine Sedierung mit niedrigpotenten Neuroleptika hat sich ebenfalls bewährt. In weiterer Folge erfolgt eine Einstellung auf eine Basisprophylaxe. Tabelle 5 gibt eine Übersicht über die medikamentösen Maßnahmen bei Entzugsbehandlung. Unter ambulanten Bedingungen hat sich eine Therapie mit anfänglich höheren Dosen von Amitriptylin in Kombination mit Naproxen zur Unterdrückung von Entzugssymptomen bewährt.

10 Prognose und Prävention

Bei einem Beobachtungszeitraum von 3 bis 60 Monaten lag nach einer Schmerzmittelentzugsbehandlung die Erfolgsquote bei den durchgeführten Studien zwischen 47% und 91% (Tabelle 6). Bei einem Teil der entzogenen Patienten konnte zwar keine Besserung der Kopfschmerzen, jedoch eine starke Abnahme des Schmerzmittelgebrauchs erreicht werden (Baumgartner et al. 1989). Die meisten Rückfälle wurden in den ersten sechs Monaten nach Entzugsbehandlung festgestellt (Baumgartner et al. 1989). Dies unterstreicht die Notwendigkeit engmaschiger und intensiver Nachbetreuung in dieser Phase. Eine endgültige Beurteilung des Verlaufes ist erst etwa zwei Jahre nach Entzug aussagekräftig (Schnider et al. 1996).

Präventiv sollten Kopfschmerzpatienten frühzeitig über die Gefahren eines Schmerzmittelmissbrauches aufgeklärt werden. Kopfschmerzattacken sollen möglichst mit Monosubstanzen behandelt werden. Weiters empfiehlt es sich, wöchentliche Höchstdosen verordneter Schmerzmittel mit den Patienten zu vereinbaren. Mischpräparate, insbesondere mit psychotropen Zusätzen, sind abzulehnen. Bei Zunahme der monatlichen Kopfschmerztage sollte frühzeitig eine dem Kopfschmerztyp entsprechende Basisprophylaxe begonnen werden.

Tabelle 6. Ergotamin- und/oder analgetikainduzierter Kopfschmerz – Erfolgsquote nach Entzugsbehandlung

Autor	Patientenzahl	Beobachtungszeitraum in Monaten (min–max)	Positives Ergebnis (%)
Andersson 1975	44	6	91
Tfelt-Hansen und Krabbe 1981	40	12 (4–20)	47,5
Ala-Hurula et al. 1982	23	3–6	80
Dichgans et al. 1984	52	16 (4–51)	70
Henry et al. 1985	22	10,5 (4–24)	66,6
Diener et al. 1989	139	34,8 (12–74)	66
Baumgartner et al. 1989	54	16,8 (± 13,8)	60,5
Hering und Steiner 1991	46	6	80,4
Silberstein und Silberstein 1992	50	24	59
Schnider et al. 1996	38	60	50

Bei Unwirksamkeit therapeutischer Maßnahmen sollten Begleiterkrankungen erneut überdacht bzw. die Kopfschmerzdiagnose überprüft werden. In diesen Fällen ist eine frühzeitige Zuweisung zu einem spezialisierten Zentrum empfehlenswert.

Literatur

Abbott PJ (1986) Caffeine: a toxicological overview. Med J Aust 145: 518–521

Ala-Hurula V, Myllylä V, Hokkanen E (1982) Ergotamine abuse: results of ergotamine discontinuation, with special reference to the plasma concentrations. Cephalalgia 2: 189–195

Andersson P (1975) Ergotamine headache. Headache 15: 118–121

Baumgartner C, Wessely P, Bingöl C, Maly J, Holzner F (1989) Longterm prognosis of analgesic withdrawal in patients with drug-induced headaches. Headache 29: 510–514

Bruce M, Scott N, Shine P, et al (1992) Anxiogenic effects of caffeine in patients with anxiety disorders. Arch Gen Psychiatry 49: 867–869

Dichgans J, Diener HC, Gerber WD, et al (1984) Analgetika-induzierter Dauerkopfschmerz. DMW 109: 369–373

Diener HC (1988) Klinik des Analgetikakopfschmerzes. DMW 113: 472–474

Diener HC (1994) Medikamenteninduzierter Dauerkopfschmerz. In: Ensik FBM, Soyka D (Hrsg) Migräne: Aktuelle Aspekte eines altbekannten Leidens. Springer, Berlin Heidelberg New York Tokyo, S 463–475

Diener HC, Dichgans J, Scholz E, Geiselhart S, Gerber WD, Bille A (1989) Analgesic-induced chronic headache: long-term results of withdrawal therapy. J Neurol 236: 9–14

Elkind AH (1991) Drug abuse and headache. Med Clin North Am 75: 717–732

Göbel H (1996) Kopfschmerzen durch Einwirkung von Substanzen oder deren Entzug. In: Göbel H (Hrsg) Die Kopfschmerzen. Springer, Berlin Heidelberg New York Tokyo, S 621–636

Granella F, Farina S, Malferrari G, et al (1987) Drug abuse in chronic headache: a clinico-epidemiologic study. Cephalalgia 7: 15–19

Headache Classification Committee of the International Headache Society (1988) Classification and diagnostic criteria for headache disorders, cranial neuralgias and facial pain. Cephalalgia 8 [Suppl 7]: 1–96

Henry P, Dartigues JF, Benetir MP, et al (1985) Ergotamine- and analgesic-induced headaches. In: Clifford Rose F (ed) Migraine Proc. 5th Int. Migraine Symp. London. Karger, Basel, pp 197–205

Hering R, Steiner TJ (1991) Abrupt outpatient withdrawal of medication in analgesic-abusing migraineurs. Lancet 337: 1442–1443

Hering R, Glover V, Pattichis K, et al (1993) 5HT in migraine patients with medication-induced headache. Cephalalgia 13: 410–412

Isler H (1988) Headache drugs provoking chronic headache: historical aspects and common misunderstandings. In: Diener HC, Wilkinson M (eds) Drug-induced headache. Springer, Berlin Heidelberg New York Tokyo, pp 87–94

Jurna I (1987) Analgetika – Schmerzbekämpfung. In: Forth W, Henschler D, Rummel W (Hrsg) Allgemeine und spezielle Pharmakologie und spezielle Toxikologie, 5. Aufl. Wissenschaftsverlag, Mannheim Wien Zürich, S 522–546

Kudrow L (1982) Paradoxical effects of frequent analgesic use. Adv Neurol 33: 335–341

Ladewig D (1979) Abusus und Abhängigkeit von nichtnarkotischen Analgetika und Sedativa. Nervenarzt 50: 212–218

Lance F, Parkes C, Wilkinson M (1988) Does analgesic abuse cause headache de novo? Headache 28: 61–62

Mathew NT (1987) Drugs and headache: misuse and dependency. In: Adler CS, Adler SM, Packard RC (eds) Psychiatric aspects of headache. Williams & Wilkins, Baltimore London Los Angeles Sydney, pp 289–297

Mathew NT (1993) Chronic refractory headache. Neurology 43 [Suppl 3]: 26–33

Meredith TJ, Vale JA (1986) Non-narcotic analgesics problems of overdosage. Drugs 32 [Suppl 4]: 177–205

Mihatsch MJ, Molzahn M, Ritz E (1986) Analgetika-Abusus – ist das Phenacetinverbot ausreichend? DMW 111: 1416–1418

Rapoport A, Stang P, Guttermann DL, et al (1996) Analgesic rebound headache in clinical practice: data from a physician survey. Headache 36: 14–19

Rapoport AM (1988) Analgesic rebound headache. Headache 28: 662–665

Saper JR (1983) Drug overuse among patients with headache. Neurologic Clinics 1: 465–477

Saper JR (1987) Ergotamine dependency – a review. Headache 27: 435–438

Schnider P, Aull S, Feucht M, et al (1994) Use and abuse of analgesics in tension-type headache. Cephalalgia 14: 162–167

Schnider P, Maly J, Brantner-Inthaler S, et al (1995a) Kritische Flimmerfrequenz und γ-GT als Marker eines Medikamentenabusus bei Kopfschmerzpatienten. Akt Neurol 22: 181–185

Schnider P, Maly J, Grünberger J, et al (1995b) Improvement of decreased critical Flicker frequency (CFF) in headache patients with drug abuse after successful withdrawal. Headache 35: 269–272

Schnider P, Maly J, Mraz M, et al (1995c) MMPI and cricital Flicker frequency (CFF) analysis in headache in patients with and without drug abuse. Headache 35: 17–20

Silberstein SD (1993) Tension-type and chronic daily headache. Neurology 43: 1644–1649

Silberstein SD, Silberstein JR (1992) Chronic daily headache: long-term prognosis following in patient treatment with repetitive IV DHE. Headache 32: 439–445

Tfelt-Hansen P, Aebelholt Krabbe A (1981) Ergotamine abuse. Do patients benefit from withdrawal? Cephalalgia 1: 29–32

Wallasch TM (1992) Medikamentös induzierter Kopfschmerz. Fortschr Neurol Psychiat 60: 114–118

Wörz R (1983) Effects and risks of psychotropic and analgesic combinations. Am J Med 14: 139–140

Wörz R, Baar H, Draf W, et al (1975) Kopfschmerz in Abhängigkeit von Analgetika-Mischpräparaten. MMW 117: 457–462

IX. Idiopathische Gesichtsneuralgien

Christian Wöber und *Karl Zeiler*

1 Idiopathische Trigeminusneuralgie

1.1 Definition (IHS)

A. Paroxysmale Schmerzattacken im Gesicht oder im Stirnbereich von wenigen Sekunden bis zu zwei Minuten Dauer.
B. Der Schmerz weist mindestens vier der folgenden Charakteristika auf:
   1. Ausbreitung entsprechend einem oder mehreren Ästen des N. trigeminus.
   2. Schmerzqualität: einschießend, heftig, scharf, oberflächlich; stechend oder brennend.
   3. Sehr starke Schmerzintensität.
   4. Auslösung über Triggerzonen oder durch bestimmte alltägliche Vorgänge, wie z. B. Essen, Sprechen, Waschen des Gesichts oder Zähneputzen.
   5. Beschwerdefreiheit zwischen den Episoden.
C. Kein neurologisches Defizit.
D. Die Attacken folgen bei einem Patienten stets einem stereotypen Muster.
E. Ausschluss einer strukturellen Läsion.

1.2 Klinisches Bild

Die Trigeminusneuralgie (Katusic 1991, Mummenthaler 1997) ist eine relativ seltene Erkrankung, die pro Jahr bei ca. 4/100.000 Menschen neu auftritt. Hauptbetroffen sind ältere Personen. Frauen erkranken häufiger als Männer. Charakterisiert ist das Krankheitsbild durch blitzartig einschießende, kurz dauernde, unerträgliche Gesichtsschmerzen im Versorgungsgebiet von Ästen des N. trigeminus. In den meisten Fällen sind der 2., der 3. oder der 2. und der 3. Trigeminusast betroffen, nur sehr selten manifestiert sich die idiopathische Trigeminusneuralgie ausschließlich im 1. Ast. Atypisch ist auch eine primäre Manifestation in allen drei Trigeminusästen. Die Schmerzen beginnen und enden plötzlich, wechseln bei wenigen Patienten im Krankheitsverlauf die Seite, manifestieren sich jedoch nie simultan auf beiden Seiten. Typischerweise werden die Attacken durch verschiedene Stimuli wie z. B. Berührung, Kauen, Sprechen, Zähneputzen, Waschen des Gesichts, Rasieren oder Luftzug ausgelöst. Gewöhnlich sind die Patienten zwischen den Attacken beschwerdefrei. Nach wiederholten und/oder länger dauernden Paroxysmen ist aber ein dumpfer, stundenlang anhaltender, wenig intensiver Dauerschmerz möglich. Konstant anhaltende Gesichtsschmerzen ohne Schmerzattacken sowie Schmerzattacken, die länger als zwei Minuten oder gar stundenlang anhalten, kommen bei der Trigeminusneuralgie nicht vor. Die Schmerzattacken treten überwiegend während des Tages auf. Nächtliche Attacken sind selten und werden vor allem durch taktile Reize (z. B. Kopfkissen) hervorgerufen. Im Langzeitverlauf sind nach wochen- oder monatelangen Schmerzperioden Spontanremissionen zu beobachten, die Monate bis Jahre anhalten können.

Das wichtigste Kriterium für die klinische Differenzialdiagnose zwischen idiopathischer und symptomatischer Trigeminusneuralgie ist die neurologische Untersuchung, die bei der idiopathischen Form stets unauffällig ausfällt, während bei der symptomatischen Trigeminusneuralgie häufig eine Hypästhesie im Bereich des Nervus trigeminus besteht und gegebenenfalls weitere Auffälligkeiten nachweisbar sind. Ein genaue Darstellung der symptomatischen Trigeminusneuralgie – wie auch der symptomatischen Formen aller nachfolgend dargestellten Neuralgien – findet sich an anderer Stelle.

1.3 Pathophysiologie

Abhängig vom Vorhandensein oder Fehlen eines morphologischen Substrates wird zwischen symptomatischer und idiopathischer Trigeminusneuralgie unterschieden. Der symptomatischen Trigeminusneuralgie liegt meist eine mechanische Irritation des Nerven (sekundäre Demyelinisierung durch raumfordernden Prozess) oder eine primäre Demyelinisierung (bei multipler Sklerose) zugrunde. Bei vielen früher als idiopathisch eingestuften Trigeminusneuralgien lässt sich eine aberrante, den Nervus trigeminus irritierende Gefäßschlinge nachweisen. Dieser Nachweis gelingt bei manchen Patienten allerdings erst im Rahmen einer explorativen Operation. Als idiopathisch im engeren Sinne sind somit nur jene Trigeminusneuralgien zu klassifizieren, bei denen auch ein solches aberrantes Gefäß ausgeschlossen wurde.

Für die Schmerzentstehung werden sowohl periphere als auch zentrale Mechanismen diskutiert. Ein Konzept geht davon aus, dass es auf Basis einer segmentalen Demyelinisierung im Bereich der Trigeminuswurzel zu einer ephatischen Erregungsübertragung kommt. Ein anderes vermutet eine Demyelinisierung im spinalen Trigeminuskern. Möglich ist auch, dass eine periphere Deafferenzierung von Trigeminusneuronen zu einer Degeneration von Neuronen im spinalen Trigeminuskern führt und dadurch ein zentraler Deafferenzierungsprozess ausgelöst wird.

Eine Besonderheit der Trigeminusneualgie ist die Refraktärperiode, während der Triggerreize keine neuen Schmerzattacken auslösen können. Die Refraktärperiode kann einige Minuten anhalten und ist oft proportional zur Dauer und Intensität des vorangegangenen Schmerzparoxysmus.

1.4 Differenzialdiagnose

Die wichtigste Differenzialdiagnose der Trigeminusneuralgie ist der atypische Gesichtsschmerz. Obwohl die beiden Erkrankungen mit Ausnahme der Lokalisation keinerlei Gemeinsamkeiten haben, wird selbst von Neurologen manchmal jeder Schmerz im Gesichtsbereich für eine „Trigeminusneuralgie" gehalten und dahingehend abgeklärt und/oder behandelt. Eine solche Fehldiagnose kann einerseits zur Folge haben, dass ein MRT oder eine MR-Angiographie (im ungünstigsten Fall sogar eine intraarterielle Angiographie) angeordnet wird, um eine (nicht vorhandene) Gefäßschlinge zu suchen, und andererseits eine frustrane Einstellung auf Carbamazepin oder andere Antiepileptika nach sich ziehen.

Neben dem atypischen Gesichtsschmerz muss die Trigeminusneuralgie von anderen symptomatischen und idiopathischen Schmerzsyndromen abgegrenzt werden. Dazu zählen vor allem Erkrankungen des Ober- bzw. Unterkiefers, der Kieferhöhlen sowie der Zähne, gegebenenfalls andere HNO-Erkrankungen bzw. Prozesse im Bereich der Orbita und des Auges. Darüber hinaus sind die Glossopharyngeus-Neuralgie sowie Clusterkopfschmerz-Syndrome und das äußerst seltene SUNCT-Syndrom von der Trigeminusneuralgie zu differenzieren.

1.5 Therapie

Für die Therapie der Trigeminusneuralgie stehen Medikamente, infiltrative und chirurgische Verfahren zur Verfügung. Angesichts der extrem heftigen Schmerzen muss nach klinischer Diagnosesicherung sofort mit einer symptomatischen Therapie begonnen werden, das Abwarten allfälliger Untersuchungsergebnisse ist für den Patienten unzumutbar. Mittel erster Wahl ist Carbamazepin, bei exzessiven Schmerzen ist die zusätzliche Gabe eines Opioids zu überlegen. Die weitere Therapie ist abhängig vom Nachweis bzw. Ausschluss eines morphologischen Substrates sowie vom Allgemeinzustand und Alter des Patienten.

- Eine medikamentöse Therapie ist die Methode erster Wahl bei Patienten mit
  - idiopathischer Trigeminusneuralgie,
  - nachgewiesener Kompression der Trigeminuswurzel durch eine Gefäßschlinge,
  - nachgewiesener Kompression der Trigeminuswurzel oder des Ganglion Gasseri durch eine andere Läsion, die einer primär kausalen Therapie nicht zugänglich ist,
  - zentraler Trigeminusneuralgie, die kausal nicht behandelbar ist,
  - Fortbestehen oder Wiederauftreten einer Trigeminusneuralgie nach (versuchter) kausaler Therapie.
- Infiltrative Verfahren sind indiziert, wenn bei den genannten Patientengruppen medikamentös kein zufrieden stellender Erfolg erzielt werden kann.
- Die mikrovaskuläre Dekompression nach Janetta ist indiziert
  - bei Patienten mit nachgewiesener Kompression der Trigeminuswurzel durch eine Gefäßschlinge, sofern
    - mit medikamentösen und infiltrativen Verfahren keine ausreichende Schmerzlinderung erzielt werden konnte und
    - keine Kontraindikation gegen den Eingriff besteht sowie

- bei Patienten mit „idiopathischer" Trigeminusneuralgie, sofern
  - diese absolut therapierefraktär ist,
  - der Patient einer operativen Exploration der hinteren Schädelgrube zustimmt und
  - keine Kontraindikation gegen den Eingriff besteht.
➤ Andere (destruierende) operative Verfahren sind indiziert, sofern
  - durch medikamentöse und infiltrative Verfahren keine ausreichende Schmerzlinderung erzielt werden konnte,
  - eine kausale Therapie nicht möglich ist und
  - keine Kontraindikation gegen den Eingriff besteht.

1.5.1 Medikamentöse Therapie

Mittel der ersten Wahl ist *Carbamazepin* (Mummenthaler 1997), das bis zur Schmerzfreiheit aufdosiert wird. Die Dosis beträgt initial 100 mg pro Tag und kann täglich um 100 mg erhöht werden (Tabelle 1). Häufig tritt zunächst bereits bei niedriger Dosierung eine deutliche Schmerzlinderung ein. Bei längerfristiger Gabe ist jedoch meist eine Tagesdosis von 600 bis 1.200 mg erforderlich. Bei Standardpräparaten wird die Tagesdosis auf drei bis vier, bei Retardpräparaten auf zwei Einzelgaben aufgeteilt (Tabelle 1). Als wirkungslos sollte die Behandlung erst eingestuft werden, wenn bis an die Grenze von Nebenwirkungen (Schwindel, Doppelbilder, Nystagmus, Ataxie) aufdosiert wurde, ohne einen zufrieden stellenden therapeutischen Effekt erzielt zu haben.

Es sei deshalb darauf hingewiesen, dass – neben einer Fehldiagnose – die unzureichende Dosierung und Dauer der medikamentösen Therapie einen der Hauptfehler in der Behandlung der Trigeminusneuralgie darstellt. Wichtig ist auch, die Patienten darüber aufzuklären, dass Carbamazepin zur Schmerzvorbeugung gegeben wird und die ausschließliche oder zusätzliche Einnahme „bei Bedarf" wirkungslos ist bzw. zu Überdosierungs- und Vergiftungssymptomen führen kann. Vor Behandlungsbeginn müssen Blutbild und Leberfunktionswerte bestimmt und danach zunächst engmaschig kontrolliert werden (Baumgartner 1998). Die Bestimmung des Carbamazepinserumspiegels ist vor allem bei mangelnder Wirksamkeit sinnvoll. Der therapeutische Bereich des Serumspiegels ist ein Richtwert, der individuell unter- bzw. auch überschritten werden kann, sofern der Patient schmerzfrei ist und die Dosis toleriert. Die Wirksamkeit von Carbamazepin in der Behandlung der Trigeminusneuralgie liegt zunächst bei über 80%, lässt jedoch im Langzeitverlauf nach.

Mittel der zweiten Wahl sind *Oxcarbazepin, Phenytoin, Clonazepam, Gabapentin* und *Lamotrigin* (Khan 1998, Lunardi 1997, Mummenthaler 1997, Tenser 1998, Zakrzewska 1989) (Tabelle 1). Als Mittel der dritten Wahl kann *Baclofen* (Fromm 1984) versucht werden, dessen Wirksamkeit aber nicht ausreichend belegt ist (Tabelle 1).

Zur Erzielung eines raschen Therapieeffektes können vorübergehend *Opioide* eingesetzt werden (z. B.: Tramadol 100 [bis max. 400] mg per infusionem oder Tramadol 4 x 50 bis 3 x 150 mg per os). Langsame Dosissteigerungen sind zu empfehlen.

Idiopathische Gesichtsneuralgien

Tabelle 1. Medikamentöse Therapie der Trigeminusneuralgie

Carbamazepin	
Initialdosis/Tag	1 x 100–200 mg
Erhaltungsdosis/Tag	10–30 mg/kg KG
Einzeldosen/Tag	Standardpräparate: 3–4
	Retardpräparate: 2
Nebenwirkungen	• vor allem zu Therapiebeginn: Schwindel, Ataxie, Müdigkeit, gastrointestinale Beschwerden
	• häufig: Arzneimittelexantheme (bis zu 17% der Patienten), (klinisch meist irrelevante) Leukopenie
	• selten: ernsthafte dermatologische Reaktionen, gravierende Blutbildveränderungen, Hyponatriämie
Kontraindikationen	Überempfindlichkeit gegenüber Carbamazepin oder trizyklischen Antidepressiva, atrioventrikulärer Block, schwere Leberschäden, Knochenmarksdepression. Vorsicht bei kardiovaskulären Erkrankungen, Leber- und/oder Nierenfunktionsstörung, Glaukom
Laborkontrollen	Blutbild, Leberfunktion, Serumspiegel
Bemerkungen	ausgeprägte Enzyminduktion in der Leber
Oxcarbazepin	
Initialdosis/Tag	1 x 300 mg
Erhaltungsdosis/Tag	600–1.200 mg; falls verträglich, bis 3.600 mg
Einzeldosen/Tag	2–3
Nebenwirkungen	wie Carbamazepin, aber seltener (mit Ausnahme der Hyponatriämie)
Kontraindikationen	wie Carbamazepin
Laborkontrollen	Blutbild, Leberfunktion (Serumspiegel: Referenzwerte derzeit noch nicht etabliert)
Bemerkungen	keine Enzyminduktion in der Leber
Phenytoin	
Initialdosis/Tag	1–2x100 mg (p.o.)
Erhaltungsdosis/Tag	zunächst 300 mg, dann in Inkrementen von 25–50 mg bis zu einer Dosis von 5–8 mg/kg KG (p.o.)
Einzeldosen/Tag	2 (bis 3)
Nebenwirkungen	• dosisabhängig: Schwindel, Gangunsicherheit, Nystagmus
	• selten: Arzneimittelexanthem, Fieber, Lymphknotenschwellungen, Leber- und Nierenfunktionsstörungen, Blutbildveränderungen
	• bei Langzeiteinnahme: u. a. Zahnfleischhypertrophie, Hirsutismus, Akne
Kontraindikationen	Überempfindlichkeit gegenüber Hydantoinpräparaten, Barbituraten und Primidon; AV-Block II. und III. Grades, sinuatrialer Block, Leukopenie, dekompensierte Leberinsuffizienz. Vorsicht bei Patienten mit schwerem Leberschaden und Hyperglykämie
Laborkontrollen	Blutbild, Leberfunktion, Serumspiegel
Bemerkungen	Enzyminduktion, CAVE: nichtlineare Kinetik im höheren Dosisbereich

Fortsetzung Tabelle 1. Medikamentöse Therapie der Trigeminusneuralgie

Lamotrigin	
Initialdosis/Tag	bei Monotherapie: 1 x 25 mg
	bei Kombination mit Carbamazepin oder Phenytoin: 1 x 50 mg
Erhaltungsdosis/Tag	bei Monotherapie: 100–200 mg
	bei Kombination mit Carbamazepin oder Phenytoin: 200–400 mg
Einzeldosen/Tag	1–3 (je nach Komedikation)
Nebenwirkungen	• dosisabhängig: Schwindel, Müdigkeit, Kopfschmerzen, Doppelbilder, (selten) Übelkeit, Erbrechen
	• dosisunabhängig: Arzneimittelexanthem, bei Kindern unter 12 J. erhöhtes Risiko für schwerwiegende Hautreaktionen
Kontraindikationen	Überempfindlichkeit gegenüber einem Bestandteil des Präparates. Keine ausreichende Erfahrung bei älteren Patienten (und Kindern unter 2 Jahren) sowie bei eingeschränkter Leber- und Nierenfunktion
Laborkontrollen	vor Behandlungsbeginn bzw. bei Auftreten eines Arzneimittelexanthems: Leber- und Nierenfunktion, Blutgerinnung (Serumspiegel: Referenzwerte derzeit noch nicht etabliert)
Bemerkungen	durch langsames Aufdosieren kann die Häufigkeit von Arzneimittelexanthemen von ca. 5% auf 2–3% gesenkt werden
Gabapentin	
Initialdosis/Tag	1x 300–400 mg
Erhaltungsdosis/Tag	zunächst 900–1.200 mg; falls verträglich, bis 3.600 mg
Einzeldosen/Tag	3
Nebenwirkungen	dosisabhängig, vorwiegend zu Therapiebeginn: Müdigkeit, Kopfschmerzen, Schwindel, Ataxie, Abgespanntheit
Kontraindikationen	Überempfindlichkeit gegenüber einem Bestandteil des Präparates (keine ausreichende Erfahrung bei Kindern unter 12 J.)
Laborkontrollen	nicht erforderlich, (Serumspiegel: Referenzwerte derzeit noch nicht etabliert)
Bemerkungen	kurze Halbwertszeit
Clonazepam	
Initialdosis/Tag	2 x 0,5–1 mg (p.o.)
Erhaltungsdosis/Tag	2–4 mg (p.o.)
Einzeldosen/Tag	3–4
Nebenwirkungen	dosisabhängig: Sedierung, Ataxie, Hypersalivation
Kontraindikationen	Überempfindlichkeit gegenüber Benzodiazepinen, Medikamenten-, Drogen-, Alkoholabhängigkeit, schwere chronische Hyperkapnie. Vorsicht bei: (chronisch obstruktiver) Lungenerkrankung, kardiorespiratorischer Insuffizienz, Myasthenia gravis, Ataxie, Schlafapnoe, geriatrischen Patienten
Laborkontrollen	nicht erforderlich (Serumspiegel stark variabel)
Baclofen	
Initialdosis/Tag	1–3 x 5 mg
Erhaltungsdosis/Tag	30–75 mg
Einzeldosen/Tag	3–6
Nebenwirkungen	vor allem zu Behandlungsbeginn: Müdigkeit, Übelkeit, Atemdepression, gastrointestinale Beschwerden
Kontraindikationen	Überempfindlichkeit gegenüber Baclofen. Vorsicht bei Ulcus ventriculi et duodeni, respiratorischer, hepatischer oder renaler Insuffizienz und zerebrovaskulären Erkrankungen
Laborkontrollen	bei Patienten mit Lebererkrankungen und Diabetes mellitus

Abgesehen von den Opioiden sollte jedoch primär eine medikamentöse Monotherapie angestrebt und erst nach erfolgloser Dosierung bis an die Grenze der Verträglichkeit auf eine andere Monotherapie gewechselt werden. Erst wenn mehrere Monotherapien wirkungslos geblieben sind, sollte eine Kombinationstherapie zweier Antiepileptika versucht werden. Als additive Therapie kann die Gabe von Thymoleptika erwogen werden (siehe Abschnitt Spannungskopfschmerz). Gegebenenfalls kann auch die additive Gabe von Tizanidin versucht werden, wenn auch eine Wirkung der Substanz in einer kontrollierten Studie nicht bestätigt werden konnte.

Ist der Patient 6–8 Wochen schmerzfrei, kann ausschleichend mit dem Absetzen der Therapie begonnen werden; treten erneut Schmerzen auf, wird die Therapie mit der niedrigsten wirksamen Dosis weitergeführt.

1.5.2 Infiltrative Verfahren

Mittels ganglionärer lokaler Opioidanalgesie *(GLOA)* (Spacek 1997) lässt sich ersten Berichten zufolge bei Patienten mit Carbamazepin-refraktärer Trigeminusneuralgie eine signifikante Schmerzlinderung erzielen. Die Applikation der – sehr kleinen – Opioiddosen erfolgt an das Ganglion cervicale superius oder sphenopalatinum. Vorteil ist die minimale Invasivität (im Vergleich zu den chirurgischen Methoden). Einschränkend ist jedoch auf die geringe Zahl der bislang behandelten Patienten hinzuweisen.

Die *Alkoholinjektion* (Wilkinson 1999, Oturai 1996) peripherer Trigeminusäste ist in ihrer Wirksamkeit sehr begrenzt und kann bei Kontraindikationen gegenüber anderen Verfahren (z. B. bei multimorbiden Patienten) zum Einsatz kommen.

1.5.3 Chirurgische Verfahren

Die Indikation zu einem chirurgischen Eingriff muss dann diskutiert werden, wenn mit medikamentösen Therapien und infiltrativen Techniken – wie z. B. GLOA – keine zufrieden stellende Schmerzlinderung erzielt werden kann. Eine weitere wesentliche Voraussetzung für die Durchführung eines chirurgischen Eingriffes ist die Bestätigung der Diagnose durch einen mit dem Krankheitsbild der Trigeminusneuralgie gut vertrauten Neurologen.

Als minimal invasive Verfahren stehen die perkutane Radiofrequenz-Thermokoagulation und die perkutane Mikrokompression des Ganglion Gasseri zur Verfügung.

Die *Radiofrequenzgangliolyse des Ganglion Gasseri* ist das am häufigsten durchgeführte (Oturai 1996, Taha 1996, Zakrewska 1999) neurochirurgische Verfahren zur Behandlung der Trigeminusneuralgie. Es beruht auf einer selektiven Läsion der nozizeptiven unmyelinisierten C-Fasern sowie der nur schwach myelinisierten B-Fasern, während die dick myelinisierten Fasern für die Leitung taktiler Reize weitgehend verschont werden. Die primäre Erfolgsquote dieses Verfahrens liegt bei über 90%. Innerhalb von 5 Jahren kommt es bei 20% bis 30% der Patienten zu einem Rezidiv. Als Komplikationen des Eingriffes kommen Sensibilitätsstörungen (initial bei 50%),

Anaesthesia dolorosa (< 1%) sowie eine meist reversible Masseterschwäche und Läsionen der Hirnnerven III, IV und VI (< 4%) vor.

Die *Mikrokompression des Ganglion Gasseri* (Correa 1998) erfolgt mit Hilfe eines Ballonkatheters. Dazu wird unter Bildwandlerkontrolle eine Nadel in das Foramen ovale vorgeschoben und über diese Nadel ein Ballonkatheter im Cavum Meckeli platziert. Der Ballon wird mit wasserlöslichem Kontrastmittel gefüllt und die Kompression eine Minute aufrecht erhalten. Die unmittelbar postoperative Erfolgsquote ist ebenfalls sehr hoch und beträgt mehr als 90%. Innerhalb von 5 Jahren kommt es bei 20% bis 30% der Patienten zu einem Rezidiv. Die häufigste Komplikation sind Sensibilitätsstörungen.

Im Gegensatz zu den minimal invasiven Eingriffen stellt die *mikrovaskuläre Dekompression nach Janetta* (1980) ein kausales, nichtdestruktives Verfahren dar, das allerdings eine subokzipitale Kraniotomie erfordert. Grundlage dieses Operationsverfahrens ist die Beobachtung, dass bei manchen Patienten mit Trigeminusneuralgie eine Gefäßschlinge nachweisbar ist, die eine mechanische Irritation des Nerven bewirkt. Am häufigsten ist die Arteria cerebelli superior verantwortlich, gelegentlich die Arteria cerebelli inferior anterior, die Arteria basilaris oder die pontine Vena transversa. Im Rahmen der Operation wird der unmittelbare Kontakt zwischen Gefäß und Nervus trigeminus durch ein Schaumgummi- oder Muskelinterponat beseitigt und dadurch die ständige mechanische Irritation des Nerven verhindert. Die mikrovaskuläre Dekompression ist vor allem für jüngere Patienten geeignet, die Erfolgsquote beträgt 80–90%, die Rezidivrate 20%. Als Komplikationen kommen bei < 5% der Patienten Blutungen und Läsionen der Hirnnerven VII und VIII vor. Die Mortalitätsrate beträgt 0,2 bis 1%.

1.5.4 Sonstige Therapiemöglichkeiten

In den letzten Jahren wurde in mehreren Studien der erfolgreiche Einsatz des *Gamma-Knife* (Pollock 1999) zur Behandlung der Trigeminusneuralgie beschrieben.

Von einigen Autoren wird der Einsatz der transkutanen elektrischen Nervenstimulation (TENS) empfohlen, Ergebnisse kontrollierter Studien liegen allerdings nicht vor.

2 Idiopathische Glossopharyngeus-Neuralgie

2.1 Definition (IHS)

A. Von Sekunden bis zu zwei Minuten dauernde paroxysmale Schmerzattacken.
B. Schmerz weist mindestens vier der folgenden Charakteristika auf:
   1. Einseitige Lokalisation.
   2. Ausbreitung im hinteren Teil der Zunge, in der Tonsillennische, im Pharynx, neben dem Kieferwinkel oder im Ohr.

3. Qualität: einschießend, scharf, stechend oder brennend.
4. Sehr starke Intensität.
5. Auslösung über Triggerzonen oder durch Schlucken, Kauen, Sprechen, Husten oder Gähnen.
C. Kein neurologisches Defizit.
D. Die Attacken folgen bei einem Patienten stets einem stereotypen Muster.
E. Ausschluss einer strukturellen Läsion.

2.2 Klinisches Bild

Die Glossopharyngeus-Neuralgie ist mit einer Inzidenz von 0,7/100.000 wesentlich seltener als die Trigeminusneuralgie und geht mit heftigen kurz dauernden Schmerzen einher, die im Bereich des Ohres, des Zungengrundes, der Tonsillen und/oder unterhalb des Kieferwinkels lokalisiert sind (Katusic 1991, Mummenthaler 1997). Der Schmerz beschränkt sich nicht auf das sensible Innervationsgebiet des Nervus glossopharyngeus, sondern bezieht die Ohr- und Rachenäste des Nervus vagus mit ein. Typische Trigger sind Schlucken, Sprechen, Husten, Gähnen oder Kauen. Die Diagnose einer idiopathischen Glossopharyngeus-Neuralgie erfordert den Ausschluss einer organischen Ursache. Wie die Trigeminusneuralgie kann auch die Glossopharyngeus-Neuralgie durch eine vaskuläre Kompression des Nerven im intrakraniellen Bereich (hintere Schädelgrube) verursacht werden.

2.3 Differenzialdiagnose

Abzugrenzen ist die idiopathische Glossopharyngeus-Neuralgie von organisch bedingten Formen sowie von anderen Gesichtsneuralgien, vom atypischen Gesichtsschmerz und von schmerzhaften Lokalprozessen.

2.4 Therapie

Die Therapie der Glossopharyngeus-Neuralgie erfolgt analog zu jener der Trigeminusneuralgie. Dies trifft sowohl auf die medikamentöse Behandlung zu als auch auf die ganglionäre lokale Opioidapplikation (GLOA) und chirurgische Verfahren, wie z. B. die mikrovaskuläre Dekompression (Kondo 1998) und die perkutane Radiofrequenzneurolyse.

3 Idiopathische Intermediusneuralgie

3.1 Definition (IHS)

A. Schmerzparoxysmen in der Tiefe des Ohres, die Sekunden oder Minuten dauern und intermittierend auftreten können.
B. Nachweis einer Triggerzone in der Hinterwand des Gehörgangs.
C. Ausschluss einer strukturellen Läsion.

3.2 Klinisches Bild

Die neuralgiformen Schmerzen bei der extrem seltenen Intermediusneuralgie werden in der Tiefe des Gehörgangs bzw. des Ohres, eventuell aber auch im Bereich des Mastoids, des Oberkiefers oder des Gaumendaches empfunden. Sie können durch mechanische Reize an der Hinterwand des Gehörgangs ausgelöst werden. Fakultativ kommt es auch zu Geschmacksstörungen im Bereich der vorderen zwei Drittel der Zunge homolateral und/oder zu Störungen der Tränen- und Speichelsekretion. Die Diagnose der idopathischen Intermediusneuralgie erfordert den Ausschluss eines morphologischen Substrates. Die Therapie erfolgt in Analogie zur Trigeminusneuralgie.

4 Idiopathische Auriculotemporalis-Neuralgie

Bei der Auriculotemporalis-Neuralgie, die von der IHS nicht als eigenständiges Krankheitsbild anerkannt wird, werden Schmerzen in der präaurikulären Region und im Schläfenbereich wahrgenommen. Die Patienten berichten über brennende Schmerzen, die durch den Kauakt bzw. durch gustatorische Reize ausgelöst werden, besonders bei Genuss von heißen bzw. sauren Speisen. Fakultativ kommt es im Versorgungsgebiet des Nerven auch zu einer Rötung der Haut und zu einem Schwitzen. Die Diagnose einer idiopathischen Auriculotemporalis-Neuralgie erfordert den Ausschluss eines morphologischen Substrates. Die Therapie erfolgt in Analogie zur Trigeminusneuralgie.

5 Idiopathische Nasoziliarisneuralgie

Die Nasoziliarisneuralgie wird von der IHS ebenfalls nicht anerkannt und ist durch neuralgische Schmerzen gekennzeichnet, die im Bereich des inneren Augenwinkels, des Augapfels und des Nasenbeins empfunden werden. In manchen Fällen besteht zusätzlich oder an Stelle des neuralgischen Schmerzes ein Dauerschmerz in gleicher Lokalisation. Die Schmerzen können durch Berühren des inneren Augenwinkels und durch Kauen ausgelöst bzw. verstärkt werden. Fakultative Begleitsymptome sind eine Rötung der Stirn, eine Konjunktivitis, Tränenfluss und eine Schwellung der Nasenschleimhaut. Die Diagnose einer idiopathischen Nasoziliarisneuralgie erfordert den Ausschluss eines morphologischen Substrates. Die Therapie erfolgt in Analogie zur Trigeminusneuralgie. Wichtig ist die differenzialdiagnostische Abgrenzung zum Clusterkopfschmerz.

6 Idiopathische Neuralgie des Nervus laryngeus superior

6.1 Definition (IHS)

A. Schmerzparoxysmen im Rachen, in der Submandibularregion oder unterhalb des Ohres, mit einer Dauer von Minuten bis Stunden.
B. Triggerung durch Schlucken, Überanstrengung der Stimme oder Drehen des Kopfes.
C. Anfälligkeit für Tage oder Wochen.
D. Triggerpunkt im seitlichen Anteil des Rachens über der Membrana thyreohyoidea.
E. Ausschluss einer strukturellen Läsion.

6.2 Klinisches Bild

Die Neuralgie des N. laryngeus superior manifestiert sich meist mit Schmerzattacken, die wenige Sekunden anhalten und in Serien über Stunden hinweg immer wieder auftreten, manchmal aber auch mit einem Dauerschmerz. Die – oft heftigen – Schmerzen werden seitlich am Hals an der Stelle wahrgenommen, wo der Ramus internus des N. laryngeus superior in die Membrana thyreohyoidea eintritt. Die Schmerzausstrahlung kann in die Submandibularregion, in die seitlichen Rachenabschnitte und gegen das Ohr hin erfolgen, gelegentlich auch gegen das Auge, in den Nacken oder gegen die Schulter hin. Mögliche auslösende Faktoren sind Drehen des Kopfes, lautes Sprechen oder Rufen, Schlucken, Gähnen, Husten, Niesen sowie das Ausüben eines Drucks auf den Eintrittspunkt des R. internus des N. laryngeus superior in die Membrana thyreohyoidea. Während der Attacken ist der Patient heiser.

Die Neuralgie des N. laryngeus superior kann zwar auch idiopathisch auftreten, es sollte jedoch auf jeden Fall eine organische Ursache ausgeschlossen werden. Die Therapie erfolgt in Analogie zur Trigeminusneuralgie.

7 Andere idiopathische Gesichtsneuralgien

In der Literatur findet sich eine Reihe weiterer Gesichtsneuralgien, die jedoch nicht als eigenständige Krankheitsbilder akzeptiert werden bzw. nicht mehr gebräuchliche Synonyme (z. B. für den Clusterkopfschmerz) darstellen. Erwähnt seien – ohne Anspruch auf Vollständigkeit – die Sluder-Neuralgie, die Neuralgie des Ganglion sphenopalatinum, die Vidianusneuralgie (Vail), die Neuralgie des Nervus petrosus superficialis maior (Gardner), die Neuralgie des Ganglion pterygopalatinum sowie des Ganglion Meckeli, die Wangenneuralgie (Reichert) und die Vagusneuralgie.

Literatur

Baumgartner Ch (1998) Sicher therapieren mit Antiepileptika. pm-Verlag, Kössen
Correa CF, Teixeira MJ (1998) Balloon compression of the Gasserian ganglion for the treatment of trigeminal neuralgia. Stereotact Funct Neurosurg 71: 83–89
Fromm GH, Terrence CF, Chattha AS (1984) Baclofen in the treatment of trigeminal neuralgia: double-blind study and long-term follow-up. Ann Neurol 15: 240–244
Janetta PJ (1980) Neurovascular compression in cranial nerve and systemic disease. Ann Surg 192: 518–525
Katusic S, Williams DB, Beard CM, Berstralh EJ, Kurland LT (1991) Epidemiology and clinical features of idiopathic trigeminal and glossopharyngeal neuralgia: similarities and differences. Rochester, Minnesota, 1945–1984. Neuroepidemiol 10: 276–281
Khan OA (1998) Gabapentin relieves trigeminal neuralgia in multiple sclerosis patients. Neurology 51: 611–614
Kondo A (1998) Follow-up results of using microvascular decompression for treatment of glossopharyngeal neuralgia. J Neurosurg 88: 221–225
Lunardi G, Leandri M, Albano C, Cultrera S, Fracassi M, Rubino V, Favale E (1997) Clinical effectiveness of lamotrigine and plasma levels in essential and symptomatic trigeminal neuralgia. Neurology 48: 1714–1717
Mummenthaler M, Mattle H (1997) Neurologie. G Thieme, Stuttgart, S 715–718
Oturai AB, Jensen K, Eriksen J, Madsen F (1996) Neurosurgery for trigeminal neuralgia: comparison of alcohol block, neurectomy, and radiofrequency coagulation. Clin J Pain 12: 311–315
Pollock BE, Gorman DA, Schomberg PJ, Kline RW (1999) The Mayo Clinic gamma knife experience: indications and initial results. Mayo Clin Proc 74: 5–13
Spacek A, Böhm D, Kress HG (1997) Ganglionic local opioid analgesia for refractory trigeminal neuralgia. Lancet 349: 1521
Taha JM, Tew JM Jr (1996) Comparison of surgical treatments for trigeminal neuralgia: reevaluation of radiofrequency rhizotomy. Neurosurgery 38: 865–871
Tenser RB (1998) Trigeminal neuralgia: mechanisms of treatment. Neurology 51: 17–19
Wilkinson HA (1999) Trigeminal nerve peripheral branch phenol/glycerol injections for tic douloureux. J Neurosurg 90: 828–832
Zakrzewska J, Patsalos P (1989) Oxcarbazepine: a new drug in the management of intractable trigeminal neuralgia. J Neurol Neurosurg Psychiat 52: 472–476
Zakrewska JM, Jassim S, Bulman JS (1999) A prospective longitudinal study on patients with trigeminal neuralgia who underwent radiofrequency thermocoagulation of the Gasserian ganglion. Pain 79: 51–58

X. Weitere Kopf- und Gesichtsschmerzen

Karl Zeiler, Christian Wöber und *Peter Wessely*

1 Weitere Kopfschmerzformen ohne strukturelle Läsion

1.1 Benigner Hustenkopfschmerz

Der *Hustenkopfschmerz* (IHS-Code: 4. 4) kann *„idiopathisch"* als belangloses Symptom auftreten, kann sich aber auch im Rahmen verschiedener organischer Erkrankungen *symptomatisch* manifestieren, wie z. B. bei *Prozessen im Bereich der hinteren Schädelgrube bzw. des kraniozervikalen Übergangs* (Arnold-Chiari-Malformation, Platybasie, Morbus Paget mit basilärer Impression, subdurales Hämatom, raumfordernder Tumor), bei *intermittierendem oder permanentem Hirndruck,* bei *Nasennebenhöhlenaffektionen* oder bei *arterieller Hypertonie.* Die Diagnose „benigner Hustenkopfschmerz" ist daher *erst nach Ausschluss organischer Ursachen zulässig,* wobei die Untersuchung der hinteren Schädelgrube und des kraniozervikalen Übergangs mittels MRT erfolgen sollte.

Klinisch handelt es sich beim „benignen Hustenkopfschmerz" um einen *akut auftretenden, holokranen Kopfschmerz,* der *durch Husten,* evtl. aber auch durch Niesen, Schnäuzen, Bücken, Pressen oder Lachen *ausgelöst* wird und *meistens innerhalb weniger Sekunden, höchstens einer Minute wieder spontan abklingt.*

1.2 Benigner Kopfschmerz durch körperliche Anstrengung

Auch *Kopfschmerzen im Zusammenhang mit akuten körperlichen Belastungen,* wie z. B. beim Heben schwerer Lasten, beim Laufen oder bei der Defäkation, können *ohne strukturelle Läsion* auftreten; es kann sich aber ebenso um ein *Symptom eines intrakraniellen organischen Prozesses* handeln. Die *Diagnose eines „benignen Kopfschmerzes durch körperliche Anstrengung"* (IHS-Code: 4. 5) erfordert daher den *Ausschluss einer intrakraniellen oder systemischen Erkrankung.*

Der *Kopfschmerz* wird *durch physische Belastung ausgelöst,* insbesondere bei heißem Wetter oder in großer Höhe. Der Schmerz wird *bilateral wahrgenommen* und weist zunächst meistens einen *pochenden Charakter* auf; bei Patienten, die unter Migräne leiden, können sich auch migräneartige Charakteristika entwickeln. Üblicherweise *klingt der Kopfschmerz innerhalb von 5 Minuten bis 24 Stunden wieder spontan ab.*

1.3 Kopfschmerz bei sexueller Aktivität

Im Zusammenhang mit sexueller Aktivität (Koitus, Masturbation) können *Kopfschmerzen verschiedenen Typs* auftreten (IHS-Code: 4. 6):

1.3.1 „Dumpfer Schmerztypus" (IHS-Code: 4. 6. 1)

Der dumpf-drückende Schmerz ist meistens holokran im Kopf- und Nackenbereich lokalisiert und wird auf Verspannungen der Nackenmuskulatur zurückgeführt. Die Intensität des Schmerzes steigt oft mit zunehmender sexueller Erregung, gewöhnlich bleibt der Schmerz jedoch in erträglichem Rahmen.

1.3.2 „Explosiver Schmerztypus" (IHS-Code: 4. 6. 2)

In manchen Fällen manifestiert sich unmittelbar vor, während oder unmittelbar nach dem Orgasmus plötzlich („explosionsartig") ein heftiger, meistens holokran empfundener Kopfschmerz, der über Minuten bis Stunden andauern kann.

1.3.3 „Haltungsabhängiger Schmerztypus" (IHS-Code: 4. 6. 3)

Gelegentlich kommt es postkoital zu einem Kopfschmerz, der sich im Stehen manifestiert und im Liegen wieder verschwindet; dieser Typ entspricht somit dem Liquorunterdruck-Kopfschmerz.

Während der dumpfe und der haltungsabhängige Schmerz differenzialdiagnostisch kaum Schwierigkeiten bereiten, handelt es sich beim *explosiven Schmerz* um ein *sehr ernst zu nehmendes Symptom,* zumal es *im Zusammenhang mit sexueller Aktivität* auch zur *Ruptur von Aneurysmen* und damit zu *Subarachnoidalblutungen* kommen kann.

> Falls sich im Zusammenhang mit sexueller Aktivität (Koitus, Masturbation) ein *explosiver Schmerz („Donnerschlagkopfschmerz", „thunder clap headache"* (vgl. auch: Abschnitt: Subarachnoidalblutung) manifestiert hat, muss sofort eine diagnostische Abklärung erfolgen, zunächst mittels *kranialer CT.* Zusätzlich ist eine *Liquoruntersuchung* indiziert, *wenn*
> ➢ die Kopfschmerzen über mehr als 48 Stunden anhalten
> ➢ heftige Kopfschmerzen über mehr als wenige Stunden anhalten
> ➢ Übelkeit, Brechreiz und Erbrechen auftreten
> ➢ ein Meningismus vorliegt
> ➢ neurologische Herdsymptome nachweisbar sind
> ➢ im CT eine Subarachnoidalblutung nicht ausgeschlossen werden kann (bei definitiver Subarachnoidalblutung muss sofort eine zerebrale Angiographie veranlasst werden)
>
> *Vgl. Flussdiagramm S. 37!*

Die *Diagnose „Kopfschmerz bei sexueller Aktivität"* erfordert jedenfall den Ausschluss einer intrakraniellen Erkrankung, etwa eines Aneurysmas.

1.4 Idiopathischer stechender Kopfschmerz

Der *idiopathische stechende Kopfschmerz* („Eispickelkopfschmerz", IHS-Code: 4. 1) ist durch *spontan auftretende, als stechend („wie Nadelstiche") empfundene Schmerzen* im Kopf charakterisiert, die periorbital, temporal oder parietal wahrgenommen werden. Er tritt auch bei Patienten, die an Migräne leiden, auf, und zwar bevorzugt während einer Attacke; durch Indometacin kann die Schmerzintensität oft beeinflusst werden.

1.5 Kältereiz-Kopfschmerz

Der *durch Einnahme von Kältestimulanzien ausgelöste Kopfschmerz* („Ice cream headache", „Eiskremekopfschmerz"; IHS-Code: 4. 3. 2) wird *durch lokale Kälteeinwirkung auf den Gaumen bzw. die hintere Pharynxwand verursacht.* Die – unter Umständen heftigen – Schmerzen manifestieren sich meistens innerhalb von 30 Sekunden nach Beginn der Kälteeinwirkung und werden gewöhnlich in der Stirnmitte, frontotemporal oder temporal (außer bei Patienten, die zu Migräne neigen) wahrgenommen. Im Allgemeinen klingen die Schmerzen nach Beendigung der Kälteexposition rasch (innerhalb von höchstens 5 Minuten) ab.

2 Traumatisch verursachte Kopfschmerzen

2.1 Contusio capitis, Commotio cerebri

Kopfschmerzen können auch nach relativ geringfügigen Schädeltraumen, die lediglich eine *Contusio capitis* oder eine *Commotio cerebri* verursacht haben, auftreten. *Meistens* manifestieren sich die Kopfschmerzen *unmittelbar im Anschluss an das Trauma,* in einzelnen Fällen jedoch erst nach einer *Latenz* von einigen Tagen bis zu höchstens zwei Wochen. Nach den Richtlinien der IHS werden Kopfschmerzen, die innerhalb von 8 Wochen nach dem Trauma bzw. der Wiedererlangung des Bewusstseins abklingen, als *akute posttraumatische Kopfschmerzen* (IHS-Code: 5. 1) bezeichnet. Kopfschmerzen, die über mehr als 8 Wochen persistieren, werden als *chronische posttraumatische Kopfschmerzen* (IHS-Code: 5. 2) eingestuft.

2.1.1 Akuter posttraumatischer Kopfschmerz

Der *akute posttraumatische Kopfschmerz* kann sich auf verschiedene Weise äußern. Ein Teil der Patienten klagt über einen *umschriebenen Schmerz an der Stelle des ursprünglichen Traumas,* wobei oft keine Narbe sichtbar ist. Andere Patienten schildern einen Kopfschmerz, der weitgehend dem vom *Spannungstyp* entspricht: Die Schmerzen werden beidseitig wahrgenommen und sind von dumpf-drückender Qualität. Eine weitere Variante stellen *(migräneartige)* Kopfschmerzen dar, die ein- oder beidseitig empfunden werden, einen pochenden oder pulsierenden Charakter aufweisen und mit einer Licht- und Lärmüberempfindlichkeit einhergehen.

Manche Patienten beschreiben einen *kontinuierlichen Dauerschmerz,* andere berichten über *episodisch* für Stunden oder Tage immer wieder auftretende Schmerzen. Als *schmerzauslösende bzw. -verstärkende Faktoren* werden körperliche Betätigung – insbesondere Bücken und Aufrichten aus gebückter Stellung –, psychische Belastungen, Sonnenexposition und Alkoholkonsum angegeben.

2.1.2 Chronischer posttraumatischer Kopfschmerz

Der *chronische posttraumatische Kopfschmerz* unterscheidet sich betreffend die phänomenologischen Varianten nicht vom akuten posttraumatischen Kopfschmerz. In den meisten Fällen handelt es sich um einen diffusen Dauerkopfschmerz, der bei körperlichen Belastungen, aber auch bei konzentrierten Arbeiten in Ruhestellung an Intensität zunehmen kann.

2.1.3 „Postkommotionelles Syndrom"

In den meisten Fällen bestehen Kopfschmerzen nach einer Commotio cerebri nicht isoliert, sondern zusammen mit anderen Symptomen, sodass ein Beschwerdekomplex resultiert, der als *„postkommotionelles Syndrom"* bezeichnet wird. Häufig geschilderte Symptome sind – abgesehen von den Kopfschmerzen – Übelkeit und Erbrechen (insbesondere in der ersten Zeit nach dem Trauma), unsystemisierter Schwindel, Hirnleistungsstörungen und thymopsychische Funktionsstörungen („pseudoneurasthenische Beschwerden"), Schlafstörungen und Alkoholintoleranz.

2.2 Epidurales Hämatom

Epidurale Hämatome entstehen im Gefolge der *Ruptur eines intrakraniellen – meist arteriellen – Gefäßes, häufig der A. meningea media,* und führen gewöhnlich rasch – innerhalb weniger Stunden – zu einer zunehmenden *Kompression des Gehirns.* Sie sind überwiegend temporal lokalisiert, seltener frontal, parietal, parietookzipital oder im Bereich der hinteren Schädelgrube.

Ein Teil der Patienten bleibt nach dem Schädel-Hirn-Trauma *durchgehend bewusstlos.* Patienten, die nach einem initialen Bewusstseinsverlust wieder ansprechbar sind, entwickeln in den meisten Fällen nach einem *luziden Intervall von gewöhnlich mehreren Stunden* neuerlich *Bewusstseinsstörungen und zunehmende Halbseitenzeichen.* Während des luziden Intervalls bestehen üblicherweise heftige *Kopfschmerzen* (IHS-Code: 6. 2. 3), oft auch *Übelkeit und Erbrechen.*

> Bei Patienten, die nach einem Schädel-Hirn-Trauma – mit oder ohne initiale Bewusstseinsstörung – innerhalb der ersten 24 Stunden zunehmend neurologische Herdzeichen entwickeln, über zunehmende Kopfschmerzen kla-

gen und erbrechen, liegt meistens ein raumforderndes intrakranielles Hämatom (epidurales Hämatom, evtl. subakutes subdurales Hämatom) vor.

In solchen Fällen muss sofort eine kraniale CT-Untersuchung erfolgen.

2.3 Chronisches Subduralhämatom

Chronische Subduralhämatome entwickeln sich in den meisten Fällen *innerhalb von Wochen bzw. Monaten nach einem Schädel-Hirn-Trauma.* Bei einem Teil der Patienten ist anamnestisch lediglich ein *Bagatelltrauma* bzw. *überhaupt kein Trauma,* das als Auslöser in Frage käme, zu erfragen. Besonders gefährdet sind *ältere Patienten* wie auch Patienten, bei denen ein *chronischer Alkoholabusus* besteht.

Die *Symptome* sind in vielen Fällen *uncharakteristisch.* Hervorzuheben ist, dass – vor allem bei beidseitigen Hämatomen – *der neurologische Status über lange Zeit unauffällig bleiben kann* bzw. nur diskrete Spurenzeichen vorliegen.

Symptome, die auf ein chronisches Subduralhämatom hinweisen:

> Kopfschmerzen
> psychopathologische Störungen im Sinne eines organischen Psychosyndroms
> neurologische Herdsymptome
> Zeichen intrakranieller Drucksteigerung

Bei 50 bis 80% der Patienten bestehen *Kopfschmerzen* (IHS-Code: 6. 2. 2), die in manchen Fällen das einzige fassbare Symptom darstellen können. Manche Patienten klagen über episodische, andere über permanent bestehende Kopfschmerzen. Zu Beginn kann ein einseitiger oder einseitig betonter Schmerz bestehen, später wird er in den meisten Fällen diffus wahrgenommen. In den meisten Fällen nimmt die Intensität des Kopfschmerzes allmählich zu.

Neben den Kopfschmerzen weisen in den meisten Fällen zunehmende *psychopathologische Störungen im Sinne eines chronischen diffusen organischen Psychosyndroms* auf das Vorliegen eines chronischen Subduralhämatoms hin. Die allmählich progredienten *Hirnleistungsstörungen* und *Persönlichkeitsveränderungen* werden oft nicht vom Patienten selbst, sondern von seinem Umfeld bemerkt.

Neurologische Herdsymptome können über lange Zeit fehlen bzw. so diskret bleiben, dass sie übersehen werden.

In Anbetracht der oft uncharakteristischen Symptomatik werden manche chronischen Subduralhämatome erst entdeckt, wenn sich bereits Bewusstseinsstörungen bzw. andere *Zeichen intrakranieller Drucksteigerung* manifestiert haben.

Bei Patienten, die über ungewohnte Kopfschmerzen klagen und/oder progrediente Hirnleistungsstörungen bzw. Persönlichkeitsveränderungen aufweisen, muss mittels kranialer CT-Untersuchung u. a. ein chronisches Subduralhämatom ausgeschlossen werden.

Besonders gefährdet im Hinblick auf die Entwicklung chronischer Subduralhämatome sind Patienten, die unter oralen Antikoagulantien stehen. Daher muss bei antikoagulierten Patienten, die über ungewohnte Kopfschmerzen klagen, mittels kranialer CT-Untersuchung ein chronisches Subduralhämatom ausgeschlossen werden, auch wenn (vorläufig) keine sonstigen Symptome vorliegen.

2.4 Schleudertrauma der Halswirbelsäule

Häufigste Ursache eines erheblichen Schleudertraumas der Halswirbelsäule (HWS) ist ein *Auffahrunfall („Peitschenschlagtrauma", „whiplash injury").* Gefährdet sind die im vorderen Fahrzeug sitzenden Personen, vor allem dann, wenn der Aufprall unerwartet erfolgt.

Nur eine Minderheit der Betroffenen klagt über Beschwerden, die sich unmittelbar nach dem Unfall manifestiert hätten. In den meisten Fällen entwickelt sich die klinische Symptomatik erst nach einem *freien Intervall* von mehreren Stunden.

Symptome, die im Anschluss an ein Schleudertrauma der HWS häufig auftreten:

➢ Schmerzen im Bereich der HWS, Ausstrahlung in den Kopf, in die BWS, gegen die Schultern hin
➢ schmerzhaft eingeschränkte Beweglichkeit der HWS
➢ Nacken- und Trapeziusmuskulatur sowie die paravertebrale Muskulatur in Höhe der oberen BWS sind stark druckschmerzhaft
➢ Übelkeit, Brechreiz
➢ unsystemisierter Schwindel
➢ pseudoradikuläre Schmerzen, evtl. Zeichen radikulärer Irritation
➢ pseudoneurasthenische Beschwerden

Nach einem relevanten Schleudertrauma ist ein Nativröntgen der HWS obligat.

Meistens ist die *Beweglichkeit der HWS* – aktiv wie auch passiv – stark *schmerzhaft eingeschränkt,* vor allem die Reklination, das Seitwärtsneigen des Kopfes und Drehbewegungen betreffend. Die *Nacken- und Trapeziusmuskulatur* wie auch die *paravertebrale Muskulatur in Höhe der oberen BWS* sind meistens sehr *druckschmerzhaft.*

Oft bestehen in der Anfangsphase auch vegetative Reizerscheinungen im Sinne von *Übelkeit* und *Brechreiz,* manche Patienten klagen über einen unsystemisierten *Schwindel.*

Manche Patienten klagen über *pseudoradikuläre Beschwerden* wie diffus in die oberen Extremitäten ausstrahlende Schmerzen und Missempfindungen. In Einzelfällen kommt es jedoch durchaus zu den Symptomen der Irritation einzelner zervikaler Wurzeln *(radikuläre Irritation).*

Bei Schleudertraumen entwickelt sich häufig ein *pseudoneurasthenisches*

Syndrom. Viele Patienten sind depressiv, weinerlich, affektlabil und/oder affektinkontinent, psychomotorisch verlangsamt und vermindert belastbar; zusätzlich bestehen oft Ein- und Durchschlafstörungen, auch wenn die Schmerzen suffizient behandelt werden. Oft treten Begehrenstendenzen hinzu.

3 Kopfschmerzen bei zerebrovaskulären Erkrankungen

3.1 Akute ischämische zerebrale Durchblutungsstörungen

Im Zusammenhang mit akuten ischämischen zerebrovaskulären Erkrankungen können auch *Kopfschmerzen* (IHS-Code: 6. 1) auftreten, es handelt sich jedoch *keinesfalls* um ein *obligates Begleitsymptom.*

Am häufigsten beginnt der Kopfschmerz in *engem zeitlichen Zusammenhang mit der Manifestation der neurologischen Ausfälle,* entweder schlagartig oder allmählich an Intensität zunehmend. Kopfschmerzen können aber auch – eher selten – als *Prodromalsymptom* bis zu zwei Wochen vor dem ischämischen Ereignis auftreten oder sich erst in den zwei Wochen nach dem Ereignis bemerkbar machen. Oft wird ein dumpfer, drückender Dauerschmerz von mäßiger Intensität angegeben.

Heftige Kopfschmerzen sind bei akuten ischämischen Durchblutungsstörungen im *vertebrobasilären Gebiet* eher zu erwarten als bei Ischämien im Karotis-Versorgungsbereich. Bei *vertebrobasilärer Insuffizienz* gehören okzipitale oder okzipital betonte Kopfschmerzen jedenfalls zum typischen Symptomenkomplex. *Thrombosen der A. basilaris* kündigen sich häufig durch Schwindelzustände und unter Umständen heftige Kopfschmerzen an, die diffus, okzipitonuchal, retroaurikulär oder ringförmig um den Schädel wahrgenommen werden. Dagegen kommt es bei *Verschlüssen der A. carotis interna* eher zu einem ipsilateralen periorbitalen Schmerz, der nach frontotemporal ausstrahlen kann. Bei *intrakraniellen arteriellen Verschlüssen* im Versorgungsbereich der A. carotis dürften Kopfschmerzen in der Akutphase seltener auftreten, es sei denn, es kommt zur Entwicklung eines ausgedehnteren Hirnödems.

Ein verlässlicher Zusammenhang zwischen der Lokalisation des akuten ischämischen zerebrovaskulären Ereignisses und der Intensität, der Lokalisation und des Charakters der Kopfschmerzen besteht allerdings nicht, sodass *dem Kopfschmerz* jedenfalls *keine lokaldiagnostische Bedeutung* zukommt.

3.2 Arterielle Dissektion

Pathophysiologisch entstehen arterielle Dissektionen entweder durch *Intimarisse* mit konsekutivem Eindringen von Blut in die Gefäßwand oder aber durch *intramurale Hämatome* mit sekundärem Einriss der Gefäßwand. In den meisten Fällen sind die *A. carotis interna* oder die A. vertebralis betroffen, und zwar bevorzugt im *distalen Abschnitt.*

Dissezierende Verletzungen der Gefäßwand können auf verschiedenem Wege zerebrale Durchblutungsstörungen verursachen: In Fällen mit einer *hä-*

modynamisch relevanten, hochgradigen Stenose oder einem Verschluss droht dem distal gelegenen Versorgungsgebiet eine Mangeldurchblutung; in Fällen mit lokalen thrombotischen Auflagerungen auf der verletzten Intima drohen *Embolien*. Akute ischämische zerebrale Durchblutungsstörungen im Gefolge von arteriellen Dissektionen der kraniozervikalen Gefäße können sich *in jedem Lebensalter* manifestieren, auch bei Kindern, und werden *nicht selten beidseits* entdeckt.

Ursachen arterieller Dissektionen im Bereich der kraniozervikalen Gefäße:

➤ spontan
➤ stumpfes Trauma im Halsbereich (oft trivial)
➤ Schleudertrauma der Halswirbelsäule
➤ Schädelbasisfrakturen
➤ Unterkieferfrakturen
➤ Sportverletzungen (Tennis, Schilauf, Gewichtheben, Tauchen, Karate, Ringen)
➤ intraorale Verletzungen, bes. bei Kindern, die mit Gegenständen im Mund stürzen, auch beim Zähneputzen
➤ Husten, Niesen
➤ chiropraktische Manöver an der Halswirbelsäule
➤ schleudernde Kopfbewegungen („Punkrock"-Tanzen)
➤ fibromuskuläre Dysplasie

Die *Symptomatik* der *Karotis-Dissektion* ist *äußerst variabel*. Manchmal werden zufällig ausgedehnte Dissekate mit Gefäßverschlüssen entdeckt, die *asymptomatisch* geblieben sind. Andererseits kann es zur Manifestation von *ausgedehnten Infarkten im Versorgungsbereich der A. cerebri media* mit konsekutiver Hemiplegie kommen.

Auch bei *Vertebralis-Dissektionen* kommen *symptomlose Verläufe* ebenso vor wie eine *Ausbreitung des Gefäßverschlusses bis in die A. basilaris*, sodass ein großer Hirnstamminfarkt resultiert.

Wenn auch die klinische Symptomatologie nicht einheitlich abläuft, gibt es doch einige für akute Dissektionen im Karotis- bzw. Vertebralis-Bereich *charakteristische Symptome*, deren Kenntnis vor allem deshalb von Bedeutung ist, weil es in vielen Fällen möglich ist, die Diagnose zu stellen und eine Therapie einzuleiten, bevor sich irreversible Schäden manifestiert haben. Entscheidend ist das Kriterium, dass sich in vielen Fällen die *Lokalsymptome unmittelbar nach der Gefäßverletzung* manifestieren, während allfällige *zerebrale Infarkte erst nach einer Latenz von Stunden, Tagen oder sogar Wochen* auftreten.

Symptome, die für eine Karotis-Dissektion charakteristisch sind:

➤ homolaterale Schmerzen im Halsbereich
➤ homolaterale Gesichts- und/oder Kopfschmerzen
➤ Strömungsgeräusch über der A. carotis interna

- homolaterales Horner-Syndrom
- homolaterale Ausfälle von seiten der kaudalen Hirnnerven, insbesondere Hypoglossusparese
- pulsierender Tinnitus
- ggf. Amaurosis fugax, transitorische ischämische Attacke(n), kompletter Schlaganfall (Infarkt meistens im Versorgungsgebiet der A. cerebri media)

Symptome, die für eine Vertebralis-Dissektion charakteristisch sind:

- homolaterale oder homolateral betonte Schmerzen im Nacken und/oder okzipital
- ggf. transitorische ischämische Attacke(n), kompletter Schlaganfall (Infarkt im Bereich des Hirnstamms, des Kleinhirns oder im Versorgungsgebiet der A. cerebri posterior)

Bei *Verdacht auf arterielle Dissektion im Bereich der A. carotis interna bzw. der A. vertebralis* werden üblicherweise zunächst eine *Duplex-Sonographie* und/oder *eine MR-Angiographie* durchgeführt. Falls diese Untersuchungen jedoch keinen positiven Befund ergeben, muss zur Sicherung bzw. zum Ausschluss der Diagnose eine *konventionelle Angiographie der kraniozervikalen Gefäße* durchgeführt werden.

3.3 Arteriitis temporalis (cranialis)

Bei der *Arteriitis temporalis (Arteriitis cranialis, Horton-Syndrom)* handelt es sich um eine *entzündliche Gefäßerkrankung,* die sich isoliert oder im Rahmen einer Polymyalgia rheumatica manifestieren kann. Der durch das Auftreten von *Riesenzellen* charakterisierte granulomatös-entzündliche Prozess befällt vorwiegend die A. temporalis superficialis (ein- oder beidseitig), fakultativ jedoch auch andere Äste der A. carotis externa, die A. ophthalmica, intrakranielle Arterien (in erster Linie im vertebrobasilären Versorgungsgebiet) sowie in Einzelfällen auch die Aorta, die Koronararterien, die Mesenterialarterien, die Nierenarterien und periphere Gefäße.

Die Arteriitis temporalis tritt weit überwiegend bei *Menschen in höherem Lebensalter* auf, eine Manifestation vor dem 50. Lebensjahr ist eine Rarität.

In einem Teil der Fälle bestehen zunächst wochen- bis monatelang uncharakteristische *Prodromalerscheinungen* wie diffuse Muskelschmerzen, Müdigkeit, Appetitverlust, Gewichtsabnahme, Nachtschweiß und evtl. subfebrile Temperaturen.

Die *klinisch manifeste Erkrankung* ist keineswegs durch eine einheitliche *Symptomatologie* gekennzeichnet, da die Arteriitis in unterschiedlichen Gefäßabschnitten beginnen kann und auch die Ausbreitung auf weitere Gefäße keiner verlässlichen Regel folgt.

Mögliche Symptome bei Arteriitis temporalis
(Arteriitis cranialis, Horton-Syndrom)

➤ Kopfschmerzen (ein- oder beidseitig)
➤ Lokalsymptomatik von seiten der betroffenen A. temporalis (s. u.)
➤ Erblindung (monokulär, ggf. beidseits)
➤ Überempfindlichkeit der Kopfhaut, Kopfhautnekrosen
➤ Zungennekrosen
➤ Claudicatio masticatoria, Kiefersperre
➤ zerebrale Herdsymptome
➤ Augenmuskelparesen
➤ Polyneuropathie-Syndrom
➤ Zeichen der Manifestation an anderen Organen (Herz, Aorta, Niere, periphere Gefäße)

Der *Kopfschmerz* (IHS-Code: 6. 5. 1) ist das *häufigste Erstsymptom* der Arteriitis temporalis. Es kann sich dabei um einen episodisch auftretenden, aber auch um einen Dauerkopfschmerz handeln, letzteres vor allem bei längerem Bestehen der Erkrankung. Der Kopfschmerz kann einseitig, aber auch beidseitig bestehen und wird meistens frontotemporal oder temporal wahrgenommen, evtl. aber auch als Gesichtsschmerz im Bereich der betroffenen Temporalarterie, frontal, okzipital oder diffus holokran. In den meisten Fällen wird ein zermürbender, heftiger Schmerz angegeben, die Schmerzqualität wird als dumpf, drückend, schneidend, stechend oder pulsierend empfunden.

Bei den meisten Patienten – aber nicht obligatorisch – findet man *auffällige Veränderungen im Bereich der betroffenen Temporalarterie(n)*. Zu erwarten ist ein hartes, verdicktes, vermehrt geschlängelt verlaufendes Gefäß, dessen Puls nicht mehr tastbar ist; die Patienten klagen über spontane Schmerzen und/oder über eine Druckdolenz im Bereich der Arterie.

Die gefürchtetste Komplikation der Arteriitis temporalis ist die *Erblindung* als Folge des Befalls der A. ophthalmica bzw. der A. centralis retinae. In einzelnen Fällen gehen eine oder mehrere Episoden einer Amaurosis fugax voraus, meistens jedoch manifestieren sich die ausgedehnten Gesichtsfelddefekte bzw. die komplette Amaurose plötzlich ohne jede Vorwarnung. Ohne Behandlung erblindet oft rasch danach das zweite Auge, sodass eine im Allgemeinen irreversible beidseitige Amaurose resultiert. In *bis zu 25% der Fälle* ist die *Erblindung das erste Symptom der Erkrankung*.

Ein Teil der Patienten klagt über eine *Überempfindlichkeit der Kopfhaut* gegenüber Berührung; zu *Kopfhautnekrosen* bzw. zu einem Haarverlust kommt es jedoch nur selten. Bei Befall der die Zunge versorgenden Gefäße drohen Nekrosen bzw. eine *Zungengangrän*. Ein besonders charakteristisches Symptom, das sich allerdings nur selten manifestiert, ist die *Claudicatio masticatoria*: Bedingt durch eine Ischämie der Kaumuskulatur treten beim Essen zunehmend Schmerzen im Bereich der Masseter- und Temporalmuskulatur auf, sodass die Betroffenen immer wieder Pausen einlegen müssen; im Extremfall entwickelt sich eine Kiefersperre.

Weitere fakultative neurologische Symptome sind Doppelbilder als Folge

Weitere Kopf- und Gesichtsschmerzen

von *Augenmuskelparesen* und die Zeichen eines allfälligen *Polyneuropathie-Syndroms*.

Labordiagnostisch kommt der Bestimmung der Blutkörperchensenkungsgeschwindigkeit (BSG) die entscheidende Bedeutung zu: *In fast allen Fällen ist die BSG massiv beschleunigt, gewöhnlich auf über 50 mm in der ersten Stunde,* oft werden noch weit höhere Werte gemessen. Meistens findet sich ein deutlich erhöhtes C-reaktives Protein, in der Serum-Elektrophorese ist vor allem eine Vermehrung der α2- und (eventuell) der α1-Globuline zu erwarten. Häufig besteht eine hypochrome (Eisenmangel-)Anämie, fakultativ eine Leukozytose, ein Teil der Patienten weist pathologische Leberfunktionsparameter auf.

Bewiesen wird die Diagnose einer Arteriitis temporalis durch das Ergebnis der *Biopsie* aus der befallenen Arterie, im Allgemeinen der A. temporalis superficialis.

Die *Therapie* besteht aus der *Gabe von Kortikosteroiden* (initial 100 bis 250 mg Prednisolon pro Tag) und ggf. von Immunsuppressiva, wie z. B. Azathioprin. Da es jederzeit zu einer akuten irreversiblen Erblindung kommen kann, ist es nicht zulässig, mit dem Beginn der Therapie auf das Biopsieergebnis zu warten: die Kortikosteroidmedikation muss sofort nach Vorliegen des Ergebnisses der BSG eingeleitet werden !

Bei Verdacht auf Arteriitis temporalis muss umgehend die BSG bestimmt werden. Falls sich die BSG als massiv beschleunigt (s. o.) erweist, muss sofort eine Kortikosteroidmedikation eingeleitet werden, da
➢ der Patient jederzeit akut erblinden kann;
➢ auch im Fall eines negativen Biopsieergebnisses eine Arteriitis temporalis vorliegen kann (durch den segmentalen Befall des Gefäßes kann nie ausgeschlossen werden, dass zufällig ein gesunder Abschnitt biopsiert wurde).

3.4 Kopfschmerz nach Karotis-Endarterektomie

Bei einem Teil der Patienten, an denen eine Desobliteration der A. carotis interna vorgenommen wurde, entwickeln sich in den ersten Tagen nach dem Eingriff Kopfschmerzen, die gewöhnlich nur über wenige Tage, in Einzelfällen jedoch auch über Monate bestehen können. *Am häufigsten* tritt ein *pulsierender, pochender, diffuser Kopfschmerz auf, der innerhalb von wenigen Tagen wieder vergeht.* Manchmal manifestieren sich jedoch auch – ähnlich wie beim Clusterkopfschmerz – retrookuläre Schmerzen in Verbindung mit einer Miose und einer konjunktivalen Rötung. Selten wird über einen heftigen, hemikran lokalisierten, pochenden, pulsierenden Kopfschmerz geklagt.

Voraussetzungen für die Diagnose „Kopfschmerz nach Karotis-Endarterektomie" (IHS-Code: 6. 6. 3) sind der Nachweis einer frei durchgängigen A. carotis interna sowie der Ausschluss einer arteriellen Dissektion.

3.5 Spontane intrazerebrale Blutung

Bei spontanen (d. h. nicht traumatisch bedingten) intrazerebralen Blutungen treten *Kopfschmerzen* (IHS-Code: 6. 2. 1) *häufiger* auf *als bei akuten zerebralen*

Durchblutungsstörungen auf ischämischer Basis. Im Einzelfall ist das Vorhandensein bzw. das Fehlen von Kopfschmerzen jedoch differenzialdiagnostisch nicht zu verwerten.

> *Symptome, die im Zusammenhang mit spontanen intrazerebralen Blutungen häufig beobachtet werden:*
>
> ➤ Kopfschmerzen
> ➤ Übelkeit, Erbrechen
> ➤ Bewusstseinsstörungen (von Somnolenz bis Koma)
> ➤ neurologische Ausfälle (lokalisationsabhängig)
> ➤ akute exogene Reaktionstypen, Durchgangssyndrome

Ein *Meningismus* spricht ebenso wie die Manifestation von *fokalen und/oder generalisierten Anfällen* eher für eine Blutung und gegen eine ischämisch bedingte Durchblutungsstörung.

Ob sich im Zusammenhang mit einer intrazerebralen Blutung *Kopfschmerzen* entwickeln oder nicht, hängt u. a. vom Ausmaß der Raumforderung ab. So kommt es bei *infratentoriell gelegenen Hämatomen*, vor allem bei *Kleinhirnblutungen*, oft sehr rasch zu einer lokalen Druckwirkung mit Behinderung der Liquorpassage, die im Allgemeinen mit erheblichen Kopfschmerzen einhergeht. Bei *supratentoriell gelegenen Blutungen* wird die Symptomatik vor allem auch durch deren Größe beeinflusst.

Die Kopfschmerzen können diffus, aber auch lokalisiert empfunden werden. Wenn auch die Kopfschmerz-Lokalisation in manchen Fällen auf die Lokalisation der Blutung hinweisen mag, muss doch festgehalten werden, dass im Einzelfall kein verlässlicher Zusammenhang besteht.

3.6 Spontane Subarachnoidalblutung

Häufigste Ursache der spontanen (d. h. nicht traumatisch bedingten) Subarachnoidalblutung (SAB) ist die *Ruptur eines Aneurysmas* im Bereich der intrakraniellen Arterien, evtl. auch die Blutung aus einer arteriovenösen Malformation. Bei ca. 50% aller Patienten kommt es – meistens innerhalb weniger Tage oder Wochen – zu Rezidivblutungen, oft mit tödlichem Ausgang. *Kopfschmerzen* (IHS-Code: 6. 3) stellen *das wichtigste Leitsymptom einer akuten Subarachnoidalblutung* dar.

3.6.1 Warnsymptome

Bei bis zu 50% aller Patienten, die eine SAB erleiden, manifestieren sich in den Stunden, Tagen oder Wochen vor dem Ereignis *Warnsymptome*. Dabei kann es sich um *unspezifische Symptome* wie attackenartig auftretende lokalisierte oder diffuse Kopfschmerzen mit oder ohne Übelkeit handeln, sodass kaum jemals eine sorgfältige neurologische Untersuchung bzw. eine instrumentelle Durchuntersuchung veranlasst wird.

Bei einem Teil der Patienten treten jedoch *perakut ("peitschenschlagartig")*

Kopfschmerzen auf, die sich in ihrem Charakter von allfälligen Kopfschmerzen aus früherer Zeit unterscheiden (*„Kopfschmerz wie noch nie"*). Diese Kopfschmerzen sind nicht unbedingt allzu heftig, können nach 1–2 Tagen wieder vergehen und werden in manchen Fällen von Nackenschmerzen und Nackensteifigkeit begleitet. Eine derartige Symptomatik muss an eine umschriebene SAB mit einem meistens zunächst begrenzten Blutaustritt („Warnblutung", „warning leak") denken lassen.

Schließlich manifestieren sich in manchen Fällen *plötzlich („blitzartig") heftigste Kopfschmerzen*, oft mit Maximum im okzipitonuchalen Übergang. Diese Kopfschmerzen, als *„Donnerschlag-Kopfschmerz"* oder *„thunderclap headache"* bezeichnet, können in einen dumpfen Dauerkopf- und Nackenschmerz übergehen oder aber rasch an Intensität abnehmen. Nur bei einem Teil der Patienten besteht ein Meningismus.

Derartige Warnsymptome vor SAB sind deshalb von enormer Bedeutung, weil bei einem nicht unerheblichen Prozentsatz der Patienten bereits die erste manifeste SAB zum Tod führt. Patienten, bei denen sich perakut („peitschenschlagartig") ein „Kopfschmerz wie noch nie" bzw. ein „Donnerschlag-Kopfschmerz" manifestiert hat, müssen daher *umgehend* einer *Abklärung* zugeführt werden.

Vorgangsweise bei Patienten mit perakuter Manifestation von „Kopfschmerzen wie noch nie" bzw. von „Donnerschlagkopfschmerzen"

➤ neurologische Untersuchung (sofort)
➤ kraniale CT-Untersuchung (sofort)
➤ Lumbalpunktion (sofort), falls
   ➤ die Kopfschmerzen über mehr als 48 Stunden anhalten
   ➤ starke Kopfschmerzen über mehr als wenige Stunden anhalten
   ➤ Übelkeit, Brechreiz und Erbrechen auftreten
   ➤ ein Meningismus vorliegt
   ➤ neurologische Herdsymptome nachweisbar sind
   ➤ im CT eine Subarachnoidalblutung nicht ausgeschlossen werden kann (bei definitiver Subarachnoidalblutung muss sofort eine zerebrale Angiographie veranlasst werden)

Vgl. Flussdiagramm S. 37!

3.6.2 manifeste Subarachnoidalblutung

Auch bei der *manifesten SAB* setzt die Symptomatik meistens plötzlich ein, in manchen Fällen entwickeln sich die Beschwerden jedoch allmählich im Verlauf von Minuten oder Stunden. Leitsymptom ist in 90% der Fälle ein plötzlich („peitschenschlagartig") empfundener, heftiger Kopfschmerz, dem üblicherweise – jedoch keineswegs obligat – bald weitere Symptome folgen.

Das klassische klinische Bild der akuten SAB ist durch folgende Symptome gekennzeichnet:

➢ Kopfschmerzen
➢ Nackensteife (mit positivem Kernig- und Brudzinski-Zeichen)
➢ Übelkeit, Erbrechen
➢ Bewusstseinsstörungen (von Somnolenz bis Koma)

Als typische *Auslöser* einer SAB werden in der Literatur akute körperliche oder psychische Belastungen angeführt. Es muss allerdings mit Nachdruck darauf verwiesen werden, dass bei einem erheblichen Anteil der Patienten die SAB in Ruhe (auch im Schlaf) auftritt bzw. kein Auslöser identifizierbar ist.

Bei 80–90% der Patienten stellen *plötzlich ("peitschenschlagartig") empfundene, meistens heftige, "explosive" Kopfschmerzen ("wie noch nie") das erste Symptom einer SAB* dar. Ein solcher *"Donnerschlag-Kopfschmerz" ("thunderclap headache")* ist sehr charakteristisch und wird in der Mehrzahl der Fälle durch eine akute SAB verursacht.

Zu Beginn wird der Kopfschmerz manchmal lokalisiert wahrgenommen, wodurch sich eventuell Hinweise auf die Lokalisation der Blutungsquelle ergeben. Meistens handelt es sich jedoch von Beginn an um einen diffusen holokranen Kopfschmerz, dessen Maximum in vielen Fällen okzipitonuchal empfunden wird. Oft folgt eine Schmerzausstrahlung in den Nacken und evtl. weiter in den Rücken. Der Kopfschmerz kann in der Folge an Intensität noch zunehmen, er klingt jedoch dann in den meisten Fällen innerhalb von ein bis drei Wochen ab.

Der Kopfschmerz ist das Leitsymptom einer SAB und fehlt nur in Ausnahmefällen. Bei einem Teil der Patienten stellt der Kopfschmerz das einzige Symptom dar, sodass die Kenntnis der Charakteristika als besonders bedeutsam eingestuft werden muss.

Bei mindestens zwei Drittel aller Patienten findet sich eine *Nackensteife*, oft mit positivem Kernig- und Brudzinski-Zeichen. Bis zur Entwicklung eines Meningismus können jedoch mehrere Stunden vergehen. Bei Patienten mit umschriebenen, kleinen Blutungen findet man manchmal überhaupt keine meningealen Reizerscheinungen, wie übrigens eventuell auch bei Patienten im tiefen Koma.

Bei den meisten Patienten mit ausgedehnteren SAB kommt es auch zu *Übelkeit* und zu wiederholtem *Erbrechen*. Weitere fakultative *vegetative Symptome* sind Schweißausbrüche, erhöhte Körpertemperatur, Blutdruck-Regulationsstörungen und Herzrhythmusstörungen.

Bei etwa der Hälfte aller Patienten mit akuten SAB manifestieren sich initial *Bewusstseinsstörungen*. Eine in der Akutphase bestehende *Somnolenz* kann sich spontan zurückbilden, über längere Zeit persistieren oder allmählich in ein *Koma* übergehen. Ein Teil der Patienten ist bereits primär komatös. In manchen Fällen entwickeln sich *Durchgangssyndrome* oder *akute exogene Reaktionstypen*.

Weiters treten fakultativ *fokale und/oder generalisierte zerebrale Anfälle* sowie – in Abhängigkeit von der Lokalisation der SAB – *neurologische Herd-*

Weitere Kopf- und Gesichtsschmerzen

symptome (z. B. eine Hemiparese, eine N.-oculomotorius-Parese, eine Hirnstammsymptomatik) auf.

In Anbetracht der lebensbedrohlichen Situation muss die *diagnostische Abklärung so rasch als möglich* erfolgen.

Unmittelbar nach der neurologischen Untersuchung ist zunächst eine *kraniale CT* durchzuführen. Falls eine SAB eindeutig nachgewiesen werden kann, kann auf eine Lumbalpunktion verzichtet werden, der Patient wird direkt zur *zerebralen Angiographie* weiterverwiesen. Falls der CT-Befund nicht eindeutig oder aber negativ ausfällt, erfolgt als nächster Schritt sofort eine *Lumbalpunktion*.

Im Akutstadium nach einer SAB ist der Liquor blutig, die Benzidinprobe fällt positiv aus, der Bilirubin-Wert ist (noch) nicht erhöht; im Sediment findet man Erythrozyten und (nach wenigen Stunden) Erythrophagen. Innerhalb weniger Tage wird der Liquor xanthochrom, der Bilirubin-Wert ist erhöht, im Sediment findet man nun Erythrophagen und Siderophagen.

Patienten mit Zeichen einer abgelaufenen SAB im Liquor werden im Allgemeinen sofort angiographiert, bei negativem Liquor erfolgt eine weitere Abklärung betreffend andere mögliche Ursachen der aktuellen Symptomatologie.

Ein negativer CT-Befund schließt eine SAB nicht aus!

Bezüglich des Procedere bei Verdacht auf SAB sei auch auf das Flussdiagramm auf S. 37 verwiesen.

3.7 Nicht rupturierte Aneurysmen

Manche *Aneurysmen* führen zu *klinisch fassbaren Symptomen, noch bevor es zu einer Ruptur bzw. zu einer Subarachnoidalblutung (SAB) gekommen ist.* Die Symptome werden durch Kompression benachbarter Strukturen oder aber durch eine kleine, lokal begrenzte SAB („minor leakage") verursacht.

Große, nicht rupturierte *Aneurysmen der A. carotis interna im Bereich der Siphonschlinge* können durch die raumfordernde Wirkung in der parasellären Region einzelne Hirnnerven lädieren bzw. ein Sinus-cavernosus-Syndrom verursachen.

Mögliche klinische Symptome bei supraklinoidealen Karotis-Aneurysmen:

➤ Kopf- bzw. Gesichtsschmerzen
➤ Irritation des N. ophthalmicus (1. Trigeminusast)
➤ N.-oculomotorius-Parese
➤ N.-abducens-Parese
➤ N.-trochlearis-Parese
➤ Vollbild des Sinus-cavernosus-Syndroms
➤ Läsion des N. opticus bzw. des Chiasma opticum

Anfallsartige *Kopf- bzw. Gesichtsschmerzen* können den neurologischen Ausfallserscheinungen um Jahre vorausgehen (IHS-Code: 6. 4. 2). Bei lokaler *Irrita-*

tion des N. ophthalmicus (1. Trigeminusast) im Bereich des Sinus cavernosus ist in erster Linie ein Gesichtsschmerz in dessen Versorgungsgebiet – also supraorbital – zu erwarten. Heftiger Kopfschmerz kann auf eine unmittelbar bevorstehende Ruptur des Aneurysmas hinweisen.

Der am häufigsten betroffene Hirnnerv ist der N. oculomotorius. Pupillenfunktionsstörungen weisen auf eine *innere*, Doppelbilder im Gefolge von Augenmuskellähmungen auf eine *äußere N.-oculomotorius-Lähmung* hin. In manchen Fällen manifestieren sich auch *N.-abducens-* und/oder *N.-trochlearis-Paresen.* Im Falle einer Läsion aller genannten Hirnnerven entsteht das Bild eines „eingemauerten Bulbus", der in keine Richtung mehr beweglich ist. Bei gleichzeitig auftretenden Schmerzen liegt also eine „schmerzhafte Ophthalmoplegie" vor. In Einzelfällen entwickelt sich das Vollbild eines *Sinus-cavernosus-Syndroms.*

Nicht selten kommt es zusätzlich zu einer *Druckläsion des N. opticus* bzw. im Bereich des *Chiasma opticum,* Folgen sind eine monokuläre Visusverschlechterung bis zur Amaurose bzw. Chiasmasyndrome. In manchen Fällen lässt sich ein *peripheres Horner-Syndrom* abgrenzen.

Nicht rupturierte *Aneurysmen der A. communicans posterior* lädieren, bedingt durch die anatomischen Verhältnisse, typischerweise den N. oculomotorius. In diesen Fällen ist primär eine *innere N.-oculomotorius-Parese* zu erwarten, zumal die pupillomotorischen Fasern gegenüber Druck besonders empfindlich sind. Bei zunehmendem Druck werden auch die motorischen Fasern geschädigt, sodass eine zusätzliche *äußere N.-oculomotorius-Parese* entsteht und somit eine *komplette N.-oculomotorius-Lähmung* mit Ptose vorliegt.

Gleichzeitig mit den Symptomen der N.-oculomotorius-Parese können sich heftige *Schmerzen hinter dem Auge* manifestieren. Eine derartige Symptomatik muss als *Warnsignal für eine drohende Ruptur des Aneurysmas* angesehen werden.

Falls sich bei einem Patienten eine innere oder eine komplette N.-oculomotorius-Parese manifestiert, muss ein nicht rupturiertes Aneurysma der A. communicans posterior differenzialdiagnostisch in Erwägung gezogen werden, vor allem dann, wenn gleichzeitig retroorbitale Schmerzen auftreten. Die Abklärung hat dringlich zu erfolgen.

Nicht rupturierte *Aneurysmen der A. basilaris bzw. ihrer Äste* können ebenfalls zu Hirnnerven-Paresen führen, wobei der N. oculomotorius am häufigsten betroffen ist. In manchen Fällen kommt es zu – eventuell beidseitigen – N.-abducens-Paresen und/oder zu Hirnstamm-Symptomen.

3.8 Andere nicht rupturierte Gefäßmalformationen

Neben Aneurysmen können auch andere intrakranielle Gefäßmalformationen *(arteriovenöse Angiome, venöse Angiome, kavernöse Angiome [Kavernome])* symptomatisch werden und zu Kopfschmerzen führen, ohne dass es zu einer Ruptur gekommen ist. Nur bei etwa der Hälfte aller Patienten mit intrazerebralen Blutungen und/oder Subarachnoidalblutungen aus arteriovenösen Angiomen ist die Voranamnese bland.

Weitere Kopf- und Gesichtsschmerzen

3.9 Carotis-Cavernosus-Fistel

Carotis-Cavernosus-Fisteln entstehen *traumatisch*, in Einzelfällen aber auch *spontan*. Durch den Einriss der Wand der A. carotis interna entsteht eine direkte Verbindung zwischen dem arteriellen und dem venösen (Sinus cavernosus) System, also ein arteriovenöser Shunt, wobei als Folge eine Linksherzinsuffizienz resultieren kann. Die *Symptomatik* entwickelt sich meistens *subakut und langsam progredient*, sodass die ersten Symptome oft erst mehrere Wochen nach dem vermutlich auslösenden Trauma auftreten.

Symptome, die auf eine Carotis-cavernosus-Fistel hinweisen:

- Kopf- bzw. Gesichtsschmerzen
- pulssynchrones Geräusch (subjektiv empfunden, auskultierbar)
- pulsierender Exophthalmus
- gestaute Venen am Augenhintergrund
- Konjunktivitis, Chemosis
- Visusverschlechterung
- Doppelbilder als Folge von Hirnnervenparesen

Meistens klagen die Patienten über einseitige, persistierende (also nicht neuralgiforme) *Kopf- bzw. Gesichtsschmerzen* im Stirnbereich bzw. periorbital als Folge der Irritation des N. ophthalmicus (1. Trigeminusast).

3.10 Sinus- und Hirnvenenthrombosen

Thrombosen der intrakraniellen venösen Blutleiter führen einerseits zu Symptomen, die durch die Lokalisation der Läsion (Sinus transversus/sigmoideus, Sinus cavernosus) geprägt sind, andererseits entwickeln sich in den meisten Fällen auch Symptome, die bei Thrombosen in jeder beliebigen Lokalisation auftreten (können).

Symptome, die auf eine Sinus- oder Hirnvenenthrombose hinweisen:

- Kopfschmerzen
- fokale und/oder generalisierte zerebrale Anfälle
- Hirndruckzeichen (Übelkeit, Brechreiz, Erbrechen, Stauungspapillen, evtl. Bewusstseinsstörungen)
- evtl. neurologische Herdzeichen

Bei etwa zwei Drittel aller Patienten – vor allem bei aseptischen Sinusthrombosen – *entwickeln sich die Symptome* nicht schlagartig, sondern *subakut*, in den meisten Fällen bestehen zunächst über Stunden oder Tage *Kopfschmerzen*. Die Intensität der Kopfschmerzen (IHS-Code: 6. 7) ist unterschiedlich, überwiegend werden sie jedoch als heftig beschrieben. Die Kopfschmerzen bestehen üblicherweise permanent und sind topographisch der Lokalisation der Thrombose nicht verlässlich zuzuordnen.

Fokale und/oder generalisierte zerebrale Anfälle zählen ebenfalls zu den relativ häufigen Symptomen. Sie treten besonders bei Thrombosen im Bereich des Sinus sagittalis superior auf, und zwar häufig als Erstsymptom.

Als *Zeichen zunehmenden Hirndrucks* manifestieren sich in der überwiegenden Zahl der Fälle Übelkeit, Brechreiz und Erbrechen, dazu können Bewusstseinsstörungen auftreten; meistens bestehen Stauungspapillen.

Fakultativ sind *neurologische Herdzeichen* festzustellen, und zwar meistens in Abhängigkeit von der Lokalisation der Thrombose.

Im Bereich des *Sinus cavernosus* können *aseptische* wie auch *septische Thrombosen* auftreten, wobei sich die Symptome nicht selten beidseits manifestieren.

Klinisches Bild der aseptischen Sinus-cavernosus-Thrombose:

- Kopf- bzw. Gesichtsschmerzen
- Irritation des 1. Trigeminusastes
- Doppelbilder als Folge von Paresen des N. oculomotorius, des N. trochlearis und evtl. des N. abducens
- Exophthalmus (nicht pulsierend)
- gestaute Venen am Augenhintergrund
- Konjunktivitis, Chemosis
- evtl. Visusverschlechterung

Die *Kopf- bzw. Gesichtsschmerzen* sind homolateral im Versorgungsgebiet des N. ophthalmicus (1. Trigeminusast), periorbital oder retroorbital lokalisiert und können – vor allem bei septischen Thrombosen – als äußerst heftig empfunden werden.

In den meisten Fällen finden sich Zeichen einer *Irritation des 1. Trigeminusastes* mit Schmerzen wie auch Hyp- oder Dysästhesien im Versorgungsbereich des N. ophthalmicus sowie einem oft abgeschwächten oder nicht auslösbaren Kornealreflex.

Septische Thrombosen im Bereich des Sinus cavernosus entstehen meistens per continuitatem durch Fortleitung eines entzündlichen Prozesses im Gesichtsbereich (Oberlippen-, Nasen-, Gesichtsfurunkel, eitrige Sinusitis) bzw. im Orbitabereich (Lidphlegmone, Orbitaphlegmone), gelegentlich aber auch hämatogen.

Es handelt sich um ein akut lebensbedrohliches Krankheitsbild. Neben den Symptomen einer aseptischen Sinus-cavernosus-Thrombose stehen gewöhnlich *Zeichen einer schweren Allgemeinerkrankung* (septische Temperaturen, beschleunigte Blutkörperchensenkungsgeschwindigkeit, Leukozytose, erhöhtes C-reaktives Protein etc.) im Vordergrund. In den meisten Fällen bestehen klinisch die *Zeichen einer akuten bakteriellen Meningitis mit entsprechenden Liquorbefunden.*

Im Rahmen der *diagnostischen Abklärung* wird gewöhnlich zunächst eine *kraniale CT-Untersuchung* durchgeführt. Bei nicht eindeutigem oder negativem Befund wird – falls verfügbar – eine *MR-Untersuchung inkl. MR-Angiographie* veranlasst. Falls sich auch mit dieser Methode ein nicht eindeutiger oder negativer Befund ergibt, muss bei entsprechendem klinischen Verdacht eine *zerebrale Angiographie* durchgeführt werden. Bei Patienten mit septischen Sinusthrombosen wird eine *Lumbalpunktion* vorgenommen, sofern keine Kontraindikation (Hirndruck!) vorliegt.

4 Kopfschmerzen im Zusammenhang mit arterieller Hypertonie

Patienten, bei denen eine *mäßig- bis mittelgradig ausgeprägte arterielle Hypertonie* vorliegt, leiden üblicherweise *nicht* an Kopfschmerzen. Falls solche Patienten über Kopfschmerzen klagen, muss daher nach einer *anderen Ursache* gefahndet werden.

Es gibt aber *bestimmte Konstellationen*, in denen bei Patienten mit arterieller Hypertonie – unter Umständen heftige – Kopfschmerzen auftreten können.

4.1 Akute hypertone Krise

Im Rahmen einer *akuten hypertonen Krise* kommt es fast ausnahmslos zu beträchtlichen *Kopfschmerzen*. In Verbindung damit treten meistens *Übelkeit, Brechreiz* und *Erbrechen* auf, oft auch eine *Beeinträchtigung der Bewusstseinslage*. Ohne rechtzeitig eingeleitete Therapie entwickeln sich in vielen Fällen *neurologische Herdsymptome*, es kann auch zu *fokalen und/oder generalisierten zerebralen Krampfanfällen* kommen.

4.2 Akuter Blutdruckanstieg durch ein exogenes Agens

Eine *Sonderform einer akuten hypertonen Krise* liegt dann vor, wenn der *akute Blutdruckanstieg durch ein exogenes Agens* (IHS-Code: 6. 8. 1) verursacht wurde, wie z. B. im Falle der Einnahme von tyraminhältigen Speisen bei gleichzeitiger Medikation mit MAO-Hemmern. Eine derartige diagnostische Zuordnung darf jedoch nur erfolgen, wenn der Kopfschmerz im Zusammenhang mit einem akuten Anstieg (mehr als 25%) des diastolischen Blutdrucks auftritt und innerhalb von 24 Stunden nach Normalisierung des Blutdrucks wieder verschwindet.

4.3 Phäochromozytom

Bei Patienten mit einem *Phäochromozytom* kommt es rezidivierend zu attackenartig auftretenden *hypertonen Krisen,* in deren Rahmen sich meistens auch *Kopfschmerzen* (IHS-Code: 6. 8. 2) manifestieren.

Die *Kopfschmerzen* setzen meistens *plötzlich* ein und erreichen *innerhalb weniger Minuten* den *Höhepunkt ihrer Intensität*. Sie werden üblicherweise als *heftig* beschrieben und in den meisten Fällen als ein *holokranes Pochen oder Pulsieren* wahrgenommen. Bei den meisten Patienten kommt es zu einer *spontanen Remission* innerhalb von *weniger als einer Stunde*, oft innerhalb von 15 Minuten.

Häufige *Begleitsymptome* sind *Übelkeit, Brechreiz, Erbrechen* und *Schweiß-*

ausbrüche, die Patienten sind im Allgemeinen *blass*, oft besteht eine *Tachykardie*. In manchen Fällen kommt es zu Parästhesien an den Akren, zu Stenokardien bzw. zu einem Stuhl- und Harndrang.

Bei einem Teil der Patienten manifestieren sich auch *Durchgangssyndrome* bzw. *Verwirrtheitszustände*, manchmal kommt es zu einer *Beeinträchtigung der Bewusstseinslage* und/oder zu *zerebralen Krampfanfällen*. Vital gefährdet sind die Patienten durch eine mögliche *akute kardiale Insuffizienz* wie auch durch eine allfällige *intrazerebrale Massenblutung*.

4.4. Maligne Hypertonie (inkl. hypertensive Enzephalopathie)

Eine *maligne Hypertonie* liegt vor, wenn die diastolischen Blutdruckwerte ständig über 120 mm Hg liegen. Häufige Folge ist die Entwicklung einer *hypertensiven Enzephalopathie*.

Die meisten Patienten mit einer malignen Hypertonie leiden unter *Kopfschmerzen* (IHS-Code: 6. 8. 3), die typischerweise bereits *morgens beim Aufwachen* bestehen. Im Laufe des Vormittags oder tagsüber kommt es meistens zu einer Besserung bzw. zu einem Sistieren des Schmerzes, der oft als *tief sitzend, drückend* und *holokran* mit frontotemporaler oder okzipitonuchaler Betonung beschrieben wird. Auf die Basissymptomatik können sich gegebenenfalls die *Symptome einer hypertonen Krise* aufpfropfen. Wesentliche Kriterien sind das Vorliegen eines *Fundus hypertonicus* (Retinopathie Grad 3–4 der Keith-Wagner-Klassifikation) sowie das *Ausbleiben des Schmerzes* (innerhalb von zwei Tagen) *nach erfolgreicher Therapie* der Hypertonie.

4.5 Präeklampsie bzw. Eklampsie

Schließlich treten Kopfschmerzen auch bei Patientinnen in der Schwangerschaft auf, sofern eine *Präeklampsie bzw. Eklampsie* besteht. Die Diagnose „Kopfschmerz im Rahmen einer Präeklampsie bzw. Eklampsie" (IHS-Code: 6. 8. 4) darf jedoch nur vergeben werden, wenn ein mittlerer Blutdruckanstieg um mindestens 15 mm Hg bzw. ein diastolischer Blutdruck von mehr als 90 mm Hg vorliegt; ferner ist zu fordern, dass der Kopfschmerz zeitlich im Zusammenhang mit dem Ansteigen des Blutdrucks auftritt und innerhalb von sieben Tagen nach Blutdrucksenkung bzw. nach Beendigung der Schwangerschaft wieder verschwindet.

5 Kopfschmerzen bei entzündlichen Erkrankungen des Gehirns und der Meningen

5.1 Bakterielle Meningitis (Meningoenzephalitis)

Akute bakterielle Meningitiden bzw. Meningoenzephalitiden bei Erwachsenen werden in Mitteleuropa überwiegend durch *Meningokokken* oder *Pneumokokken* verursacht, es kommen jedoch auch zahlreiche andere Erreger in Frage. Meningitiden treten überwiegend sporadisch, gelegentlich endemisch (Meningokokken-Meningitis) auf. Die Infektion der Meningen erfolgt durch ein *Übergrei-*

fen von entzündlichen Prozessen aus der Umgebung *(per continuitatem)*, in erster Linie von den Nasennebenhöhlen *(Sinusitis)* oder vom Mittelohr *(Otitis media)* bzw. Mastoid *(Mastoiditis)*, oder auf *hämatogenem* Wege.

Gelegentlich geht dem Ausbruch der Erkrankung ein *unspezifisches Prodromalstadium* mit Müdigkeit, Gliederschmerzen, subfebrilen Temperaturen und anderen Zeichen eines grippalen Infekts voran. In dieser Phase können auch *Kopfschmerzen*, am ehesten im Sinne von diffusen Dauerkopfschmerzen, bestehen.

Das *Vollbild der Meningitis* kann sich innerhalb von Minuten, innerhalb von Stunden (häufigste Variante) oder innerhalb weniger Tage entwickeln. Das klassische klinische Bild der akuten bakteriellen Meningitis ist durch die Symptomenkombination Kopfschmerzen – Übelkeit, Brechreiz, Erbrechen – Nackensteife – hohes Fieber gekennzeichnet.

Der *Kopfschmerz* (IHS-Code: 7. 3) zählt zu den Leitsymptomen der akuten bakteriellen Meningitis. Die Intensität des Kopfschmerzes wird in den meisten Fällen als heftig bis unerträglich beschrieben. Gewöhnlich handelt es sich um einen diffusen Kopfschmerz, der manchmal frontal bzw. okzipital betont wahrgenommen wird. Oft strahlen die Schmerzen in den Nacken und eventuell über den Rücken bis in die Beine aus.

Bei den meisten Patienten bestehen *vegetative Begleitsymptome*, in erster Linie *Übelkeit, Brechreiz und Erbrechen*. Die *Nackensteife (Meningismus)* – mit oder ohne Opisthotonus – stellt ein weiteres Leitsymptom dar, das jedoch unter bestimmten Umständen fehlen kann (s. u.). In den meisten Fällen, jedoch nicht obligatorisch (s. u.), besteht *hohes Fieber*.

Weitere häufig zu beobachtende Symptome sind eine Überempfindlichkeit gegenüber optischen *(Photophobie)*, akustischen *(Phonophobie)* und taktilen Reizen, psychopathologische Veränderungen im Sinne eines *Durchgangssyndroms* bzw. eines *akuten exogenen Reaktionstyps* sowie ein *positives Brudzinski, Kernig- und Lasègue-Zeichen*.

Bei Patienten mit besonders schwer verlaufender Erkrankung können sich auch *Bewusstseinsstörungen* und/oder *epileptische Anfälle* manifestieren, insbesondere bei Meningokokken-Meningitiden. *Hautausschläge, petechiale Blutungen* in Haut und/oder Schleimhäute bzw. eine *Purpura* sprechen für das Vorliegen einer systemischen Erkrankung, z. B. eines Waterhouse-Friderichsen-Syndroms im Rahmen einer Meningokokken-Sepsis.

In Fällen mit septischem Fieber, Bewusstseinsstörungen, neurologischen Herdzeichen und fokalen und/oder generalisierten zerebralen Anfällen muss auch an das Vorliegen einer *septischen Herdenzephalitis* gedacht werden.

Bei klinischem Verdacht auf akute bakterielle Meningitis bzw. Meningoenzephalitis muss

- sofort eine CT-Untersuchung durchgeführt werden
- unmittelbar im Anschluss daran eine Lumbalpunktion durchgeführt werden (Ausnahme: Zeichen erhöhten Hirndrucks)
- unmittelbar im Anschluss daran mit einer antibiotischen Therapie begonnen werden, auch wenn noch keine Ergebnisse der Liquoruntersuchung vorliegen

Akute bakterielle Meningitiden können aber auch *klinisch atypisch verlaufen*, sodass die Erkrankung zunächst verkannt und die Diagnose erst (zu) spät gestellt wird.

Mit einem atypischen klinischen Verlauf einer akuten bakteriellen Meningitis bzw. Meningoenzephalitis ist zu rechnen

- bei Kindern
- bei alten Menschen
- bei schwerstkranken bzw. geschwächten Patienten
- bei bewusstseinsgestörten bzw. relaxierten/gedämpften Patienten
- bei nicht immunkompetenten Patienten

Folgende Symptome können sich vom typischen Verlauf abweichend präsentieren:

- die Nackensteife kann fehlen
- Fieber kann fehlen bzw. nur intermittierend bestehen

5.2 Tuberkulöse Meningitis

Oft bestehen über Tage bis mehrere Wochen *unspezifische Prodromalsymptome*, wie Kopf- Nacken- und Rückenschmerzen, Müdigkeit, subfebrile Temperaturen bzw. Fieber, Nachtschweiß, Appetitlosigkeit und Gewichtsabnahme.

Die *Kopfschmerzen* bei tuberkulöser Meningitis (IHS-Code: 7. 3) sind gewöhnlich weniger intensiv als bei anderen bakteriellen Meningitiden, sie können episodisch auftreten oder als Dauerkopfschmerz imponieren.

5.3 Pilzmeningitis, -meningoenzephalitis

Als Erreger kommen in Europa in erster Linie *Kryptokokkus neoformans* (Torula histolytica) und *Candida albicans* in Frage.

Besonders gefährdet sind *Menschen mit allgemein stark herabgesetzter Resistenz*, etwa im Rahmen schwerer Grundkrankheiten wie Neoplasien, HIV-Infektion, Zustand nach Organtransplantation, auch bei längerer Gabe von Antibiotika, Immunsuppressiva oder Zytostatika.

Die *Kopfschmerzen* (IHS-Code: 7. 3) sind gewöhnlich weniger intensiv als bei bakteriellen Meningitiden und entsprechen meistens diffusen Dauerkopfschmerzen.

5.4 Virale Meningitis, Meningoenzephalitis

Verschiedenste virale Erkrankungen können zum *klinischen Bild der akuten abakteriellen („lymphozytären") Meningitis* führen. In den meisten Fällen verlaufen die Erkrankungen selbstlimitierend und es kommt auch ohne spezifische Therapie zur spontanen Heilung. Spezifische Therapien stehen für die durch Herpes-simplex-Typ-I-, Herpes-simplex-Typ-II-, Herpes-zoster-, Zytomegalie- und HI-Viren hervorgerufenen Meningitiden bzw. Meningoenzephalitiden zu Verfügung.

Bei klinisch manifester viraler Meningitis sind grundsätzlich die *gleichen Symptome wie bei akuter bakterieller Meningitis* zu erwarten. Der Verlauf ist jedoch im Allgemeinen *weniger dramatisch*, zudem *können einzelne oder mehrere der Kardinalsymptome fehlen.*

Die *Kopfschmerzen* (IHS-Code: 7. 3) können nur geringgradig ausgeprägt, aber auch als sehr heftig wahrgenommen werden. Meistens handelt sich um bifrontal bzw. retroorbital lokalisierte Schmerzen oder um diffuse Dauerkopfschmerzen.

5.4.1 Herpes-simplex-Typ-I-Meningoenzephalitis

Eine *Sonderstellung* nimmt die durch *Herpes simplex Typ I* hervorgerufene Meningoenzephalitis ein.

Klinische Charakteristika der Herpes-simplex-Typ-I-Meningoenzephalitis:

- unspezifisches Prodromalstadium wie bei fieberhaftem Infekt, Dauer 1–10 Tage
- im Anschluss daran entwickelt sich das klinische Bild einer Meningitis (CAVE: oft sind nicht alle typischen Symptome vorhanden !)
- charakteristisch sind psychopathologische Störungen verschiedenster Art, Verwirrtheitszustände und Bewusstseinsstörungen
- in fast allen Fällen manifestieren sich zerebrale Herdsymptome (insbesondere: Aphasie, evtl. Hemiparesen, Gesichtsfelddefekte)
- häufig treten fokale und/oder generalisierte zerebrale Anfälle auf
- evtl. manifestieren sich Zeichen intrakranieller Drucksteigerung

Technische Zusatzuntersuchungen:

- EEG: oft Theta-Delta-Herd temporal oder temporobasal; als charakteristisch gelten ein- oder beidseitige periodische Komplexe um 1,5 bis 2/s
- CT: oft ein- oder beidseitig temporal hypodenser Herd
- MRT: oft ein- oder beidseitig temporaler Herd
- Liquor: wasserklar oder leicht xanthochrom, Zellzahl bis zu 1000/3, gemischtes Zellbild; Eiweiß meistens erhöht; Zucker evtl. erniedrigt

Unbehandelt beträgt die Letalität etwa 50%, unter den Überlebenden persistieren häufig ausgeprägte Defektsyndrome. Aufgrund dieser extrem ungünstigen Prognose *muss bereits bei konkretem Verdacht auf das Vorliegen einer Herpessimplex-Typ-I-Meningoenzephalitis mit einer intravenösen Aciclovirtherapie (10 mg/kg KG alle 8 Stunden in reichlich Flüssigkeit – Kontrolle der Nierenparameter) begonnen werden*, auch wenn (noch) keine charakteristischen Befunde von seiten Liquor, EEG, CT oder MRT vorliegen.

5.5 Intrakranielle Abszesse, Empyeme

Intrakranielle Abszesse (IHS-Code: 7. 3) können epidural, subdural (Empyem) oder intrazerebral lokalisiert sein.

5.5.1 Epidurale Abszesse

Epidurale Abszesse entstehen meistens durch ein *Übergreifen von entzündlichen Prozessen aus der Umgebung (per continuitatem)*, in erster Linie von den Nasennebenhöhlen *(Sinusitis)* oder vom Mittelohr *(Otitis media)* bzw. Mastoid *(Mastoiditis)*, aber auch bei Osteomyelitiden oder Gesichtsfurunkeln. In manchen Fällen manifestieren sie sich im Anschluss an *offene Schädelhirntraumen* bzw. *neurochirurgische Eingriffe*, z. B. die Entleerung eines epiduralen oder subduralen Hämatoms. Auf hämatogenem Weg entstandene epidurale Abszesse stellen Ausnahmen dar.

Klinisch sind am ehesten lokalisierte *Kopfschmerzen*, eine Klopfschmerzhaftigkeit der Kalotte im betroffenen Bereich und eventuell lokalisierte Weichteilschwellungen (z. B. im Orbitabereich) zu erwarten. Bei einem Teil der Patienten entwickeln sich diffuse Kopfschmerzen, Übelkeit, Erbrechen, ein Meningismus, Fieber und Bewusstseinsstörungen als Ausdruck einer klinisch manifesten eitrigen *Meningitis*. Hochverdächtig ist die Manifestation *fokaler neurologischer Ausfälle* bzw. fokaler und/oder generalisierter *zerebraler Anfälle* bei Patienten mit akuter Sinusitis, Otitis media oder Mastoiditis.

5.5.2 Subdurale Empyeme

Subdurale Empyeme werden durch die *gleichen Grundkrankheiten* verursacht wie epidurale Abszesse. Zusätzlich kommen *intrazerebral gelegene Abszesse*, die in den Subduralraum durchbrechen, in Frage.

Auch die *klinische Symptomatik* unterscheidet sich nicht grundlegend von der bei epiduralen Abszessen.

5.5.3 Intrazerebrale Abszesse

Intrazerebrale Abszesse entstehen durch ein *Übergreifen von entzündlichen Prozessen aus der Umgebung* (vgl. epidurale Abszesse), posttraumatisch oder aber *hämatogen*. Als wichtigste Grundkrankheiten, die auf hämatogen-metastatischem Weg Hirnabszesse verursachen können, gelten eitrige Infektionen in der Lunge (Bronchiektasien, abszedierende Pneumonie), im Abdomen, im Becken und im Knochen (Ostemyelitiden). Nicht selten liegen multiple Abszesse vor.

Frontal gelegene Abszesse werden vor allem durch eine Sinusitis frontalis, eine Sinusitis ethmoidalis oder Zahnwurzelgranulome verursacht. *Temporal gelegene Abszesse* finden sich vor allem im Zusammenhang mit einer Otitis media, einer Mastoiditis oder einer Sinusitis sphenoidalis. *Zerebellär gelegene Abszesse* entstehen weit überwiegend otogen.

Das *klinische Bild* gestaltet sich *äußerst unterschiedlich*. Ein Teil der Patienten bietet nur *uncharakteristische Symptome* (Müdigkeit, Abgeschlagenheit, subfebrile Temperaturen) und weist *unauffällige Laborparameter* (Blutkörperchensenkungsgeschwindigkeit, C-reaktives Protein, Leukozytenzahl, Blutkulturen) auf; selbst im *Liquor* können Zeichen einer entzündlichen Erkrankung fehlen. Bei anderen Patienten kommt es zu einem *dramatischen Ver-*

lauf mit ausgeprägten Allgemeinsymptomen, einem hochfieberhaften *septischen Zustandsbild*, dem Bild einer *akuten eitrigen Meningitis*, gravierenden *neurologischen Ausfällen* und *zerebralen Anfällen*. Übelkeit und Erbrechen weisen im Zusammenhang mit Stauungspapillen auf zunehmenden *Hirndruck*, im Zusammenhang mit hohem Fieber und Meningismus auf eine klinisch manifeste *Meningitis* hin.

In den meisten Fällen besteht ein Dauerkopfschmerz, manchmal aber auch nur ein episodischer *Kopfschmerz*, der sich bei üblichen körperlichen Aktivitäten verstärkt. Im Temporallappen gelegene Abszesse können mit halbseitigen Kopfschmerzen einhergehen, zerebellär gelegene Abszesse mit postaurikulär oder subokzipital lokalisierten Schmerzen.

Neurologische Herdsymptome bzw. *fokale Anfälle* erlauben einen Hinweis auf die Lokalisation des Abszesses. Frontal wie auch temporal gelegene Abszesse können allerdings auch ohne Lokalzeichen einhergehen.

Das klinische Bild bei *Patienten mit intrakraniellen Abszessen bzw. Empyemen* ist äußerst vielfältig und oft durch uncharakteristische Symptome geprägt. Bei Patienten mit entzündlichen Prozessen im Kopfbereich (in erster Linie bei Sinusitis, Otitis media, Mastoiditis) müssen daher *umgehend Zusatzuntersuchungen veranlasst* werden, *wenn*

➢ allfällige Kopfschmerzen an Intensität deutlich zunehmen und/oder ihren Charakter ändern
➢ Übelkeit und Erbrechen auftreten, was im Zusammenhang mit Stauungspapillen auf zunehmenden Hirndruck, im Zusammenhang mit einem Meningismus und hohem Fieber auf eine klinisch manifeste eitrige Meningitis hinweist
➢ neurologische Herdsymptome auftreten
➢ fokale und/oder generalisierte zerebrale Anfälle auftreten

Procedere: CT- oder MRT-Untersuchung, falls negativer Befund: Lumbalpunktion.

6 Kopfschmerzen im Zusammenhang mit Tumoren

6.1 Intrakranielle Tumoren

Bei einem Teil der Patienten mit intrakraniellen Tumoren entwickeln sich allmählich zunehmend *zerebrale Herdsymptome*, manchmal – etwa im Zusammenhang mit Blutungen in den Tumor (z. B. bei Metastasen) – auch apoplektiform. In anderen Fällen kommt es als Erstmanifestation zu *fokalen und/oder generalisierten zerebralen Anfällen*. Oft stehen jedoch allmählich zunehmende *Zeichen einer intrakraniellen Raumforderung („Hirndruckzeichen")* im Vordergrund der Symptomatik. In Einzelfällen weisen *bestimmte Kopfschmerzformen* als erstes Symptom auf das Vorliegen eines intrakraniellen Tumors hin.

Allgemeine Hirndruckzeichen bei intrakraniellen Tumoren:

➤ Kopfschmerzen
➤ Übelkeit, Brechreiz, Erbrechen
➤ Organisches Psychosyndrom
➤ Stauungspapillen
➤ Sehstörungen
➤ Schwindelzustände
➤ N.-abducens-Parese, (innere) N.-oculomotorius-Parese
➤ evtl. zerebrale Herdsymptome
➤ evtl. fokale und/oder generalisierte zerebrale Anfälle

Ein Großteil der Patienten mit intrakraniellen Tumoren klagt über *Kopfschmerzen*, es handelt sich jedoch keineswegs um ein obligates Symptom.

Infratentoriell gelegene Tumoren führen sehr häufig und oft schon sehr früh zu Kopfschmerzen, spätestens aber dann, wenn es zu einer Blockade der Liquorwege (Verschlusshydrozephalus) kommt. Die Kopfschmerzen werden entweder diffus oder aber in jeder denkbaren Lokalisation bzw. lokal betont (im Nacken, okzipital, parietal, frontal, halbseitig) wahrgenommen. Eine Kopfzwangshaltung mit gestrecktem Nacken weist auf eine drohende Einklemmung hin. Bei *supratentoriell gelegenen Tumoren* sind Kopfschmerzen nicht so häufig wie bei infratentorieller Lokalisation. Meistens handelt es sich um einen diffusen Kopfschmerz; ein hemikranieller oder halbseitig betonter Kopfschmerz wird in den meisten Fällen – bezogen auf die Lokalisation des Tumors – ipsilateral empfunden. Bei basal gelegenen Tumoren weisen die Schmerzen häufig auf die Lokalisation des Tumors hin; so klagen z. B. Patienten mit Keilbeinflügel-Meningeomen häufig über temporal oder periorbital empfundene Schmerzen.

Bei sehr *langsam wachsenden Tumoren* treten oft Lokalsymptome bzw. fokale und/oder generalisierte zerebrale Anfälle auf, bevor es zur Manifestation von Kopfschmerzen kommt. Dagegen stehen bei *rasch wachsenden Tumoren* Kopfschmerzen meistens im Vordergrund der Beschwerden.

In manchen Fällen bestehen die *Kopfschmerzen* (ICD-Code: 7. 6) – besonders anfangs – nur *intermittierend*, meistens handelt es sich jedoch um einen *Dauerschmerz*, der zunächst auf konventionelle Analgetika ansprechen kann. Die Charakteristika entsprechen oft denen eines chronischen Spannungskopfschmerzes, wobei die Intensität in den meisten Fällen allmählich zunimmt. Eine plötzliche Exazerbation von Kopfschmerzen spricht für eine Blutung in den Tumor bzw. eine rasch zunehmende intrakranielle Drucksteigerung.

Als besonders charakteristisch gelten Kopfschmerzen, die *morgens oder morgendlich betont* (bzw. nach einem Mittagsschlaf) empfunden werden und deren Intensität im Laufe des Tages abnimmt. Ferner wird häufig über eine Zunahme der Schmerzen im Zusammenhang mit *Tätigkeiten, die zu Veränderungen des intrakraniellen Drucks führen* (z. B. Aufstehen, Hinlegen, Bücken, Aufrichten aus gebückter Stellung, Kopfschütteln, Husten, Niesen, Pressen, Valsalva-Versuch) berichtet.

Kopfschmerzen bei Patienten, die erst seit wenigen Wochen oder Monaten bestehen und an Intensität allmählich zunehmen, können Ausdruck eines intrakraniellen raumfordernden Prozesses sein, vor allem dann, wenn sie morgens bzw. morgendlich betont auftreten und/oder hemikraniell bzw. einseitig betont empfunden werden.

Neben Kopfschmerzen weisen vor allem zunehmende *Übelkeit, Brechreiz und Erbrechen* auf einen erhöhten intrakraniellen Druck hin, besonders dann, wenn er durch einen raumfordernden Prozess in der hinteren Schädelgrube verursacht wird. Das Erbrechen erfolgt meistens im Schwall und unabhängig von der Nahrungsaufnahme, bevorzugt morgens beim noch nüchternen Patienten bzw. ausgelöst durch Kopfbewegungen.

Bei vielen Patienten mit intrakraniellen Tumoren entwickeln sich auch zunehmend *Hirnleistungsstörungen* und *Persönlichkeitsveränderungen* als Ausdruck eines *organischen Psychosyndroms*. In fortgeschrittenen Fällen kommt es schließlich zu *Bewusstseinsstörungen*.

In den meisten Fällen liegen *Stauungspapillen* vor, besonders bei Kindern und jüngeren Patienten sowie bei raumfordernden Prozessen im Bereich der hinteren Schädelgrube. Klinisch äußern sie sich inkonstant mit Sehstörungen im Sinne eines *Verschwommensehens bzw. Nebelsehens ("Obnubilationen")* oder mit amblyopen Attacken.

Zunehmender Druck auf die basalen Hirnnerven kann Doppelbilder und/oder Pupillenfunktionsstörungen verursachen, meistens durch eine *Läsion des N. abducens bzw. des N. oculomotorius*, dessen innen liegende Fasern bevorzugt betroffen sind.

Abhängig von der Lokalisation des Tumors treten *zerebrale Herdsymptome* in Erscheinung, zudem kann es zur Manifestation von *fokalen und/oder generalisierten zerebralen Anfällen* kommen. Herdsymptome bzw. zerebrale Anfälle können den Hirndruckzeichen vorausgehen, aber auch erst in fortgeschrittenen Stadien auftreten.

Im Zusammenhang mit intrakraniellen Tumoren können sich jedoch auch *Kopfschmerzen mit ganz anderen Charakteristika* manifestieren.

Intraventrikulär gelegene Tumoren (z. B. Kolloidzysten im 3. Ventrikel, Ependymome im 3. oder 4. Ventrikel, Meningeome oder Plexuspapillome in den Seitenventrikeln) können, eventuell ausgelöst durch bestimmte Kopfhaltungen bzw. -bewegungen oder durch Pressen, intermittierend den Liquorabfluss behindern. Mögliche Folge sind *schlagartig auftretende, heftige, oft halbseitig wahrgenommene Kopfschmerzen*, die oft nur über Sekunden oder Minuten anhalten und mit *Übelkeit und Erbrechen* einhergehen können. In manchen Fällen kommt es auch zu *„drop attacks"* (plötzliches Hinstürzen ohne Bewusstseinsverlust) oder zu einem *kurzen Bewusstseinsverlust*.

Raumfordernde Prozesse in der hinteren Schädelgrube können eine *schmerzhafte Nackensteife* (besonders bei passiven Kopfbewegungen) verursachen, der Kopf wird manchmal nach hinten und seitwärts geneigt gehalten. Gelegentlich kommt es zu einem Hustenkopfschmerz.

6.2 Meningeosis carcinomatosa, lymphomatosa, leucaemica

Eine *Tumoraussaat in die Meningen* kann mit *verschiedenartigsten klinischen Erscheinungen* einhergehen. In den meisten Fällen entwickeln sich allmählich – letztlich heftige – *Kopfschmerzen*, die auf Analgetika kaum ansprechen. Charakteristisch sind ferner *Läsionen mehrerer basaler Hirnnerven*, wobei bevorzugt die Nn. I, III, IV, V und VI betroffen sind. Üblicherweise kommt es auch zu *Stauungspapillen*, ein *Meningismus* ist meistens gering ausgeprägt bzw. fehlt.

6.3 Prozesse des knöchernen Schädels

Die meisten Erkrankungen des knöchernen Schädels verursachen keine Kopfschmerzen, Ausnahmen sind Osteomyelitiden, das Plasmozytom, der Morbus Paget sowie manche Metastasen.

Voraussetzung für die *Diagnose „Kopfschmerz vom Typ der lokalen Läsion (Prototyp: Schmerzen bei Knochenmetastasen)* (IHS-Code: 11. 1) ist das Vorliegen eines *nicht pulsierenden Dauerkopfschmerzes*, der *innerhalb eines umschriebenen Areals* wahrgenommen wird, jedoch in die Umgebung ausstrahlen kann.

6.4 Pseudotumor cerebri

Der *Pseudotumor cerebri* („benign intracranial hypertension", „gutartige intrakranielle Drucksteigerung") ist durch die klinischen Symptome einer intrakraniellen Drucksteigerung („Hirndruckzeichen") charakterisiert, obwohl weder ein raumfordernder Prozess noch ein Hydrozephalus nachgewiesen werden kann. Es handelt sich somit immer um eine *Ausschlussdiagnose*.

Meistens sind *jüngere Frauen* betroffen, bevorzugt bei bestehender *Adipositas* bzw. in der Schwangerschaft. *Eine einheitliche Ätiologie besteht nicht, in vielen Fällen ist überhaupt keine auslösende Ursache* zu finden. Es existieren allerdings eine Reihe von Erkrankungen bzw. Konstellationen, die im Zusammenhang mit einem Pseudotumor cerebri zu beobachten sind, wie z. B. venöse Abflussstauungen, Mittelohraffektionen, chronisch obstruktive Lungenerkrankungen, die Gabe bzw. der Entzug von Steroiden, die Gabe von Antibiotika (insbesondere Tetrazykline) oder die Einnahme oraler Kontrazeptiva. Falls – gesichert oder mit hoher Wahrscheinlichkeit – eine Sinus- bzw. Hirnvenenthrombose vorliegt, sollte der Begriff Pseudotumor cerebri nicht verwendet werden.

Bei fast allen Patienten stehen *Kopfschmerzen* (IHS-Code: 7. 1. 1) im Vordergrund der Beschwerden, die sich allerdings in unterschiedlichster Art äußern können: diffus oder hemikran, als intermittierend oder als dauernd wahrgenommener Schmerz, in der Intensität allmählich zunehmend oder als plötzlich empfundener heftiger Schmerz; in den meisten Fällen wird ein pochender, pulsierender Kopfschmerz beschrieben, der durch Lagewechsel bzw. ein Valsalva-Manöver die Charakteristik ändern kann.

Häufig bestehen *Übelkeit* und *Brechreiz*, eventuell auch *Erbrechen*. Ein Teil der Patienten klagt über *Schwindel* und Gleichgewichtsstörungen, zudem kann sich ein *Tinnitus* manifestieren.

Neben den Kopfschmerzen ist das Vorliegen von *Stauungspapillen* das zweite klinisch relevante Symptom. Die Stauungspapillen bestehen gewöhnlich beidseits, die Prominenz beträgt bis zu 6 Dioptrien. Meistens findet sich ein vergrößerter blinder Fleck, in manchen Fällen bestehen auch periphere Gesichtsfeldausfälle. Subjektiv klagen die Patienten über eine Visusbeeinträchtigung im Sinne von *Schleiersehen, Verschwommensehen oder Visusverminderung.* In manchen Fällen treten mehrmals täglich über Sekunden anhaltende Gesichtsfelddefekte auf, die durch Lagewechsel provoziert werden können. Bei etwa 10% der Patienten bleiben *permanente Visusbeeinträchtigungen* (bis zur Erblindung) bestehen, falls nicht rechtzeitig therapeutische Maßnahmen ergriffen werden; diesbezüglich sind vor allem Patienten mit arterieller Hypertonie gefährdet.

Bei etwa einem Drittel der Patienten manifestiert sich eine – eventuell beidseitige – *N.-abducens-Parese,* in Ausnahmefällen auch eine *N.-oculomotorius-Parese. Der übrige neurologische Status ist unauffällig.*

Voraussetzung für die Diagnose Pseudotumor cerebri ist der *Ausschluss eines intrakraniellen raumfordernden Prozesses wie auch eines Hydrozephalus mittels CT- und/oder MRT-Untersuchung;* gelegentlich stellen sich die Ventrikel eng und die Sulci flach dar. Auf den MRT-Bildern können Zeichen vermehrter Wassereinlagerung in das Gehirngewebe erkennbar sein.

Der *Liquor* steht unter *erhöhtem Druck* (über 200 mm H_2O bzw. 15 mm Hg) und kann eine geringe Eiweißvermehrung aufweisen, ist sonst aber unauffällig.

7 Kopfschmerzen bei Liquorunterdruck

7.1 Postpunktioneller Kopfschmerz

Bei etwa der Hälfte der Patienten, an denen eine Lumbalpunktion vorgenommen wurde, entwickeln sich *postpunktionelle Beschwerden.* Jüngere Patienten sind eher betroffen als ältere, Frauen eher als Männer. Pathophysiologisch wird ein *erniedrigter intrakranieller Druck* als Ursache angenommen. Typischerweise *entwickelt sich die Symptomatik innerhalb von 24 bis 48 Stunden* nach der Lumbalpunktion, meistens kommt es *innerhalb einer Woche,* jedenfalls aber innerhalb von zwei Wochen, zu einer *spontanen Remission.*

Ganz charakteristisch ist die *Abhängigkeit des Kopfschmerzes* (IHS-Code: 7. 2. 1) *von der Körperposition*: Er tritt auf bzw. verstärkt sich beim Aufsetzen bzw. Aufstehen (meistens innerhalb von 15 Minuten) und klingt, nachdem sich der Patient flach hingelegt hat, wieder ab (meistens innerhalb von 30 Minuten). Meistens wird ein dumpfer, drückender Schmerz angegeben, der holokran, bifrontal betont oder mit dem Maximum im kraniozervikalen Übergang wahrgenommen wird.

Ein Teil der Patienten klagt auch über Übelkeit und Brechreiz, in Einzelfällen kommt es auch zum Erbrechen. Weitere, eher selten beobachtete mögliche Begleitsymptome sind Schwindel, „verschlagene Ohren", ein Tinnitus und evtl. ein geringgradiger Meningismus.

8 Kopfschmerzen bei akuter Substanzeinwirkung

Zahlreiche Substanzen, darunter Nahrungsmittel und Medikamente, können Kopfschmerzen verursachen. Einige wenige dieser Substanzen werden von der IHS gesondert hervorgehoben (*Kopfschmerz bei akuter Substanzeinwirkung*, IHS-Code: 8. 1).

8.1 Nitrat- oder Nitritkopfschmerz

Der *Nitrat- oder Nitrit-Kopfschmerz* (IHS-Code: 8. 1. 1) setzt *innerhalb einer Stunde nach der Aufnahme von Nitrat bzw. Nitrit* ein. Verursacht wird er in den meisten Fällen entweder durch therapeutisch eingesetzte *Nitroglyzerin-Präparate* oder aber durch *Nitrite, die Fleisch- und Wurstwaren* zum Beibehalten der roten Farbe *zugesetzt werden* („*Hot-dog-Kopfschmerz*"). Besonders anfällig sind Patienten, die an Migräne leiden oder regelmäßig Alkohol konsumieren. Meistens handelt es sich um einen pochenden, pulsierenden, beidseitig frontal empfundenen Schmerz, der im Zusammenhang mit körperlicher Betätigung zunimmt.

8.2 Natriumglutamat-Kopfschmerz

Der *Natriumglutamat-Kopfschmerz* (IHS-Code: 8. 1. 2) wird auch als „*China-Restaurant-Syndrom*" („chinese restaurant syndrome") bezeichnet, da die chinesische Küche gerne Natriumglutamat als Gewürzverstärker in Saucen verwendet. Der Schmerz setzt *innerhalb einer Stunde nach der Einnahme von Natriumglutamat* ein. Als *charakteristische Symptome* gelten ein Druck- und Engegefühl in der Brust, ein Druck-, Spannungs- und Hitzegefühl im Bereich des Gesichtes und Halses sowie brennende Missempfindungen im Bereich der Schultern, des Nackens und im Brustraum; der Kopfschmerz wird als Druck- oder Einschnürungsgefühl in frontotemporaler Lokalisation empfunden; fakultativ treten auch abdominelle Beschwerden auf.

8.3 Kohlenmonoxid-Kopfschmerz

Der *Kohlenmonoxid-Kopfschmerz* (IHS-Code: 8. 1. 3) ist eines der Leitsymptome der CO-Vergiftung. Meistens wird ein holokraner, pochender, pulsierender Schmerz empfunden. *Weitere charakteristische Symptome* sind *Übelkeit, Brechreiz, Erbrechen* und ein unsystemisierter *Schwindel*. Die Patienten werden kurzatmig, es entwickeln sich eine *Tachypnoe* und eine *Tachykardie*. Im Vordergrund stehen auch *psychopathologische Auffälligkeiten* wie Benommenheit, eine Antriebssteigerung, eine Euphorie bzw. Dysphorie, Hirnleistungsstörungen und evtl. ein Verwirrtheitszustand. Schließlich kommt es zu *Sehstörungen, Herzrhythmusstörungen*, einem *Blutdruckabfall*, einem *Lungenödem* und zu zunehmenden *Bewusstseinsstörungen* bis zum Koma.

8.4 Alkohol-Kopfschmerz

Zu den häufigsten Ursachen von Kopfschmerzen zählt Alkohol-Konsum. Der *Alkohol-Kopfschmerz (IHS-Code: 8. 1. 4) manifestiert sich *innerhalb von drei Stunden nach Alkoholgenuss* und wird meistens als dumpf, bohrend, drückend oder pulsierend beschrieben. Die *Begleitsymptomatik* darf als bekannt vorausgesetzt werden.

Als zweiter Typ ist der *Alkoholentzugs-Kopfschmerz* abzugrenzen, der sich erst *5 bis 10 Stunden nach erfolgter Metabolisierung des Alkohols* einstellt.

Unter den *Intoxikationen*, die zu Kopfschmerzen führen, seien neben der CO-Vergiftung vor allem die *Benzol-*, die *Tetrachlorkohlenstoff-* und die *chronische Bleivergiftung* hervorgehoben.

Es ist ausgeschlossen, alle *Medikamente*, als deren Nebenwirkung Kopfschmerzen auftreten können, anzuführen. Unter den sehr häufig verordneten Pharmaka ist diesbezüglich besonders auf nichtsteroidale Antirheumatika, H2-Blocker, Vasodilatantien, Nitro-Präparate, manche Kalziumantagonisten (z. B. Nifedipin-Spray) und Hormonpräparate hinzuweisen.

9 Kopfschmerzen bei Erkrankungen des Auges bzw. bei Orbitaprozessen

9.1 Refraktionsanomalien, Heterophorien

Sowohl *Refraktionsanomalien* als auch *Heterophorien* können (unspezifische) Kopfschmerzen (IHS-Codes: 11. 3. 2; 11. 3. 3) verursachen, nicht zuletzt im Kindesalter. Bei begründetem Verdacht ist eine augenärztliche Untersuchung zu empfehlen.

9.2 Akutes Glaukom

Der akute Glaukomanfall stellt einen *medizinischen Notfall* dar. Ohne adäquate Therapie droht innerhalb kurzer Zeit eine Erblindung. Während beim *Weitwinkelglaukom* (Glaucoma chronicum simplex) subjektive Symptome sich auf geringgradige Kopfschmerzen, gelegentliches Verschwommensehen und andere uncharakteristische Beschwerden beschränken oder überhaupt fehlen können, verursacht der *klassische akute Glaukomanfall (Engwinkelglaukom, Winkelblockglaukom)* oft eine dramatische Symptomatik.

Symptome, die auf einen akuten Glaukomanfall hinweisen:

- Schmerzen im Bulbus bzw. periorbital
- Übelkeit, Brechreiz, Erbrechen
- Sehstörungen
- Palpation: „steinharter" Bulbus
- ziliare Injektion
- Hornhaut matt, glanzlos, evtl. rauchig-graue Trübung
- Mydriasis (Pupille erweitert, lichtstarr, evtl. entrundet)

Der akute Glaukomanfall geht üblicherweise mit heftigen *Schmerzen* (IHS-Code: 11. 3. 1) einher, die meistens *im Bulbus bzw. periorbital* empfunden werden, aber auch halbseitig in die Brauengegend, nach frontal, frontotemporal, temporal, zu den Nebenhöhlen, den Zähnen oder zum Ohr ausstrahlen können. Da die Schmerzen nicht selten nachts akut einsetzen und neben kontinuierlichen Schmerzen auch rezidivierende, episodisch auftretende Schmerzen auftreten können, kommt es gelegentlich zur Fehldiagnose eines „episodischen Clusterkopfschmerzes".

Häufig kommt es zu ausgeprägten vegetativen Symptomen mit *Übelkeit, Brechreiz* und *Erbrechen*, sodass manchmal primär sogar an eine abdominale Erkrankung gedacht wird.

Subjektiv bestehen *Sehstörungen*, zunächst oft im Sinne eines *Farbringe-Sehens um Lichtquellen*, dann im Sinne einer *Visusverschlechterung bis hin zur Erblindung*.

Bei der *Palpation* erweist sich der *Bulbus* als „steinhart". Es finden sich eine *ziliare Injektion* und eine Stauungshyperämie der episkleralen Gefäße. Die *Hornhaut* ist *matt und glanzlos* bzw. weist aufgrund eines Ödems eine *rauchig-graue Trübung* auf. Zudem besteht eine *Mydriasis*, die Pupille ist erweitert, lichtstarr und evtl. entrundet.

9.3 Entzündliche Prozesse im Bereich des Auges/der Sehnerven

Bei der Retrobulbärneuritis, die sich isoliert oder im Rahmen einer multiplen Sklerose manifestieren kann, wird von der Mehrzahl der Patienten ein *Schmerz* (IHS-Code: 12. 1. 2. 1) angegeben, der sich bereits Stunden oder Tage vor der *Visusverminderung* manifestiert. Der Schmerz ist allerdings meistens geringgradig, wird hinter dem Bulbus lokalisiert (retrobulbär) bzw. supraorbital wahrgenommen und verstärkt sich durch Augenbewegungen.

9.4 Entzündliche Prozesse im Bereich der Orbita

9.4.1 Exophthalmische Form der okulären Myositis

Bei der *exophthalmischen Form der okulären Myositis* handelt es sich üblicherweise um ein dramatisches Krankheitsbild, das sich innerhalb weniger Tage entwickelt. Die Patienten sind meistens im mittleren Lebensalter, auch Kinder können betroffen sein. In manchen Fällen manifestiert sich die Erkrankung bilateral (gleichzeitig oder mit zeitlichem Abstand).

Das *Allgemeinbefinden* ist gewöhnlich *stark beeinträchtigt*, es besteht *Fieber*, die *Labortests* weisen auf einen *entzündlichen Prozess* hin (beschleunigte Blutkörperchensenkungsgeschwindigkeit, Leukozytose); die präaurikulären Lymphknoten ipsilateral können vergrößert sein.

Meistens besteht ein einseitiger *Exophthalmus*, begleitet von einer *Konjunktivitis*, einer *Chemosis* und einem *Lidödem*. Die meisten Patienten klagen über – teils heftige – *Schmerzen*, die in der Orbitaregion, periorbital oder hinter dem Bulbus wahrgenommen werden und sich bei Bulbusbewegung verstärken.

Augenmuskelparesen verursachen *Doppelbilder*, eine stark eingeschränkte Beweglichkeit des Bulbus und eventuell eine *Ptose*.

Möglich *Komplikationen* sind eine entzündliche Mitbeteiligung des N. opticus mit konsekutiver Visusverminderung bis zur Amaurose, ein Papillenödem, ein Zentralarterienverschluss, eine Iritis, eine Uveitis und ein Sekundärglaukom.

9.4.2. Phlegmonen bzw. Abszesse im Bereich der Orbita

Klinisch stehen zunächst eine pralle *Lidschwellung*, eine *Konjunktivitis*, eine *Chemosis*, eine *Ptose* und zunehmende *Schmerzen im Orbitabereich* im Vordergrund. In weiterer Folge kommt es zu einer zunehmenden *Bewegungseinschränkung* und zu einer *Protrusion des Bulbus*.

In dieser Phase ist meistens auch das *Allgemeinbefinden* bereits *stark beeinträchtigt*, es besteht *Fieber*, die *Labortests* weisen auf einen *entzündlichen Prozess* hin (beschleunigte Blutkörperchensenkungsgeschwindigkeit, Leukozytose).

9.5 Raumfordernde Prozesse im Bereich der Orbita

Die klinische Symptomatik ist sehr uneinheitlich, aber *Tumoren im Bereich der Fissura orbitalis superior* verursachen ein charakteristisches klinisches Bild, das durch die Läsion der durch die Fissur ziehenden Hirnnerven geprägt ist.

Fissura-orbitalis-superior-Syndrom:

- Schmerzen im Orbitabereich bzw. periorbital
- Ptose
- „eingemauerter", unbeweglicher Bulbus
- weite, lichtstarre Pupille
- Sensibilitätsstörungen und evtl. Schmerzen im Versorgungsbereich des 1. Trigeminusastes
- Kornealreflex nicht auslösbar

10 Weitere Gesichtsschmerzen

10.1 Akuter Zoster ophthalmicus

Etwa 20% aller Herpes-zoster-Erkrankungen manifestieren sich im Bereich des Kopfes bzw. der Hirnnerven, in den meisten Fällen als Zoster ophthalmicus oder als Zoster oticus. Jedenfalls ist unter den Ästen des N. trigeminus der *N. ophthalmicus (1. Trigeminusast)* wesentlich häufiger betroffen als der 2. oder der 3. Ast.

Herpes-zoster-Erkrankungen manifestieren sich *bevorzugt* bei Menschen in *höherem Lebensalter*, bei Patienten mit *malignen Erkrankungen* sowie bei *immunsupprimierten Patienten*.

Erstes Symptom des akuten Zoster ophthalmicus sind üblicherweise ausgeprägte, anhaltende *Schmerzen* (IHS-Code: 12. 1. 4. 1) im Versorgungsgebiet des 1. Trigeminusastes, also im Stirnbereich mit Ausstrahlung nach temporal. Der Schmerzcharakter wird als stechend, bohrend oder brennend beschrieben.

In den folgenden Tagen treten dann *Sensibilitätsstörungen* (in erster Linie eine Hyperalgesie, Parästhesien, Dysästhesien bzw. eine Allodynie) im Versorgungsbereich des 1. Trigeminusastes auf.

Zwei bis höchstens sieben Tage nach dem Beginn der Schmerzen manifestieren sich die typischen *Hauteffloreszenzen* im Versorgungsgebiet des N. ophthalmicus, die jetzt eine eindeutige Diagnose ermöglichen.

Nur bei einem Teil der Patienten besteht allgemeines Krankheitsgefühl bzw. Fieber, 10–15% der Patienten klagen über diffuse Kopfschmerzen.

Bei einer Minderheit der Patienten treten zusätzlich *Augenmuskelparesen* auf. Diese Paresen manifestieren sich dann innerhalb einer Woche nach dem Auftreten der Hauteffloreszenzen und betreffen überwiegend die vom ipsilateralen N. oculomotorius versorgten Augenmuskeln.

Nur in Einzelfällen verläuft die Erkrankung ohne (wesentliche) Schmerzen bzw. ohne charakteristische Hauteffloreszenzen („Zoster sine herpete").

Soforttherapie mit Virustatika ist erforderlich.

> Gefürchtet ist der *akute Zoster ophthalmicus* vor allem wegen der möglichen *ophthalmologischen Komplikationen*, in erster Linie
>
> ➢ Konjunktivitis
> ➢ Keratitis (paralytica)
> ➢ Iritis bzw. Iridozyklitis
> ➢ Sekundärglaukom

10.2 Akuter Zoster oticus

Auch der akute Zoster oticus manifestiert sich üblicherweise zunächst mit *Schmerzen* (IHS-Code: 12. 1. 4. 1), die im Ohr bzw. in der Ohrregion, evtl. aber auch im Nacken, in den lateralen Gesichtsabschnitten oder im Gaumen wahrgenommen werden.

Die *Effloreszenzen* sind bevorzugt im äußeren Gehörgang bzw. am Trommelfell lokalisiert. Es ist daher *unbedingt erforderlich, eine otoskopische Untersuchung vorzunehmen*.

> Relativ starke Schmerzen in Verbindung mit einer akut aufgetretenen peripheren N.-fazialis-Parese sollten u. a. an das Vorliegen eines akuten Herpes oticus denken lassen.

10.3 Chronische postherpetische Neuralgie

Falls der lokalisierte Gesichtsschmerz, der sich im Zusammenhang mit einem akuten Herpes zoster manifestiert hat, in weiterer Folge persistiert, spricht man von einer *chronischen postherpetischen Neuralgie* (IHS-Code: 12. 1. 4. 2). Sie

Weitere Kopf- und Gesichtsschmerzen

entwickelt sich bei *10–15%* der Patienten, die an einem akuten Herpes zoster erkrankt sind. *Bevorzugt betroffen* sind Patienten in höherem Lebensalter, Patienten mit gleichzeitig bestehendem Diabetes mellitus sowie Patienten mit Befall des 1. Trigeminusastes.

Die von der IHS geforderte Voraussetzung der Schmerzpersistenz über mindestens sechs Monate wird in der Praxis nicht konsequent beachtet. Die Diagnose wird im Allgemeinen bereits dann vergeben, wenn die Schmerzen im Anschluss an einen akuten Herpes zoster über *mindestens sechs Wochen* anhalten.

Der Begiff „Neuralgie" wurde beibehalten, obwohl die allgemein akzeptierten Kriterien für das Vorliegen einer Neuralgie nicht vorliegen (neuropathischer Schmerz). Bei der chronischen postherpetischen Neuralgie handelt es sich nämlich um einen *kontinuierlichen Dauerschmerz*, dessen Intensität im Langzeitverlauf allerdings wechseln kann. Der Schmerzcharakter wird meistens als *brennend* beschrieben, überlagert durch *anfallsartig auftretende stechende Schmerzen bzw. Dysästhesien* im Versorgungsbereich des betroffenen Nerven. Im betroffenen Areal, das oft durch trophische Störungen, Hyperpigmentationen und Narben gekennzeichnet ist, findet man häufig *Sensibilitätsstörungen* unterschiedlichster Art (Hyp-, Dys-, Hyperästhesien; Hyp-, Hyperalgesien; Allodynie), eventuell liegt auch eine *Anaesthesia dolorosa* vor. Durch *äußere Einwirkungen* (z. B. Zugluft, Kleidungsstücke) bzw. Bewegungen im Kopf- und Gesichtsbereich (z. B. Sprechen, Blinzeln, Stirnrunzeln) kann die Intensität der Schmerzen erheblich verstärkt werden. *Sekundäre reaktiv-depressive Verstimmungen* erheblichen Ausmaßes stellen keine Seltenheit dar.

10.4 Symptomatische Trigeminusneuralgie

Die *idiopathische, „essenzielle" Trigeminusneuralgie* („Tic douloureux"; IHS-Code: 12. 2. 1) wird an anderer Stelle ausführlich dargestellt.

Der idiopathischen Trigeminusneuralgie werden die *symptomatischen Formen* (IHS-Code: 12. 2. 2) gegenübergestellt, die *durch nachweisbare organische Prozesse verursacht* werden. Von der IHS wurden die symptomatischen Formen in *zwei Subgruppen* gegliedert.

10.4.1 Symptomatische Trigeminusneuralgie, verursacht durch Kompression der Trigeminuswurzel oder des Ganglion Gasseri

Die betroffenen Patienten klagen über *Schmerzen*, wie sie auch im Rahmen der idiopathischen, „essenziellen" Trigeminusneuralgie auftreten. Zusätzlich können jedoch *permanente Schmerzen* zwischen den einzelnen Paroxysmen bestehen, auch *Sensibilitätsstörungen* im Versorgungsbereich des betroffenen Trigeminusastes.

Ursache sind meistens vermehrt geschlängelte arterielle Gefäße, die durch ständige Kompression und/oder die hämmernd-pulsierende Einwirkung den Nerven schädigen. Voraussetzung für die Zuordnung eines Patienten in die genannte Subgruppe (IHS-Code: 12. 2. 2. 1) ist der Nachweis einer solchen ursächlichen Läsion durch spezielle Untersuchungsmethoden oder durch eine operative Exploration der hinteren Schädelgrube.

10.4.2 Symptomatische Trigeminusneuralgie, verursacht durch zentrale Läsionen

Alle Patienten, bei denen die Trigeminusneuralgie durch *andere nachweisbare organische Läsionen verursacht* wird, werden der *zweiten Subgruppe der symptomatischen Formen* zugeordnet, der *symptomatischen Trigeminusneuralgie, verursacht durch zentrale Läsionen* (IHS-Code: 12. 2. 2. 2).

Tatsächlich kommen zahlreiche *Ursachen für eine derartige symptomatische Form einer Trigeminusneuralgie* in Frage, wie z. B. eine multiple Sklerose, entzündliche Prozesse an der Schädelbasis, ein Herpes zoster, basal gelegene Tumoren (Kleinhirnbrückenwinkeltumoren, Trigeminus-Neurinome, in die Schädelbasis einwachsende Karzinome, Metastasen), eine Meningeosis carcinomatosa, Aneurysmen, arteriovenöse Malformationen, Hirnstamminfarkte, Anomalien des kraniozervikalen Übergangs oder eine Syringomyelie bzw. Syringobulbie.

Neuralgiforme Schmerzen in einzelnen Trigeminusästen können jedoch auch durch *weiter peripher gelegene Prozesse* verursacht werden, z. B. durch Entzündungen oder Tumoren im Gesichtsbereich.

Die *Differenzierung der symptomatischen Formen gegenüber der idiopathischen Trigeminusneuralgie* erfordert *technische Zusatzuntersuchungen*, da ja für die Diagnose einer symptomatischen Neuralgie der Nachweis einer organischen Läsion erforderlich ist.

Falls *isoliert der 1. Ast betroffen* ist, muss insbesondere an eine symptomatische Form gedacht werden.

Bei einigen wenigen Patienten wechselt die Trigeminusneuralgie im Verlauf die Seite; eine *beidseitige Manifestation oder der Befall aller 3 Äste zur gleichen Zeit* spricht jedoch mit hoher Wahrscheinlichkeit für eine symptomatische Form. Falls *objektiv fassbare neurologische Ausfälle* vorliegen (deutliche Sensibilitätsstörungen, abgeschwächter oder nicht auslösbarer Kornealreflex, Beteiligung der motorischen Fasern des N. mandibularis), muss eine symptomatische Form angenommen werden.

10.5 Weitere symptomatische Gesichts- und Kopfneuralgien

Der idiopathischen Glossopharyngeus-Neuralgie werden die *symptomatischen Formen* (IHS-Code: 12. 3. 2) gegenübergestellt, die *durch nachweisbare organische Prozesse verursacht* werden, wie z. B. Tumoren (Meningeome, Osteome, Karzinome im Bereich des Nasopharynx, des Zungengrundes, der Tonsillenregion, des Larynx oder des Pharynx), *entzündliche Prozesse* (z. B. peritonsillärer Abszess), in Einzelfällen auch Traumen, Narben nach Operationen, lokale Reaktionen nach einer Bestrahlung, eine Thrombose der V. jugularis und evtl. ein verlängerter Processus styloideus.

Weiters sind zu erwähnen:
Symptomatische N.-intermedius-Neuralgien (IHS-Code: 12. 4) treten vor allem im Zusammenhang mit einer *akuten Zoster-Infektion* auf, man spricht dann auch von einem *Ramsey-Hunt-Syndrom*.
Symptomatische Auriculotemporalis-Neuralgien manifestieren sich ge-

wöhnlich im Anschluss an eine *Erkrankung der Glandula parotis*, wobei die Latenz Tage bis Monate betragen kann.

Als Ursachen für *symptomatische Nasoziliaris-Neuralgien* kommen vor allem *entzündliche Nebenhöhlenaffektionen (Siebbeinzellen, Keilbeinhöhle)* sowie *Aneurysmen und Dissektionen der A. carotis interna* in Frage.

Symptomatische Neuralgien des N. laryngeus superior (IHS-Code: 12. 5) können im Zusammenhang mit benignen und malignen *Tumoren im Kehlkopfbereich* sowie mit *entzündlichen Prozessen im Kehlkopfbereich* auftreten, aber auch *nach grippalen Infekten*, einer *Tonsillektomie* oder einer *Operation an der A. carotis*.

10.6 Akute Sinusitis

Ätiologisch ungeklärte Kopf- bzw. Gesichtsschmerzen werden häufig (fälschlicherweise) auf entzündliche Prozesse im Bereich der Nasennebenhöhlen zurückgeführt. Für die Vergabe der Diagnose „*Kopfschmerz bei akuter Sinusitis*" (IHS-Code: 11. 5. 1) fordert die IHS daher das *Zutreffen mehrerer Kriterien*: gleichzeitige Manifestation der Kopfschmerzen und der akuten Sinusitis; Abklingen des Schmerzes nach Behandlung der akuten Sinusitis; nachweisliche Eiterentleerung in den Nasenraum (spontan oder durch Absaugen) im Akutstadium; pathologischer Befund im Röntgen, CT, MRT oder bei der Transillumination.

In diesem Zusammenhang ist jedoch darauf zu verweisen, dass sich im Zusammenhang mit Sinusitiden sehr *unterschiedliche Kopfschmerztypen* manifestieren können.

Wesentlich scheint, dass der *Schmerz* meistens nicht mit konstanter Intensität wahrgenommen wird, sondern dass er *durch verschiedene Auslöser bzw. Faktoren verstärkt* werden kann.

Auslöser bzw. Faktoren, die bei Patienten mit akuter Sinusitis oft zu einer Verstärkung der Schmerzen führen:

➤ Bücken, Vorneigen
➤ Vornüberbeugen des Kopfes
➤ Erschütterungen, Husten, Pressen
➤ Schnäuzen, Aufblasen des Nasenrachenraumes bei zugehaltenen Nasenlöchern
➤ liegende Position (Sinusitis frontalis)
➤ aufrechte Position (Sinusitis maxillaris)

Die unterschiedliche Auswirkung der Körperposition wird von einigen Autoren damit erklärt, dass das Sekret bei einer Sinusitis frontalis am besten in aufrechter Position, bei einer Sinusitis maxillaris dagegen nur in liegender Position abfließen kann.

10.7 Temporomandibulargelenks-Syndrom (Costen-Syndrom)

Ursächlich liegen den Schmerzen (IHS-Code: 11. 7) *Funktionsstörungen im Bereich des Kiefergelenks* zugrunde, die ihrerseits *meistens* auf eine *asymmetri-*

sche, fehlerhafte Okklusion bei primären oder sekundären (z. B. nach Zahnverlust, nach konservativer oder prothetischer Zahnbehandlung) *Bissanomalien* zurückzuführen sind. Folgen sind ein gestörtes muskuloartikuläres Zusammenspiel, eine unphysiologische Belastung der Kaumuskulatur und letztlich eine chronische Fehlbelastung des Kiefergelenks. In manchen Fällen wird das Schmerzsyndrom auch durch primäre Erkrankungen im Bereich des Kiefergelenks verursacht.

Für ein und dasselbe Syndrom finden *mehrere Bezeichnungen* Verwendung: Temporomandibulargelenks-Syndrom, -Neuralgie, Mandibulargelenks-Syndrom, -Neuralgie, Costen-Syndrom, myofaziales (Schmerz-)Syndrom, myofasziales (Schmerz-)Syndrom, myognathes Schmerzsyndrom, oromandibuläre Dysfunktion, temporo-mandibular joint syndrome.

Leitsymptom ist ein *Schmerz im Kiefergelenksbereich*, der in den meisten Fällen nur *einseitig* wahrgenommen wird. Gewöhnlich besteht ein *dumpfer Dauerschmerz*, der durch *Bewegungen im Kiefergelenk* (in erster Linie Kauen, Beißen mit hohem Druck) an Intensität *zunimmt*. Das *Schmerzmaximum* wird meistens *präaurikulär bzw. im Kiefergelenksbereich* angegeben, der Schmerz kann jedoch in den Unter- und Oberkiefer, in die Schläfenregion, gegen das Ohr hin und in den Nacken *ausstrahlen*. In manchen Fällen besteht im Kiefergelenksbereich auch ein *Druckschmerz*. Gelegentlich sind bei Bewegungen im Kiefergelenk *Geräusche* hörbar.

Bei der *Untersuchung* ist manchmal eine *eingeschränkte Beweglichkeit im Kiefergelenk* festzustellen. Besonders wichtig ist der *Nachweis einer fehlerhaften Okklusion*.

Viele Patienten berichten zudem über *verschiedenartigste, meistens uncharakteristische Begleitsymptome*, wie z. B. abnorme Gefühle im Zungengrund, Schluckbeschwerden, Verkrampfungen der Kaumuskulatur, Schwindel, Tinnitus, oder Hörverminderung. Nicht selten besteht ein *depressives Syndrom*.

10.8 „Atypischer Gesichtsschmerz"

Früher wurden unter dem Begriff „atypische Gesichtsschmerzen" alle Schmerzen im Gesichtsbereich mit Ausnahme der Trigeminusneuralgie zusammengefasst. Heute wird der Begriff für ein *klar definiertes Schmerzsyndrom* verwendet, dessen *Kriterien von der IHS festgelegt* wurden (IHS-Code: 12. 8). Es existieren allerdings Überschneidungen mit der atypischen Odontalgie (IHS-Code: 11. 6).

Der atypische Gesichtsschmerz tritt anfangs eventuell nur intermittierend auf, geht jedoch bald in einen *quälenden Dauerschmerz* über, der nicht die Charakteristika der Gesichtsneuralgien aufweist. Die Patienten beschreiben meistens einen hartnäckigen, *tief liegenden, nicht eindeutig lokalisierbaren, dumpfen, brennenden oder bohrenden Gesichtsschmerz*, dessen *Maximum oft im Bereich des Oberkiefers, im Gaumen oder perioral* wahrgenommen wird, in Einzelfällen mit Ausstrahlung nach periaurikulär, nach temporal oder okzipital. Die Schmerzen werden von manchen Patienten *einseitig*, von anderen *beidseitig* empfunden. Sie sind nicht auf das Ausbreitungsgebiet eines Trigeminusastes begrenzt und nicht über Triggerpunkte auszulösen bzw. zu verstärken. Allfällige Exazerbationen sind durch Kälte- oder Hitzeeinwirkung bzw. allgemeine Anstrengung möglich. Bei ein und demselben Patienten bleibt die Lokalisation meistens konstant. Im Verlauf kann die Intensität fluktuieren, unter Umständen kommt es auch intermittierend zu beschwerdefreien Perioden über mehrere Monate.

Grundvoraussetzung für die Diagnose eines atypischen Gesichtsschmerzes ist das *Fehlen objektiv fassbarer neurologischer Ausfälle,* es dürfen auch *keinerlei Sensibilitätsstörungen* vorliegen.

Frauen sind wesentlich häufiger betroffen als Männer, bevorzugt *im jüngeren oder mittleren Lebensalter,* nicht selten liegt gleichzeitig eine Konversionssymptomatik vor. Der atypische Gesichtsschmerz entwickelt sich oft *spontan,* in einem Teil der Fälle jedoch im Anschluss an einen *unkomplizierten zahnärztlichen Eingriff,* eine *Zahnextraktion,* eine *Operation* oder an eine *Verletzung* im Bereich des Gesichts, der Zähne oder des Zahnfleisches; der Schmerz entsteht dann üblicherweise ipsilateral zur exogenen Einwirkung.

Gesichtsschmerzen, die vom Typus denen beim atypischen Gesichtsschmerz entsprechen, können durch zahlreiche organische Erkrankungen hervorgerufen werden. *Bevor die Diagnose „atypischer Gesichtsschmerz" vergeben wird, müssen daher strukturelle Läsionen ausgeschlossen werden,* insbesondere Erkrankungen der Zähne bzw. im Kieferbereich, Tumoren und entzündliche Prozesse im Gesichtsbereich, eine Arteriitis temporalis sowie ophthalmologische Erkrankungen.

11 Weitere relevante Erkrankungen, die mit Kopfschmerzen einhergehen

11.1 Diabetische Ophthalmoplegie

Die diabetische Ophthalmoplegie ist eine Erkrankung des *mittleren oder höheren Lebensalters. Voraussetzung für die Diagnose ist ein – zumindest latenter – Diabetes mellitus.*

Die *Schmerzen* (IHS-Code: 12. 1. 3. 1) setzen meistens *akut* ein und erreichen innerhalb weniger Stunden das Maximum ihrer Intensität. Sie werden üblicherweise als *heftig* beschrieben und *vorwiegend im Auge, periorbital, retroorbital bzw. frontal* empfunden.

Gleichzeitig oder kurz später entwickeln sich akut oder subakut *Augenmuskelparesen,* wobei *meistens* die vom *N. oculomotorius* versorgten Muskeln betroffen sind; nur *selten* wird der vom *N. abducens* versorgte M. rectus lateralis paretisch. In Ausnahmefällen kommt es zu einer beidseitigen Manifestation.

Differenzialdiagnostisch ist von vorrangiger Bedeutung, dass fast immer eine *äußere N.-oculomotorius-Lähmung* vorliegt, dass also *Augenmuskelparesen* bestehen, die *Pupillenfunktion jedoch intakt* bleibt. Es kann allerdings auch zu einer *kompletten N.-oculomotorius-Lähmung* unter Einschluss der charakteristischen Pupillenfunktionsstörungen (erweiterte Pupille, die weder direkt noch indirekt auf Licht reagiert) kommen.

Differenzialdiagnose der schmerzhaften Ophthalmoplegie:

Eine vorwiegend oder ausschließlich äußere N.-oculomotorius-Parese spricht für das Vorliegen einer diabetischen Ophthalmoplegie, eine vorwiegend oder ausschließlich innere N.-oculomotorius-Parese für das Vorliegen eines (noch) nicht rupturierten Aneurysmas der A. communicans posterior.

11.2 Tolosa-Hunt-Syndrom

Die *Ätiologie* des Tolosa-Hunt-Syndroms ist *ungeklärt*. Wahrscheinliche Ursache ist eine *unspezifische granulomatöse Entzündung* im Bereich des *Sinus cavernosus* bzw. der *Fissura orbitalis superior* oder der *Orbitaspitze*. Tatsächlich handelt es sich immer um eine *Ausschlussdiagnose*, zumal raumfordernde, vaskuläre oder entzündliche Prozesse in gleicher Lokalisation ein klinisch identisches Bild verursachen können.

Klinisch entwickelt sich akut oder subakut ein – gewöhnlich *heftiger* – *einseitiger Schmerz*, der *in der Orbita, periorbital oder retroorbital* wahrgenommen wird und von der Mehrzahl der Patienten als *bohrender Dauerschmerz* beschrieben wird (IHS-Code: 12. 1. 5).

Die *neurologischen Ausfälle* manifestieren sich meistens *wenige Tage nach dem Einsetzen der Schmerzen*, in manchen Fällen aber auch *gleichzeitig* oder sogar *vorher*. Am häufigsten ist der *N. oculomotorius* – mit oder ohne Beteiligung der die Pupillomotorik beeinflussenden Fasern – betroffen, seltener kommt es zu isolierten *N.-trochlearis-* oder *N.-abducens-Paresen*. Meistens liegt eine *mehr oder weniger komplette einseitige Ophthalmoplegie* vor. Fakultativ können auch Funktionsstörungen anderer Hirnnerven hinzutreten, in erster Linie im Sinne von Schmerzen und/oder Sensibilitätsstörungen im Versorgungsbereich des *N. ophthalmicus (1. Trigeminusast)* mit erloschenem Kornealreflex, sodass die Ausfälle denen bei einem Sinus-cavernosus-Syndrom bzw. einem Fissura-orbitalis-superior-Syndrom entsprechen. Falls auch der *N. opticus* beteiligt ist, müssen differenzialdiagnostisch Prozesse im Bereich der Orbitaspitze in Erwägung gezogen werden. In Einzelfällen sind auch *Mitbeteiligungen anderer Hirnnerven* (N. mandibularis, N. fazialis, N. acusticus) beschrieben, auch ein Horner-Syndrom sowie eine geringgradige Protrusio bulbi in Verbindung mit einer Konjunktivitis.

Bei manchen Patienten liegen eine beschleunigte Blutkörperchensenkungsgeschwindigkeit und eine Leukozytose vor.

Das *prompte Ansprechen auf die Gabe von Kortikosteroiden* (innerhalb von 72 Stunden) ist nicht nur therapeutisch, sondern vor allem auch *diagnostisch verwertbar* und stellt eines der von der *IHS* geforderten *Kriterien* der *Diagnose „Schmerzen bei Tolosa-Hunt-Syndrom"* dar. Ohne Therapie klingen die Schmerzen innerhalb von einigen Wochen ab, es kann aber zu ipsilateralen wie auch zu kontralateralen *Rezidiven* kommen.

Die Existenz des *„paratrigeminalen Syndroms"* nach Raeder als eigenständige Entität wird *nicht allgemein anerkannt*. Die Ätiologie ist ungeklärt. Es scheint daher auch in der Klassifikation der IHS nicht auf.

Leitsymptom ist ein *einseitiger Gesichtsschmerz*, der *meistens im Versor-*

gungsgebiet des N. ophthalmicus (1. Trigeminusast), eventuell auch periorbital wahrgenommen wird und sich oft in den Morgenstunden attackenartig verstärkt. Weiters liegt ein *Horner-Syndrom mit Miose, Ptose und Enophthalmus* vor, nach der Beschreibung der meisten Autoren ohne begleitende Schweißsekretionsstörung im Stirnbereich. Bei einem Teil der Patienten bestehen – subjektiv wie auch objektiv – *Sensibilitätsstörungen im Versorgungsgebiet des 1. Trigeminusastes*. In manchen Fällen ist eine *Rötung der Konjunktiva* durch Weitstellung der Gefäße zu beoachten. Charakteristisch ist ein *promptes Ansprechen* der Schmerzen auf die Gabe von *Kortikosteroiden*.

11.3 Thalamusschmerz

Nach *Läsionen im Bereich des Thalamus bzw. der trigeminothalamischen Bahnen* kann es zur Manifestation von *thalamischen Schmerzen* kommen, die entweder *sofort oder aber erst nach einer Latenz von bis zu drei Jahren* auftreten können. In manchen Fällen bliebt der Schmerz auf die *kontralaterale Gesichtshälfte* beschränkt, es kann jedoch auch zu einer Ausbreitung der Schmerzen auf die *gesamte kontralaterale Körperhälfte* kommen.

Meistens handelt es sich um einen *permanent vorhandenen Dauerschmerz* von sehr *unterschiedlich empfundener Intensität* (von kaum wahrnehmbar bis unerträglich). *Jede denkbare Schmerzqualität* ist möglich (brennend, elektrisierend, stechend, schneidend, etc.). Oft wird auch über *Dysästhesien* in gleicher Lokalisation geklagt.

Literatur

Freyler H (1985) Augenheilkunde für Studium, Praktikum und Praxis, 2. Aufl. Springer, Wien New York
Göbel H (1997) Die Kopfschmerzen. Ursachen, Mechanismen, Diagnostik und Therapie in der Praxis. Springer, Berlin Heidelberg New York Tokyo
Hopf HCh, Poeck K, Schliack H (Hrsg) (1992a) Neurologie in Praxis und Klinik, Bd I. 2. Aufl. Thieme, Stuttgart New York
Hopf HCh, Poeck K, Schliack H (Hrsg) (1992b) Neurologie in Praxis und Klinik, Bd II. 2. Aufl. Thieme, Stuttgart New York
Hopf HCh, Poeck K, Schliack H (Hrsg) (1993) Neurologie in Praxis und Klinik, Bd III. 2. Aufl. Thieme, Stuttgart New York
Hughes RAC (ed) (1997) Neurological emergencies, 2nd edn. BMJ Publishing Group, London
Mumenthaler M (1997) Neurologische Differentialdiagnostik, 4. Aufl. Thieme, Stuttgart New York
Mumenthaler M, Mattle H (1997) Neurologie, 10. Aufl. Thieme, Stuttgart New York
Mumenthaler M, Regli F (1990) Der Kopfschmerz. Ein Leitfaden der Diagnostik und Therapie für die Praxis. Thieme, Stuttgart New York
Poeck K (1986) Diagnostische Entscheidungen in der Neurologie. Springer, Berlin Heidelberg New York Tokyo
Poeck K, Hacke W (1998) Neurologie, 10. Aufl. Springer, Berlin Heidelberg New York Tokyo
Schmidt D, Malin JP (Hrsg) (1986) Erkrankungen der Hirnnerven. Thieme, Stuttgart New York
Schölmerich J, Isselbacher KJ, Braunwald E, Wilson JD, Martin JB, Fauci AS, Kasper DL (Hrsg) (1997) Harrisons Kompendium Innere Medizin, 13. Aufl. Blackwell, Berlin Wien
Stöhr M, Brandt T, Einhäupl KM (Hrsg) (1990) Neurologische Syndrome in der Intensivmedizin. W. Kohlhammer, Stuttgart Berlin Köln

XI. Zervikogene Kopfschmerzen

Peter Schnider und *Peter Birner*

1 Einleitung

An den Neurologen wird häufig die Frage eines kausalen Zusammenhanges zwischen bestimmten HWS-Veränderungen und Kopfschmerzsyndromen herangetragen. Anamnestische Angaben über Verspannungen im Hals-/Nackenbereich, okzipitonuchale Schmerzlokalisation, unklare klinische Befunde mit Druckschmerzhaftigkeit im Bereich der Subokzipitalpunkte und radiologisch nachgewiesene degenerative Veränderungen der Halswirbelsäule führen häufig zu Fehldiagnosen eines zervikogen bedingten Kopfschmerzsyndroms. Erschwert kann die Situation auch durch das gleichzeitige Auftreten mehrerer Kopfschmerzformen sein. Eine besondere Problematik stellt die Abgrenzung gegenüber dem Spannungskopfschmerz dar, bei dem vielfach zumindest vertebrogene Mitfaktoren diskutiert werden (Wöber-Bingöl et al. 1992).

Die Angaben über die Häufigkeit zervikogener Kopfschmerzen schwanken zwischen 0,4% und 41,7% in diversen Kopfschmerzpopulationen (Pfaffenrath und Kaube 1990, Nilsson 1995, Pearce 1995, Bono et al. 1998, Leone et al. 1998). Unterschiede in den Diagnosekriterien und in der Altersverteilung dürften vorwiegend für die unterschiedlichen Angaben verantwortlich sein. Auch der radiologische Nachweis degenerativer Veränderungen der HWS wird häufig als Kopfschmerzursache fehlinterpretiert.

2 Klinisches Bild und diagnostische Kriterien

Die Diagnose des zervikogenen Kopfschmerzes erfordert die Erfüllung spezieller Kriterien. In den letzten Jahren wurden wiederholt drei unterschiedliche Diagnosekriterien angewendet, um Patienten mit zervikogenen Kopfschmerzen zu klassifizieren (Sjaastad et al. 1998, IHS 1998, Leone et al. 1998). Tabelle 1 stellt die einzelnen Diagnosekriterien in den Hauptpunkten gegenüber. Für den

Tabelle 1. Gegenüberstellung der drei Diagnosekriterien bei zervikogenen Kopfschmerzen

	IHS-Kriterien 1988	Kriterien nach Sjaastad 1998	IASP 1994
Lokalisation	Nacken/Okzipital-region, ausstrahlend in Stirn, Orbita, Schläfe oder Ohren	Einseitige Kopfschmerzen ohne Seitenwechsel im Nacken beginnend; nicht radikulärer Nackenschmerz, Schulter-, Armschmerzen möglich	Hemikranie ohne Seitenwechsel Beginnend nuchal/okzipital, evtl. ausstrahlend in Stirn oder Schläfe
Auslösung	Besondere HWS-Bewegungen oder bestimmte Positionen	Halsbewegungen oder ungünstige Kopfposition und/oder Druck auf obere Zervikal-Okzipitalregion	mechanische Auslösung von Attacken
Nacken- *) Beweglichkeit	eingeschränkt (passiv)	eingeschränkt	–
Muskulatur *)	Veränderung von Struktur und Tonus (Dehnung, Kontraktion), erhöhte Druckempfindlichkeit	–	–
HWS- **) Röntgen	Dysfunktion f. Flexion und Extension, Fehlhaltung, eindeutige Veränderung außer Osteochondrose/Spondylose	–	–
Nervenblockade	–	bestätigt Diagnose	diagnostischer Test
Schmerzdauer	–	anfänglich episodisch, später kontinuierlich	anfänglich episodisch, später kontinuierlich, Remissionen
Wirkung von Medikamenten	evtl. erhöhte Blutsenkung	Indomethacin, Sumatriptan und Ergotamin etc., wirkungslos	–
Begleitsymptome		evtl. Übelkeit, Photo- und Phonophobie, Schwankschwindel, Sehstörungen, Schluckbeschwerden, ipsilaterales Ödem, meist periokulär	–

*) zumindest eine Bedingung; **) zumindest eine Bedingung

klinischen Alltag sind folgende Punkte zu berücksichtigen: (a) Die Schmerzen sind vorwiegend okzipitonuchal lokalisiert und können in verschiedene Bereiche des Kopfes, in das Gesicht, Schulter und Arm ausstrahlen oder projiziert werden. (b) Besondere HWS-Bewegungen, ungünstige Kopfpositionen und okzipitonuchaler Druck können Kopfschmerzattacken auslösen. (c) Einschränkung der Kopf- und Nackenbeweglichkeit. Weiters wird meist ein unilateraler Kopfschmerz gefordert (Sjaastad et al. 1998, Leone et al. 1998), obwohl eine Ausstrahlung über die Mittellinie und auch eine „beiderseitige Unilateralität" möglich sind (Sjaastad et al. 1998).

3 Pathophysiologie

Zervikogene Kopfschmerzen können bei jeder Art von Dehnung im Bereich tiefer muskuloskeletaler Strukturen im Bereich der Halswirbelsäule aktiviert werden (Gawel und Rothbart 1992, Pöllmann et al. 1996). Schmerzreize von Hinterkopf und Nacken gelangen über die Wurzeln C2–C5 in das Rückenmark, wo sie im Tractus dorsolateralis und der Substantia gelatinosa bis zu drei Segmente auf- oder absteigen. Nach Eintritt in das Hinterhorn kommt es zu einem Vermischen mit Fasern des Tractus spinalis nervi trigemini (Gawel und Rothbart 1992, Pöllmann et al. 1996, Bansevicius und Sjaastad 1996). Diese Verbindung der oberen Zervikalwurzeln mit dem Nucleus spinalis nervi trigemini („zervikotrigeminale Schaltstelle") wird als neuroanatomisches Substrat für die Projektion von Schmerzen von zervikal nach frontal betrachtet (Pöllmann et al. 1996, Bansevicius und Sjaastad 1996, Göbel 1996). Auch der Nachweis aktiver Triggerpunkte wurde als Hinweis für einen muskuloskeletalen Entstehungsmechanismus zervikogener Kopfschmerzen interpretiert (Bansevicius und Sjaastad 1996). Druck auf bestimmte Muskelareale in der Nackenregion führt nicht nur zu einem lokalen Druckschmerz, sondern auch zu ausstrahlenden Schmerzen in die Versorgungsgebiete zervikaler Wurzeln oder des N. trigeminus. Weiters können zervikogene Kopfschmerzen als Folge einer Fehlfunktion der HWS interpretiert werden, die sekundär degenerative Veränderungen nach sich ziehen können (Tilscher und Kotscher 1975).

4 Durchuntersuchung und Differenzialdiagnose
(Tabelle 2)

Wenn die anamnestischen Angaben zervikogene Kofschmerzen vermuten lassen, müssen vorerst symptomatische Formen ausgeschlossen werden. Im Rahmen der klinischen Untersuchung werden Kopfhaltung, aktive und passive Beweglichkeit und Druckschmerzhaftigkeit über der paravertebralen Muskulatur überprüft. Bei klinischem Verdacht müssen intraspinale Raumforderungen und Bandscheibenvorfälle mit CT oder MRT ausgeschlossen werden. Im

Tabelle 2. Symptomatische zervikogene Kopfschmerzen

Knochen
  rheumatoide Arthritis
  Spondylitis
  Wirbeltumoren
  Bandscheibenvorfälle
  Fehlbildungen (z. B. Klippel-Feil-Syndrom, Blockwirbel)
  traumatisch bedingte Veränderungen (z. B.: Peitschenschlagtrauma)

Muskulatur
  Polymyalgia rheumatica
  zervikale Dystonien
  lokale Prozesse

Rückenmark, hintere Schädelgrube
  intraspinale, intrakranielle Tumoren
  Arnold-Chiari-Syndrom
  vaskuläre Malformationen

Nativröntgen der HWS nachgewiesene degenerative Veränderungen im Sinne einer Osteochondrose, Spondylose und Spondylarthrose korrelieren nicht mit den bestehenden Schmerzen und können nicht als Ursache für zervikogene Kopfschmerzen angesehen werden (Wöber-Bingöl et al. 1992, Pöllmann et al. 1996, Göbel 1996). Entscheidend sind vielmehr funktionelle Folgen, die klinisch und radiologisch erfasst werden können (Gerstenbrand und Berger 1986, IHS 1998). Die Differenzialdiagnose zu anderen idiopathischen Kopfschmerzsyndromen umfasst hauptsächlich andere unilaterale Kopfschmerzformen, wobei meist die eingeschränkte Kopfbeweglichkeit und die Auslösung durch bestimmte Kopfhaltungen und -bewegungen fehlen. In unklaren Fällen können diagnostische Nervenblockaden weiterhelfen, die bei zervikogenen Kopfschmerzen eine völlige spontane oder nach Wiederholungen protrahierte Remission bewirken können (Göbel 1996, Sjaastad et al. 1997). Allerdings findet sich teilweise auch ein gutes Ansprechen bei anderen Kopfschmerzformen (Gawel et al. 1992, Leone et al. 1998), sodass ein Ansprechen auf eine Nervenblockade letztlich unspezifisch ist (Leone et al. 1998).

5 Therapiemöglichkeiten

Ziele in der Behandlung zervikogener Kopfschmerzen sind Schmerzreduktion und bessere Kopfbeweglichkeit. Eine relevante, in plazebokontrollierten Studien untersuchte medikamentöse Therapie gibt es bislang nicht (Pöllmann et al. 1996). Grundsätzlich können medikamentöse, operative, physikalische und physiotherapeutische Therapieansätze unterschieden werden (Tabelle 3).

Tabelle 3. Therapieschema bei zervikogenen Kopfschmerzen

Niedergelassener Arzt	Begleitende Maßnahmen
1. einfache Analgetika (NSAID) und/oder	1. physikalische Maßnahmen
2. Muskelrelaxantien und/oder	
3. Antidepressiva	und/oder
	2. Physiotherapie
Kopfschmerzambulanz	
1. Infiltrationen, Nervenblockaden	und/oder
2. eventuell experimentelle Ansätze (z. B. Botulinumtoxin)	
3. Ultima Ratio: Operation	3. TENS/Akupunktur

5.1 Medikamentös

In den meisten Fällen werden immer wieder nichtsteroidale Antirheumatika empfohlen (Gerstenbrand und Berger 1986, Pearce 1995, Göbel 1996, Sjaastad et al. 1997, Pöllmann et al. 1997), obwohl der therapeutische Effekt als mäßig und temporär angegeben wird (Pöllmann et al. 1996, Sjaastad et al. 1997). Weiters wurden Muskelrelaxantien (Gerstenbrand und Berger 1986) und in schwereren Fällen sogar niedrigpotente Opioidanalgetika (Göbel 1996) empfohlen. Zur Prophylaxe wird auch der Einsatz trizyklischer Antidepressiva vorgeschlagen (Göbel 1996). Sinnvoll ist auch die Kombination medikamentöser mit physiotherapeutischen Maßnahmen (Sjaastad et al. 1997).

Nerven- oder Wurzelblockaden mit Lokalanästhetika (z. B. Bupivacain 0,5%) zeigen meist eine kurze Wirkdauer über einige Stunden und haben vor allem diagnostischen Wert (Pöllmann et al. 1996, Sjaastad et al. 1997). In einigen Fällen konnten allerdings durch wiederholte Nervenblockaden auch längere schmerzfreie Intervalle erzielt werden (Pearce 1995, Pfaffenrath et al. 1997, Vincent 1998). Einen möglichen, aber derzeit noch experimentellen Therapieansatz stellt die lokale Injektion von Botulinumtoxin Typ A in die verspannten Hals- und Nackenmuskeln dar (Hobson und Gladish 1997).

5.2 Physikalische Maßnahmen

Es existieren keine kontrollierten Studien, die die Wirksamkeit physikalischer Therapie bei zervikogenem Kopfschmerz aufzeigen (Pöllmann et al. 1997). In der täglichen Praxis zeigt sich jedoch, dass die meisten Patienten physikalische Maßnahmen wie Massage (Goats 1994) und Wärmepackungen (Bellometti und Galzigna 1998) und die damit verbundene Muskelauflockerung als zumindest kurzfristig schmerzlindernd erleben. Transkutane elektrische Nervenstimulation (TENS) soll positive Effekte auf die zervikogenen Schmerzen haben (Farina et al. 1986). Auch Physiotherapie kann zu einer Verbesserung der Kopfbeweglichkeit führen (Sjaastad et al. 1997).

5.3 Neuroorthopädische Verfahren

Unter dem Blickwinkel der neuroorthopädischen Betrachtungsweise wird als Ursache des Zervikalsyndroms eine Funktionsstörung im Bereich des Achsenskelettes insbesondere zwischen den Kopfgelenken und dem zervikothorakalen Übergangsbereich angenommen. Dabei wird eine spezielle Funktionsdiagnostik am Achsenorgan durchgeführt (Ante-, Retro-, Lateroflexion und Rotationsmöglichkeit, wobei diese für jeden Wirbelgelenksabschnitt einzeln durchgeführt wird bzw. Prüfung der segmentalen Bewegungsabläufe in allen Ebenen) (Lewit 1973, Tilscher und Kotscher 1975, Tilscher et al. 1981).

Dabei können vom Geübten segmentale Blockierungen der Kopf- bzw. HWS-Gelenke aber auch eine Hypermobilität der einzelnen Gelenke bzw. des gesamten Wirbelsäulenabschnittes erfasst werden. Nach neuroorthopädischer Ansicht sind diese beiden Arten der Funktionsstörung die Basis der daraus resultierenden Fehlhaltungen, Myogelosen und Schmerzen.

Die entsprechende manuelle Behandlungstechnik (Chirotherapie) ist in erster Linie für die aktuelle Lösung einer Blockierung unter Beachtung der Kontraindikationen anwendbar (eventuell in Kombination mit neuraltherapeutischen Infiltrationen). Die weitere Therapie liegt aber je nach der in der Ausgangslage gestörten HWS-Funktion im Rahmen eines Wirbelsäulenrehabilitationsprogrammes, wobei z. B. die Vermeidung von Haltungsanomalien und Fehlbelastungen trainiert wird und allgemeines (isometrisches) Muskeltraining, insbesondere für die Gruppe der Hypermobilen angepasst wird.

Obwohl über Erfolge von Manualtherapie bei Patienten mit „spondylogenem Kopfschmerz" berichtet wurde (Bitterli et al. 1977), wurde in einer doppelblinden Studie kein Effekt der Manualtherapie bei chronischem Nackenschmerz nach einer Behandlung beobachtet (Sloop et al. 1982). Der Wert solcher Studien wird dadurch gemindert, dass die IHS-Kriterien nur zum Teil angewendet wurden (Pöllmann et al. 1997).

5.4 Operative Verfahren

Eine Vielzahl operativer Verfahren wurde bei zervikogenen Kopfschmerzen versucht (Sjaastadt et al. 1997, Bovim et al. 1992, Hunter und Mayfield 1949, Pikus und Phillips 1995). Allerdings ist nicht sicher klar, welche anatomische Struktur das eigentliche Ziel einer chirurgischen Intervention sein sollte (Leone et al. 1998).

Berichtet wurde über die Neurolyse des N. occipitalis major (Bovim et al. 1992), in früheren Jahren wurde der Nerv extrahiert oder durchtrennt (Sjaastadt et al. 1997). Auch eine Resektion der 2 und 3. Zervikalwurzel wurde durchgeführt (Hunter und Mayfield 1949), ebenso eine Dekompression von C2 (Pikus und Phillips 1995). Operative Verfahren können derzeit generell nicht empfohlen werden, da bislang keine verwertbare Studie an einer großen, homogenen Patientengruppe durchgeführt wurde (Pöllmann et al. 1997).

Ein mögliches Vorgehen in der Behandlung des zervikogenen Kopfschmerzes skizziert Tabelle 3. Entsprechende medikamentöse Therapien sollten immer von physikalischen bzw. physiotherapeutischen Maßnahmen begleitet werden.

Literatur

Bansevicius D, Sjaastad O (1996) Cervicogenic headache: the influence of mental load on pain level and EMG of shoulder-neck and facial muscles. Headache 36: 372–378

Bellometti S, Galzigna L (1998) Serum levels of a prostaglandin and a leukotriene after thermal mud pack therapy. J Invest Med 46: 140–146

Bitterli J, Graf R, Robert F, Adler R, Mumenthaler M (1977) Zur Objektivierung der manualtherapeutischen Beeinflussbarkeit des spondylogenen Kopfschmerzes. Nervenarzt 48: 259–262

Bono G, Antonaci F, Ghirmai S, Sandrini G, Nappi G (1998) The clinical profile of cervicogenic headache as it emerges from a study based on the early diagnostic criteria (Sjaastad et al. 1990). Functional Neurology 13: 75–77

Bovim G, Fredriksen TA, Stolt-Nilsen A, Sjaastad O (1992) Neurolysis of the greater occipital nerve in cervicogenic headache. Headache 32: 175–179

Farina S, Granella F, Malferrari G, Manzoni GC (1986) Headache and cervical spine disorders: classification and treatment with transcutaneous electrical nerve stimulation. Headache 26: 431–433

Gawel MJ, Rothbart PJ (1992) Occipital nerve block in the management of headache and cervical pain. Cephalalgia 12: 9–13

Gerstenbrand M, Berger F (1986) Cervicogenic headache. In: Clifford Rose F (ed) Handbook of clinical neurology, vol 4. Headache, Elsevier, Amsterdam, pp 405–412

Goats GC (1994) Massage – the scientific basis of an ancient art: part 2. Physiological and therapeutic effects. Br J Sports Med 28: 153–156

Göbel H (1996) Die Kopfschmerzen. Springer, Berlin Heidelberg New York Tokyo

Hobson DE, Gladish DF (1997) Botulinum toxin injections for cervicogenic headache. Headache 37: 253–255

Hunter CR, Mayfield FH (1949) Role of the upper cervical roots in the production of pain in the head. Am J Surg 78: 743–751

Hurwitz EL, Aker PD, Adams AH, Meeker WC, Shekelle PG (1996) Manipulation and mobilization of the cervical spine. A systematic review of the literature. Spine 21: 1746–1760

Jensen OK, Nielsen FF, Vosmar L (1990) An open study comparing manual therapy with the use of of cold packs in the treatment of posttraumatic headache. Cephalalgia 10: 241–250

Leone M, D'Amico D, Grazzi L, Attanasio A, Bussone G (1998) Cervicogenic headache: a critical review of the current diagnostic criteria. Pain 78: 1–5

Lewit K (1973) Manuelle Therapie. Barth, Leipzig

Nilsson N (1995) The prevalence of cervicogenic headache in a random population of 20–59 year olds. Spine 20: 1884–1888

Pearce JM (1995) Cervicogenic headache: a personal view. Cephalalgia 15: 463–469

Pfaffenrath V, Kaube H (1990) Diagnostics of cervicogenic headache. Funct Neurol 5: 159–164

Pikus HJ, Phillips JM (1995) Characteristics of patients successfully treated for cervicogenic headache by surgical decompression of the second cervical root. Headache 35: 621–629

Pöllmann W, Keidel M, Pfaffenrath V (1996) Kopfschmerzen und die Halswirbelsäule. Nervenarzt 67: 821–836

Sjaastad O, Fredriksen TA, Stolt-Nielsen A (1986) Cervicogenic headache, C2 rhizopathy, and occipital neuralgia: a connection? Cephalalgia. 6: 189–195

Sjaastad O, Fredriksen TA, Stolt-Nielsen A, Salvesen R, Jansen J, Pareja JA, Poughias L, Kruszewski P, Inan L (1997) Cervicogenic headache: a clinical review with special emphasis on therapy. Functional Neurology 12: 305–317

Sjaastad O, Fredriksen TA, Paffenrath V (1998) Cervicogenic headache: diagnostic criteria. Headache 38: 442–445

Sloop PR, Smith DS, Goldenberg E, Dore C (1982) Manipulation for chronic neck pain. A double-blind controlled study. Spine 7: 532–535

Tilscher H, Eder M (1993) Wirbelsäulenerkrankungen. Wirbelsäulenbedingte Beschwerden in Abhängigkeit von ihrer Lokalisation und dem Lebensabschnitt. Wien Med Wochenschr 10: 269–273

Tilscher H, Kotscher E (1975) Die Halswirbelsäule als Ursache für Kopfschmerzen. Münch Med Wochenschr 117: 1947–1948

Tilscher H, Wessely P, Gerstenbrand F (1981) Erfahrungsbericht über 10 Jahre Neuroorthopädische Ambulanz. Wien Klin Wochenschr 93: 376–380

Wöber-Bingöl C, Wöber C, Zeiler K, Heimberger K, Baumgartner C, Samec P, Wessely P (1992) Tension headache and the cervical spine-plain X-ray findings. Cephalalgia 12: 152–154

XII. Psychologische Diagnostik und psychologische Behandlungsmethoden bei Patienten mit chronischen Spannungskopfschmerzen und Migräne

Joachim Maly

1 Einleitung

Patienten mit Spannungskopfschmerzen und Migräne sollten im Rahmen einer spezifischen Facheinrichtung (Schmerzambulanz, Schmerzklinik) prinzipiell neben der medizinischen Diagnostik und Behandlung auch einer klinisch-neuropsychologischen und verhaltenspsychologischen Abklärung zugeführt werden, da beide Kopfschmerzformen in vielen Fällen ein besonderes verhaltenspsychologisches Problem darstellen.

Spannungskopfschmerzen (aber auch Migräne) entstehen bei einem Teil der Patienten durch eine abnorme Dauerkontraktion der Schulter-Nacken-Muskulatur, insbesondere des M. trapezius sowie einer Irritation der Okzipitalnerven. Die vermehrte Muskelspannung tritt anfänglich unbemerkt auf und macht sich erst in späterer Folge als Schmerz bemerkbar. Zu diesem Zeitpunkt ist es meist schon zu einer Chronifizierung der muskulären oder auch vaskulären Fehlsteuerung gekommen.

Berufstätigkeiten mit unphysiologischen Belastungen, Anspannung und psychische Fehlhaltungen fördern die Entstehung und Aufrechterhaltung des Spannungskopfschmerzes und der Migräne. Häufig findet sich bei diesen Patienten eine verminderte Wahrnehmungsfähigkeit eigener Empfindungen und Gefühle.

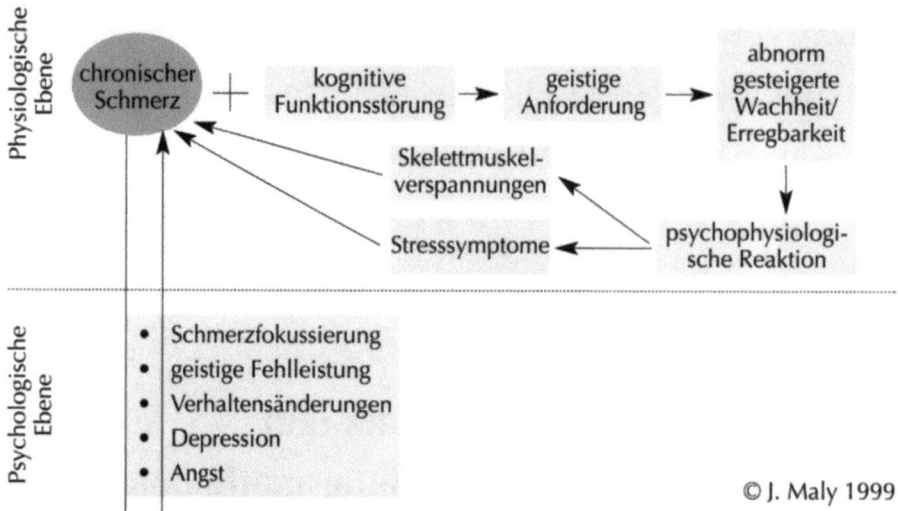

Abb. 1. Neuropsychologisches Schmerzmodell. Kognitive Störungen bei Lösung komplexer Aufgaben rufen physiologische Reaktionen hervor, die das Schmerzerleben verstärken. Psychologische Reaktionen sind die Folge. Schmerzbehandlung muss daher immer die kognitiven Störungen berücksichtigen, um die Schmerzspirale zu durchbrechen

2 Psychologische Schmerzdiagnostik

Die neuropsychologische Diagnostik erfasst den aktuellen Beeinträchtigungszustand von Funktionsbereichen des Denkens, Handelns und Erlebens (Göbel 1997) mit standardisierten psychometrischen Verfahren (Goldenberg 1998). Neben den neuropsychologischen Störungen im engeren Sinne, den Aphasien, Agnosien und Apraxien, die in diesem Zusammenhang sehr selten und überwiegend nur im Zusammenhang mit posttraumatischen Kopfschmerzen zu beobachten sind, gehören hierher vor allem die Untersuchung der Intelligenz-, Gedächtnis- und Konzentrationsleistungen, welche von den Patienten sehr oft als beeinträchtigt angegeben werden (Maly et al. 1988).

Störungen dieser kognitiven Prozesse können primär als Ausdruck einer diffusen Hirnfunktionsstörung, die durch einen Medikamentenmissbrauch entstanden sein kann (Schnider et al. 1995a, 1995b), oder sekundär als Begleitsymptome der chronischen Kopfschmerzkrankheit diagnostiziert werden. In beiden Fällen können durch eine normierte neuropsychologische Verlaufsuntersuchung intraindividuelle Veränderungen z. B. im Rahmen einer Entzugsbehandlung oder einer konsequenten Therapie festgehalten werden.

Die psychologische Exploration und die psychosoziale Diagnostik (Kröner-Herwig 1996) eines Kopfschmerzpatienten bezieht die systematische Verhaltensanalyse, orientiert am **S**(timulus)-**O**(rganismus)-**R**(eaktion)-**C**(onsequenz)-**K**(ontingenz)-Modell mit ein (Pfaffenrath und Gerber 1992). Dieses Modell einer Erkrankung verkettet systematisch verschiedene Reiz- und Reaktionsbedingungen und führt die Symptomatik auf Erlebens- und Verhaltensprobleme zurück. In der praktischen Durchführung der Analyse wird neben der freien Explorationstechnik zusätzlich ein Kopfschmerzfragebogen (Gerber 1986, Göbel 1997, Hasenbring 1992) ausgefüllt.

Folgende Themenkomplexe sollen in dieser Analyse geklärt werden:
Faktoren, die die momentane Kopfschmerzproblematik bedingen und aufrecht erhalten.
Verhaltensmuster eines Patienten, die die derzeitige Symptomatik fördern.
Mechanismen, die die Kopfschmerzsymptomatik auslösen.
Änderung von Faktoren, die den Kopfschmerz aufrecht erhalten.
Maßnahmen, die die angestrebte Veränderung am besten bewirken.

Die Reizbedingungen (S) sollen in der Verhaltensanalyse mit gezielten Fragen nach spezifischen Situationen, in denen gehäuft Kopfschmerzen oder Anfälle auftreten, exploriert werden. Neben den bekannten situativ-psychologischen Auslösern finden sich dabei auch häufig Faktoren, die individuell für einen Patienten relevant sind.

Das symptomatische Verhalten (R) soll unter den differenzialdiagnostischen Gesichtspunkten wie Lokalisation, Frequenz, Intensität, Dauer, subjektive Schmerzempfindung, Begleitsymptome, subjektiver Grad der Beeinträchtigung und andere Krankheitssymptome beschrieben werden.

Vor Beginn einer psychologischen oder verhaltensorientierten Behandlung ist die Kenntnis medizinisch-organischer Befunde (O) unabdingbar, da sichergestellt sein muss, dass körperliche Ursachen der Kopfschmerzen ausgeschlossen sind.

Zur Erhebung der Konsequenzen (C) und Kontingenzen (K), die die Kopfschmerzen für den Patienten und seine soziale Umgebung haben, gehören die Fragen nach den Reaktionen unmittelbarer Angehöriger oder beruflicher Kollegen, nach konkreten Verhaltensweisen sowie nach Kenntnissen über (Kausalattribution) und Einstellungen zur (Kontrollattribution) Kopfschmerzsymptomatik.

Eine psychophysiologische Diagnostik (Gerber 1980) ist bei manchen Patienten mit chronischen Spannungskopfschmerzen und seltener auch bei Migränepatienten angezeigt.

Soll bei einem Patienten mit Spannungskopfschmerzen eine EMG-Biofeedbacktherapie (EBF) (Kröner-Herwig et al.1988, Maly 1988, Zeier 1990, Maly et al. 2000) durchgeführt werden, ist eine psychophysiologisch orientierte EMG-Untersuchung erforderlich. Dabei soll – idealerweise synchron – die Aktivität des (der) M. frontalis, M. temporalis beidseits, M. masseter (beidseits) und M. trapezius (beidseits) überprüft werden. Die Ableitung erfolgt über Oberflächenelektroden und geschieht unter Ruhe und Anspannungsbedingungen (Maly 1988, Pfaffenrath und Gerber 1992, Zeier 1990).

Ebenso setzt die geplante Durchführung eines Vasokonstriktionstrainings (VKT) bei einem Patienten mit Migräne eine psychophysiologische Untersuchung der A. temporalis (superficialis) mit der Infrarotplethysmographie (Gerber 1986, Maly et al. 2000) voraus.

Die eigentliche testpsychologisch-psychodiagnostische Untersuchung von

Patienten mit Kopfschmerzen sollte sich auf die Vorgabe einiger weniger Persönlichkeitsfragebogen beschränken.

Mit diesen sollen vor allem affektive Störungen wie Depressivität, Angst, emotionale Labilität und Aggressivität sowie dissoziative und somatoforme Störungen wie Hysterie, Hypochondrie und Konversionszeichen erfasst werden.

Häufig werden dazu der Minnesota Multiphasic Personality Inventory (MMPI), das Freiburger Persönlichkeitsinventar (FPI), der Stressverarbeitungsfragebogen (SVF), Depressionsskalen (BDI), Befindlichkeitsskalen, Angstfragebögen (STAI) sowie eine Checkliste psychosomatischer Symptome verwendet (Blanchard und Andrasik 1991).

Psychologische Tests erfüllen dabei vor allem zwei wichtige klinische Funktionen:

Erstens sind sie Screeningverfahren, die in der Lage sind, Problemgebiete zu identifizieren, die möglicherweise vordringlicher einer Behandlung bedürfen als die eigentliche Kopfschmerzproblematik (z. B. schwere Depressionen und Suizidalität).

Zweitens können psychologische Testergebnisse sehr brauchbare Prädiktoren eines Therapieerfolges sein und im Idealfall zwischen einem erfolgreichen und nichterfolgreichen Therapieausgang diskriminieren.

Neben diesen Hauptanliegen einer testpsychologisch-psychodiagnostischen Untersuchung verfolgten viele Studien ab Mitte der 40er-Jahre das Ziel, eine spezifische Schmerzpersönlichkeit (Kröner-Herwig 1996) zu finden und auf diesem Wege zu einer Differenzierung zwischen körperlich und seelisch bedingten Schmerzzuständen zu gelangen. Als psychometrisches Instrument wurde überwiegend der MMPI verwendet. Die dabei gefundene neurotische Trias, entstehend durch die vermehrte Bejahung somatischer Items auf der Hypochondrie- und der Hysterieskala bei gleichzeitig nur mäßig erhöhten Werten auf der Depressionsskala, wurde als pathognomonisch für ein psychogenes Schmerzsyndrom angesehen.

Spätere Studien konnten die Differenzierungsfähigkeit des MMPI zwischen psychogenen und organischen Schmerzpatienten einerseits sowie zwischen verschiedenen Gruppen von Schmerzpatienten andererseits nicht hinlänglich bestätigen.

Es wird dies auf die Unterschiede in der Patientenselektion und die Definition der jeweiligen Vergleichsgruppen zurückgeführt (Egle et al. 1993).

Als Alternative zum Spezifitätskonzept wurden in der psychosomatischen Forschung deshalb drei taxonomische Subgruppen von Schmerzpatienten herausgearbeitet, die sich durch unterschiedlich hohe Angstwerte, ein abnormes Krankheitserleben, ein depressives Selbstbild, sozialen Rückzug, ausgeprägten Medikamentenabusus sowie zahlreiche Arztbesuche bei häufigem Arztwechsel (doctor shopping) von einander unterscheiden.

Eine „spezifische Schmerzpersönlichkeit" scheint bei differenzierter Betrachtung des Problems als Basis für spezifische Schmerztypen oder generell psychogene Schmerzen somit nicht zu existieren (Egle et al. 1993).

Es lassen sich jedoch bei Anwendung adäquater Messinstrumente Persönlichkeitsmerkmale definieren, die bei Schmerzkranken gehäuft auftreten, die nicht zuletzt für eine differenzielle Indikationsstellung zu den verschiedenen Therapieverfahren bedeutsam sein können.

3 Psychologische Schmerzbehandlung

Zu den etablierten psychologischen Behandlungsmethoden zählen (Gendola et al. 1999):

- Muskuläre Entspannung und Relaxation (Bernstein et al. 1992, Jessup et al. 1994)
- Verhaltenstherapie (Keefe et al. 1994)
- Stressbewältigungstechniken (Pfaffenrath et al. 1992, Göbel 1997)
- Kognitive Therapie (Turk et al. 1994, Flor et al. 1996)
- EMG-Biofeedbacktraining (Kröner-Herwig et al. 1988; Maly 1988, 1996, 1998; Zeier 1990)
- Vasokonstriktionstraining (Gerber 1986, Pfaffenrath et al. 1992, Maly 1998, Maly et al. 2000)
- Autogenes Training (Hoffmann 1997)

3.1 Muskuläre Entspannung und Relaxation

Bei der progressiven Muskelrelaxation geschieht die Entspannungsinduktion überwiegend autosuggestiv und aktiv-übend. Die Entspannungsreaktion zeigt sich vorwiegend im muskulären Bereich, besonders in der quergestreiften Willkürmuskulatur in Gesicht, Kopfhaut, Nacken, Rücken, Bauch, Gesäß und Extremitäten. Die Patienten spannen sukzessive die genannten Muskelpartien an und entspannen diese wieder nach einigen Sekunden. Sie werden instruiert, auf die unterschiedlichen Gefühle bei Anspannung und Entspannung sowie auf den Übergang zwischen diesen beiden Zuständen zu achten und einen „Muskelsinn", ein Gefühl auch für minimale muskuläre Verkrampfungen zu entwickeln. Daraus entwickeln sich Gegensteuerung und selbstinduzierte muskuläre Entspannungsreaktion. Sobald dieser Muskelsinn entwickelt ist, übt der Patient die simultane Anspannung und Entspannung der gesamten quergestreiften Körpermuskulatur. Das Endziel der Therapie ist erreicht, wenn der Patient die Fähigkeit besitzt, generalisierte verkrampfungs-antagonistische Entspannungsreaktionen auszulösen, wann immer Muskelverspannungen auftreten.

- Die einzelnen Übungen unterteilen sich in die Entspannung:
- beider Arme, beginnend mit dem dominanten (meist rechten) Arm,
- der Stirn-, Nasen-, Kiefer- und Halsmuskulatur,
- der Nacken- und Schultermuskulatur,
- der Rückenmuskulatur,
- der Bauchmuskulatur,
- beider Füße.

Die Patienten üben dieses Verfahren zweimal täglich in der Dauer von circa 20 Minuten. Im Regelfall können sich die Patienten nach etwa sechs bis sieben Wochen schnell und tief entspannen. Besonders hilfreich erweisen sich dabei Tonbandkassetten, auf denen das gesamte Training aufgenommen ist, sodass jeder

Patient neben einer wöchentlichen Gruppensitzung die Entspannungstechnik individuell auch zu Hause üben kann.

Die gesamte Therapie durchläuft die Schritte: Information, Analyse des individuellen Schmerzverhaltens, funktionelle Bedeutung der Symptomatik, Training der Behandlungselemente, Optimierung durch Kombination von bisherigen mit neu erworbenen Bewältigungsmöglichkeiten.

3.2 Systematische Desensibilisierung

In der psychologischen Diagnostik und Verhaltensanalyse (s. o.) wurden verschiedene angst- und spannungsbesetzte Situationen definiert und ihr Zusammenhang mit der Auslösung und Aufrechterhaltung von Schmerzen festgestellt. Jeder dieser Situationen wird von den Patienten ein subjektiver Angstwert von 0 (nicht angstbesetzt) bis 100 (maximal angstbesetzt) zugeordnet. In der Regel werden zehn Situationen, die sich besonders gut visualisieren lassen (Imagination), in eine Rangreihe gebracht (Schmerzhierarchie).

Die Patienten erlernen ein muskuläres Entspannungsverfahren.

Nach dem Gesetz der reziproken Hemmung, welches besagt, dass Entspannung und Schmerz einander ausschließen, versuchen die Patienten, im mental und muskulär entspannten Zustand, sich mit den schmerz- und angstbesetzten Situationen gedanklich auseinanderzusetzen und eine Bewältigung herbeizuführen. Zwischen die einzelnen Übungsabschnitte werden positive Imaginationen (Naturbilder, Urlaubsbilder) in die Entspannung einbezogen.

Bei einem solchen kombinierten Training von Entspannung und Imagination wird die Entspannung vertieft und mit positiven Emotionen bereichert. Die imaginativen Bilder verstärken die Schmerzablenkung in der Entspannung und stärken die Motivation zur Krankheits- und Schmerzbewältigung.

3.3 Stressbewältigungstraining

Dieses Training soll den Patienten in die Lage versetzen, interne und externe stressauslösende Bedingungen wahrzunehmen und auf diese mit angepassten Verhaltensweisen zu reagieren.

Die Therapieschritte sind deshalb:

> Eine Stressanalyse zur systematischen Erkennung jener Faktoren, die die Kopfschmerzen auslösen.
> Das Erlernen einer muskulären Entspannungstechnik.
> Die Gegenkonditionierung durch systematische Stressinduktion. In dieser Therapiephase versucht der Patient, ähnlich wie in der systematischen Desensibilisierung, bewusst vorgestellte Stressoren durch Entspannung zu bewältigen.

Entscheidend ist der Transfer der Übungen in den Alltag. Die Patienten sollen alle durchgeführten Übungen auch im Alltag, z. B. während der Bürotätigkeit oder vor wichtigen und kritischen Ereignissen anwenden.

3.4 Kognitive Therapie

Die Grundannahme des kognitiven Therapieansatzes ist die Beobachtung, dass alle Schmerzen einer kognitiven Bewertung unterzogen werden. Patienten erleben sich hilflos ihren Schmerzen gegenüber und glauben, keine Kontrolle über diese zu haben.

Primäres Behandlungsziel in der kognitiven Therapie ist deshalb die Förderung der Selbstkontrolle sowie der Aufbau von Kompetenzverhalten und die Förderung der Eigenverantwortung. In den Vordergrund wird die gleichrangige Bedeutung sensorischer, affektiver und kognitiver Schmerzkomponenten gerückt, die es durch den Patienten zu bewältigen gilt.

Die kognitive Therapie lässt sich in fünf Phasen einteilen:

- Umfassende multiaxiale Diagnostik und Information des Patienten
- Vermittlung einer neuen Sichtweise der Schmerzen
- Schmerzbewältigungstraining, bestehend aus Entspannungsübungen, Aktivitätssteigerung und Einübung geänderten Verhaltens
- Transfer in den Alltag und Generalisierung
- Aufrechterhaltung im Alltag und Rückfallsprophylaxe

Die kognitive Therapie soll eine Veränderung des individuellen Schmerzmodells des Patienten von der Unkontrollierbarkeit und rein somatischen Bestimmung zu einer Kontrollierbarkeit und mehrdimensionalen Sichtweise bewirken. Die Therapie soll das Funktionsniveau des Patienten verbessern, ihm spezifische Bewältigungsstrategien vermitteln und seine Selbsteffizienz erhöhen.

Aktuelle Untersuchungen zum Coping und Genesungsverlauf (Grebner et al. 1999) sowie zur Anwendung spezieller kognitiver Stile durch Schmerzpatienten (Ruoß 1999) machen jedoch deutlich, dass durch Kognitionsvorgänge Chronifizierungsvorgänge auch verstärkt werden können, was zum Teil auf das wesentlich bessere Gedächtnis für negative emotionale Ereignisse (Schmerz) zurückgeführt werden kann.

In einer Metaanalyse von 25 Studien zur kognitiven Therapie und Verhaltenstherapie an chronischen Schmerzpatienten (Morley et al. 1999) konnte gezeigt werden, dass aktive psychologische Behandlung auf der Basis von Kognitionstherapie, Verhaltenstherapie und Biofeedback signifikante Veränderungen im Schmerzerleben sowie der Stimmungen und Affekte bewirkt und zu einer Zunahme positiver Copingstrategien und sozialer Rollenfunktionen führt.

3.5 Biofeedback

Unter Biofeedback versteht man die apparative Erfassung eines physiologischen Prozesses und dessen kontingente Rückmeldung an einen Patienten. Es handelt sich dabei, wie z. B. bei der muskulären Anspannung, um Vorgänge, die nur unzureichend wahrgenommen werden können und die sich der willkürlichen Kontrolle weitgehend entziehen. Die Biofeedbacktherapie verwendet diese transformierten, nunmehr sichtbaren und hörbaren Funktionen zur Erlernung einer bewussten Kontrolle über diese sonst weitgehend autonom ablaufenden Vorgänge.

Unter Anwendung des operanten Lernparadigmas (Festlegung eines Lernkriteriums, Rückmeldung kriteriumsorientierter Veränderungen als Verstärker) kann Biofeedback zur willentlichen Kontrolle der jeweiligen physiologischen Funktion genutzt werden. Daraus resultieren eine Verbesserung der Wahrnehmung und Diskriminationsfähigkeit physiologischer Veränderungen, der Einsatz geeigneter mentaler Kontrollstrategien sowie die Selbstverstärkung bei Verringerung der Diskrepanz zwischen Entspannungsleistung und Kriterium.

In der Therapiesituation versucht der Patient, in entspannter Position liegend, die wahrgenommenen Signale in die als Therapieziel (Kriterium) definierte Richtung zu modifizieren. Jede Veränderung wird sofort als Amplitudengraphik auf einem Videoschirm und als amplitudenmodulierter Ton über Kopfhörer angezeigt.

Biofeedback und seine Anwendung als psychologische Therapie vor allem bei Spannungskopfschmerzen und Migräne setzt einen ausreichenden Stand der elektronischen Mess- und Regeltechnik sowie die Anwendbarkeit lernpsychologischer Paradigma im humanpsychologischen Bereich voraus.

3.5.1 EMG-Biofeedback bei Spannungskopfschmerzen

Die Behandlung von Patienten mit Spannungskopfschmerzen erfolgt an einem mehrkanaligen Biofeedbacksystem. 4 EMG-Ableitungen erfassen den Spannungszustand der Stirn-, Gesichts- und Schultermuskulatur, wie im Kapitel zur psychophysiologischen Diagnostik dargestellt. Zusätzlich wird die Atmung über eine bewegungssensible Infrarotregistrierung der Atemexkursion und der Atemfrequenz erfasst (respiratorisches Feedback). Liegen Hinweise auf eine vegetative Dysregulation aus der psychophysiologischen Diagnostik vor, so werden zusätzlich von der Haut die Oberflächentemperatur und die elektrische Leitfähigkeit (psychogalvanische Reaktion) abgeleitet.

Generell liegt dem EMG-Biofeedback die gesicherte Beobachtung zugrunde, dass es gegen Spannungszustände wirkt, wie sie im Zusammenhang mit chronifizierten Spannungskopfschmerzen auftreten. Die Möglichkeit zur Entspannung ist eine lebenswichtige Voraussetzung für jede gerichtete Aktivität. Ziel der Biofeedbacktherapie ist es, Entspannung zu erlernen, falls die natürliche Fähigkeit dazu verlernt wurde oder im Zuge besonderer Lebensumstände oder einer Krankheit verloren ging.

In der Regel geschieht das Wiedererlernen im Rahmen einer psychologischen Intervention, die bei vielen Patienten häufig während des stationären Aufenthaltes begonnen und danach ambulant fortgesetzt wird. Ein Behandlungsblock umfaßt 10 Sitzungen in der Dauer von 30 Minuten, wobei in Abhängigkeit vom Ansprechen des Patienten bis zu 3 Behandlungsblöcke mit dazwischen liegenden Pausen in der Dauer von vier bis sechs Wochen durchgeführt werden.

Die Behandlungsergebnisse und der Behandlungsverlauf werden an Hand eines Kopfschmerzkalenders ausführlich dokumentiert. In etwa 70% der Fälle von Patienten mit Spannungskopfschmerzen wird nicht nur eine signifikante

Abnahme der Frequenz und Intensität der Kopfschmerzen, sondern auch ein deutlicher Rückgang der Einnahme von schmerzstillenden und spannungslösenden Medikamenten beobachtet.

Die Übertragung der einzelnen Therapieerfolge in den Alltag beginnt bereits nach der ersten Trainingssitzung. Der Patient wird angewiesen, jeden Tag mindestens eine Entspannungsübung in der Dauer von 10–15 Minuten durchzuführen. Etwa ab der sechsten Übungssitzung beim Therapeuten soll die erlernte Entspannung zur aktiven Stress- und Spannungsbewältigung eingesetzt werden. Es ist dabei nicht unbedingt erforderlich, dem Patienten ein Heimgerät für sein tägliches Training mitzugeben. Es hat sich gezeigt, dass die meisten Patienten in der Lage sind, die Therapiesituation als Orientierung für die häuslichen Entspannungsübungen zu benützen. Das zusätzliche Erlernen einer muskulären Entspannungstechnik oder die Verwendung einer Tonbandkassette erweist sich jedoch meist von Vorteil.

3.5.2 Vasokonstriktionstraining zur Behandlung von Migräne

Viele Patienten kennen einen vorwiegend im Schläfebereich pulsierend-pochenden Kopfschmerz, der oft mit Übelkeit und anschließendem Erbrechen einhergeht. Dieser pulsierende Schmerz an der Schläfearterie stellt für die Patienten ein ausgeprägtes aversives Körperempfinden dar, welches ihnen die Beteilung der Blutgefäße am Migräneanfall deutlich macht. Solche Patienten sind prädestiniert für ein Vasokonstriktionstraining (VKT), welches auf eine aktive und selbstregulierende Kupierung des Anfalls hinzielt.

Vor Therapiebeginn lernt der Patient durch *Selbstbeobachtung* mit Hilfe des Kopfschmerzkalenders und des Schmerzfragebogens den Ablauf seiner Migräneattacke kennen und zu beschreiben. Das Erlernen einer systematischen *Körperwahrnehmung* dient dazu, den vom Migräneanfall betroffenen Körperteil (z. B. Schläfenarterie) in unterschiedlicher Intensität zu empfinden und ein inneres Gefühl für den Rhythmus des Pulsschlages zu entwickeln.

Dem eigentlichen Therapiebeginn geht die *Ableitung und Aufzeichnung* eines noch unbehandelten Migräneanfalls mit dem Vasokonstriktionsgerät voraus. Diese Registrierung des Migräneanfalls ermöglicht vor dem Therapiebeginn eine Erfassung des Anfallsgeschehens unter den Bedingungen der Selbstregulation und der Medikation.

Das eigentliche *Gefäßtraining* erfolgt nach einem genauen Ablaufschema. Der Patient erhält 10 Sitzungen in der Dauer von etwa einer Stunde in wöchentlichen Abständen, wobei der jeweilige Lernfortschritt sichtbar gemacht wird. Wie alle Biofeedbackverfahren basiert auch das VKT auf den lernpsychologischen Kriterien des operanten Konditionierens, die es erforderlich machen, dass jeder Lernfortschritt verbal belohnt wird. Haben die Patienten Schwierigkeiten, eine adäquate Strategie zu finden, so werden ihnen Hilfsvorstellungen (z. B. Enge, Kälte) angeboten, die das Erreichen des Therapiezieles erleichtern.

Die Ergebnisse des VKT sind ähnlich ermutigend wie die des EMG-Biofeedbacktrainings bei Spannungskopfschmerzen. Etwa 66 Prozent der mit VKT behandelten Migränepatienten erlernen das Gefäßtraining im Laufe von 8–10 Sitzungen und vermögen es erfolgreich zur Anfallskupierung einzusetzen.

3.6 Autogenes Training

Die Standardprozedur des autogenen Trainings (AT) als Kopfschmerztherapie sieht eine kurze Eingangserläuterung vor, die sich im wesentlichen auf Inhalt und Zweck der sieben Unterstufenübungen beschränkt. Ganz wichtig ist die Vorwegnahme von übersteigerten Anfangserwartungen. Die Patienten müssen darauf hingewiesen werden, dass es eines regelmäßigen Trainings über 8–12 Wochen bedarf, bis sich die gewünschten Effekte einzustellen beginnen. Sie dürfen sich deshalb durch Erwartungsenttäuschungen nicht vom konsequenten Üben abbringen lassen.

Die vier Basisübungen des AT sind:

> Die Ruheübung („Ich bin ganz ruhig").
> Die Schwereübung („Beide Arme und Hände sind ganz schwer").
> Die Wärmeübung („Beide Arme und Hände sind ganz warm").
> Die Atemübung („Ich atme ruhig und gleichmäßig").

Die Effekte dieser Übungen lassen sich am sichersten erzeugen und bilden durch die neuromuskuläre Entspannung das physiologische Fundament für die weiteren Übungen, die alle eine vegetative Dämpfung anstreben.

> Herzübung („Herz schlägt ruhig und gleichmäßig") und
> Sonnengeflechtsübung („Sonnengeflecht = Leib ist strömend warm")

eignen sich sehr gut zur Steigerung der Körperwahrnehmung als Vorstufe zur Erlernung des Gefäßtrainings.

Die Verwendung der letzten Übung, der

> Kopfübung („Die Stirne ist angenehm kühl"),

entspricht einer Reihe von alternativen Methoden in der Migränebehandlung, bei denen versucht wird, durch das Aufbringen kühlender Substanzen (Eis, Menthol) auf Stirn, Schläfen und Nacken den Kopfschmerz zu lindern.
Die psychologischen Korrelate des autogenen Trainings sind in einer Dämpfung der geistigen Wachheit, einer affektiven Dämpfung, einer Reduktion subjektiver Unlust- und Schmerzgefühle, einer geistigen Erholung und einer körperlich-psychischen Gelöstheit zu sehen.

3.7 Andere Verfahren

Zur therapeutischen Wirkung weiterer Verfahren wie der Hypnose (Frommenberger et al. 1993, Peter 1996), der psychoanalytischen Einzeltherapie (Schors 1993) sowie der Paar- und Familientherapie bei chronischen Spannungskopfschmerzen und Migräne liegen neben Einzelfallberichten keine fundierten Therapiestudien vor.

Neben den psychologischen Behandlungsverfahren sind in weiterer Folge noch nichtmedikamentöse Stimulationsverfahren wie die transkutane elektrische Nervenstimulation (TENS) (Trettin 1994), die Akupunktur (Jage 1993) sowie schmerzlösende Verfahren der physiologischen Bewegungstherapie (Conradi 1993) zu nennen, die ausführlich an anderer Stelle dieses Buches beschrieben werden.

Literatur

Bernstein DA, Borkovec TD (1992) Entspannungstraining. Handbuch der Progressiven Muskelentspannung. Pfeiffer, München
Blanchard EB, Andrasik F (1991) Bewältigung chronischer Kopfschmerzen. Huber, Bern
Derra C (1997) Entspannungsverfahren bei chronischen Schmerzpatienten. Der Schmerz 11: 282–295
Conradi E (1993) Physiotherapie bei Schmerz. In: Egle UT, Hoffmann SO (Hrsg) Der Schmerzkranke. Schattauer, Stuttgart
Egle UT, Hoffmann SO (1993) Das chronische Schmerzsyndrom. In: Egle UT, Hoffmann SO (Hrsg) Der Schmerzkranke. Schattauer, Stuttgart
Flor H (1996) Verhaltensmedizinische Grundlagen chronischer Schmerzen. In: Basler HD, Franz C, Kröner-Herwig B, Rehfisch HP, Seemann H (Hrsg) Psychologische Schmerztherapie. Springer, Berlin Heidelberg New York Tokyo
Flor H, Turk DC (1996) Der kognitiv-verhaltenstherapeutische Ansatz und seine Anwendung. In: Basler HD, Franz C, Kröner-Herwig B, Rehfisch HP, Seemann H (Hrsg) Psychologische Schmerztherapie. Springer, Berlin Heidelberg New York Tokyo
Frommberger I, Wichmann-Dorn E (1993) Hypnose und Entspannungsverfahren bei Schmerz. In: Egle UT, Hoffmann SO (Hrsg) Der Schmerzkranke. Schattauer, Stuttgart
Gendola A, Pageler L, Diener HC (1999) Migräne – Kosten und Erfolg nicht-medikamentöser Therapievefahren. Schmerz 13: 196–200
Gerber WD (1980a) Psychophysiologische Untersuchung. In: Gerber WD, Haag G (Hrsg) Migräne. Springer, Berlin Heidelberg New York Tokyo
Gerber WD (1980b) Behandlung durch Entspannungstechniken. In: Gerber WD, Haag G (Hrsg) Migräne. Springer, Berlin Heidelberg New York Tokyo
Gerber WD (1986) Verhaltensmedizin der Migräne. Edition Medizin, VCH, Weinheim
Göbel H (1997) Die Kopfschmerzen. Springer, Berlin Heidelberg New York Tokyo
Goldenberg G (1998) Neuropsychologie. Fischer, Stuttgart
Grebner M, Breme K, Rothoerl R, Woertgen C, Hartmann A, Thome C (1999) Coping und Genesungsverlauf nach lumbaler Bandscheibenoperation. Schmerz 13: 19–30
Haag G (1980) Biofeedbacktherapie. In: Gerber WD, Haag G (Hrsg) Migräne. Springer, Berlin Heidelberg New York
Haag G, Gerber WD (1994) Psychologische und andere nichtmedikamentöse Verfahren zur Behandlung der Migräne. In: Ensink FBM, Soyka D (Hrsg) Migräne. Springer, Berlin Heidelberg New York Tokyo
Hasenbring M (1992) Chronifizierung bandscheibenbedingter Schmerzen. Schattauer, Stuttgart
Hoffmann B (1997) Handbuch Autogenes Training. dtv, München
Jage J (1993) Blockaden, Akupunktur und TENS in der Schmerztherapie. In: Egle UT, Hoffmann SO (Hrsg) Der Schmerzkranke. Schattauer, Stuttgart
Jessup BA, Gallegos X (1994) Relaxation and biofeedback. In: Wall PD, Melzack R (eds) Textbook of pain. Churchill Livingston, Edinburgh

Keefe FJ, Lefebvre JC (1994) Behaviour therapy. In: Wall PD, Melzack R (eds) Textbook of pain. Churchill Livingston, Edinburgh

Kröner-Herwig B (1996a) Die Schmerzpersönlichkeit – Eine Fiktion? In: Basler HD, Franz C, Kröner-Herwig B, Rehfisch HP, Seemann H (Hrsg) Psychologische Schmerztherapie. Springer, Berlin Heidelberg New York Tokyo

Kröner-Herwig B (1996b) Psychosoziale Diagnostik in der Schmerztherapie. In: Basler HD, Franz C, Kröner-Herwig B, Rehfisch HP, Seemann H (Hrsg) Psychologische Schmerztherapie. Springer, Berlin Heidelberg New York Tokyo

Kröner-Herwig B, Sachse R (1988) Biofeedbacktherapie. Kohlhammer, Stuttgart

Maly J (1988) Mehrkanaliges Biofeedback in der Therapie von Spannungskopfschmerzen. In: Tilscher H, Wessely P (Hrsg) Kopfschmerzen. Springer, Berlin Heidelberg New York Tokyo

Maly J (1996) Nichtmedikamentöse Schmerztherapie. Update 9: 11–13

Maly J (1998) Psychologische Behandlungsmethoden bei chronischen Spannungskopfschmerzen und Migräne. Update 19: 26–27

Maly J, Wessely P (1988) Neuropsychologische und psychodiagnostische Untersuchungen an Patienten mit chronischen Kopfschmerzen: Ein Beitrag zu einem psychologischen Schmerzmodell. In: Bericht über den Kongress der Gesellschaft zum Studium des Schmerzes, Basel, Kongressbericht 58

Maly J, Weinkirn D, Wessely P, Kress HG (2000) Ergebnisse einer multizentrischen Studie zur Therapie von Spannungskopfschmerzen und Migräne mittels Biofeedback. Der Schmerz (in Vorbereitung)

Morley St, Eccleston Ch, Williams A (1999) Systematic review and meta-analysis of randomized conrolled trials of cognitive behaviour therapy and behaviour therapy for chronic pain in adults, excluding headache. Pain 80: 1–13

Peter B (1996) Hypnose. In: Basler HD, Franz C, Kröner-Herwig B, Rehfisch HP, Seemann H (Hrsg) Psychologische Schmerztherapie, Springer, Berlin Heidelberg New York Tokyo

Pfaffenrath V, Gerber WD (1992) Chronische Kopfschmerzen. Kohlhammer, Stuttgart

Rehfisch HP, Basler HD (1996) Entspannung und Imagination. In: Basler HD, Franz C, Kröner-Herwig B, Rehfisch HP, Seemann H (Hrsg) Psychologische Schmerztherapie. Springer, Berlin Heidelberg New York Tokyo

Ruoß M (1999) Der spezielle kognitive Stil von Schmerzpatienten unterstützt die Schmerzchronifizierung. Schmerz 13: 31–42

Schnider P, Maly J, Mraz M, Brantner S, Zeiler K, Wessely P (1995a) MMPI and critical flicker frequency (CFF) in headache patients with and without drug abuse. Headache 35/1: 17–20

Schnider P, Maly J, Grünberger J, Aull S, Zeiler K, Wessely P (1995b) Improvement of decreased critical flicker frequency (CFF) in headache patients with drug abuse after successful withdrawal. Headache 35/5: 269–272

Schors R (1993) Psychoanalytische Einzeltherapie bei Schmerz. In: Egle UT, Hoffmann SO (Hrsg) Der Schmerzkranke. Schattauer, Stuttgart

Trettin H (1994) Physikalische Therapie bei Migräne in Kombination mit Kopfschmerzen vom Spannungstyp. In: Ensink FBM, Soyka D (Hrsg) Migräne. Springer, Berlin Heidelberg New York Tokyo

Turk DC, Meichenbaum D (1994) A cognitive-behavioural approach to pain management. In: Wall PD, Melzack R (eds) Textbook of pain. Churchill Livingston, Edinburgh

Zeier H (1990) Biofeedback. Huber, Bern

XIII. Nichtmedikamentöse Therapie des Kopfschmerzes

Margit Faltl

1 Einleitung

Neben der Möglichkeit der medikamentösen Therapien gibt es auch eine Vielzahl von nichtmedikamentösen Methoden, die sowohl in Kombination mit konventionellen Pharmaka, aber auch als alleinige Maßnahmen gegen das Symptom „Kopfschmerz" eingesetzt werden können. Wenngleich es nur für wenige dieser nichtmedikamentösen Verfahren einen nachgewiesenen Therapieerfolg durch wissenschaftlich fundierte und anerkannte Studien gibt, zeigt die klinische Erfahrung gute Therapieerfolge im Einsatz mit nichtmedikamentösen Methoden.

Die Entscheidung für eine bestimmte Therapieform muss individuell erfolgen, wobei auch in Hinblick auf die Auswahl von „alternativen" Methoden dieselben Kriterien gelten wie für die medikamentöse Therapie. Vor Therapiebeginn muss auch hier ein symptomatischer Kopfschmerz ausgeschlossen werden, eine ausführliche Anamneseerhebung und eine genaue Zuordnung des Kopfschmerztyps nach IHS-Kriterien erfolgen.

Während die meisten akuten Kopfschmerzen mit nichtmedikamentösen Maßnahmen nur bedingt beeinflussbar sind, zeigt sich bei chronifizierten Kopfschmerzformen und im prophylaktischen Bereich eine gute Wirksamkeit. Eine der wesentlichsten Vorteile der nichtmedikamentösen gegenüber der medikamentösen Therapie liegt in der geringen bis fehlenden Nebenwirkungsrate. Gerade beim chronischen Kopfschmerz, bei dem die Gefahr einer zunehmenden Medikamentenabhängigkeit mit der möglichen Folge eines medikamenteninduzierten Dauerkopfschmerzes besteht, ist daher der Einsatz von nichtmedikamentösen Therapiemethoden als gute Alternative bzw. Ergänzung zur Medikamentenbehandlung zu sehen. Wenn durch chronischen Schmerzmittelgebrauch das Stadium einer Organschädigung erreicht ist, gewinnt die nichtmedikamentöse Therapie zusätzlich an Bedeutung in der Schmerzbekämpfung.

Nicht zuletzt fragen zunehmend mehr Patienten gezielt nach nichtmedikamentösen Behandlungsmethoden.

2 Physikalische Therapie

2.1 Physiotherapie

Eine bereits etablierte nichtmedikamentöse Therapieform stellt die *Physiotherapie* dar, wobei der Stellenwert vom wissenschaftlichen Aspekt her unterschiedlich eingeschätzt wird.

Im Bereich des Spannungskopfschmerzes wird die Physiotherapie zum Ausgleich von unphysiologischen Haltungspositionen und zum Abbau von muskulären Verspannungen eingesetzt. Hamill et al. konnten 1996 in einer Studie anhand von Patienten mit Spannungskopfschmerz, die Physiotherapie erhielten, eine Besserung sowohl der Kopfschmerzfrequenz als auch der Kopfschmerzdauer, bei allerdings unveränderter Kopfschmerzintensität, nachweisen. Dieses Ergebnis stimmt auch mit einer Studie von Carlsson et al. (1990) überein. Physikalische Maßnahmen in der Behandlung des Spannungskopfschmerzes werden vielfach befürwortet (Soyka 1984, Göbel 1997). In Hinblick auf die Wirksamkeit bei Migräne gilt die Physiotherapie, wie auch von Marcus et al. (1998) beschrieben, lediglich als nützliche Zusatztherapie. Insgesamt liegen bisher jedoch keine ausreichenden kontrollierten klinischen Studien vor, die die Wirksamkeit der Physiotherapie in der Kopfschmerzbehandlung eindeutig belegen. In den meisten Publikationen finden die physikalischen Maßnahmen lediglich als adjuvante Therapie Erwähnung.

Nach Trettin (1994) beruht der Wirkmechanismus der verschiedenen physikalischen Therapieformen im Wesentlichen auf dem analgesierenden Effekt an Schmerzrezeptoren und Schmerzfasern, auf einem zentralsedierenden und vegetativen Effekt (Dämpfung sympathischer Überaktivität), auf der Einflussnahme antinozizeptiver Systeme im Gehirn und auf psychische Effekte. Auch unspezifische Reizeffekte wie z. B. die Muskel detonisierende oder vasokonstriktorische und vasodilatorische Effekte spielen eine wesentliche Rolle.

2.1.1 Thermische Reize

Die *Wärmeapplikation* soll über lokale Hyperämie zu einem erhöhten Sauerstoffangebot und zu einem raschen Abbau von Soffwechselmetaboliten in der durch Stress überbeanspruchten Muskulatur führen (Göbel 1997). Weiters soll durch die lokale Wärme der Muskeltonus reduziert und somit der Muskelschmerz gelindert werden. Wärmeapplikation kann in Form von Wärmepackungen (Fango, Moor u. a.), Heilbädern, lokaler Infrarotbestrahlung oder lokalem Auflegen einer Wärmeflasche erfolgen. Lokale Wärmetherapien sind in erster Linie zur Behandlung des Spannungskopfschmerzes geeignet, keinesfalls sollte dieses Verfahren jedoch in der Akutbehandlung angewandt werden, da dies (über eine vermehrte Freisetzung von Entzündungsmediatoren) zu einer Verstärkung des Schmerzes führen könnte. Somit stellt der akute Migräneanfall neben schweren Herz-Kreislauf-Problemen und Infektionskrankheiten eine Kontraindikation gegen Wärmetherapie dar.

Die *Kältetherapie* hingegen wird in der akuten Schmerzattacke angewandt und führt über mehrere Mechanismen (Blockade sowohl der Schmerzrezeptoren als auch der Schmerzimpulsleitung über Nervenfasern, tonisierende und entödematisierende Effekte an den Kopfgefäßen) zu einer Schmerzlinderung (Trettin 1994). Eine vollstädige Kupierung eines Migräneanfalles ist jedoch durch Kälteapplikation meist nicht möglich, da neben den extrakraniellen auch die intrakraniellen Gefäße betroffen sind und diese nur auf indirektem Weg beeinflusst werden können. Einfache Applikationsformen von Kälte sind kalte Wickel, Eispackungen sowie Anwendung von Kryogelkissen. Als Kontraindikationen sind vor allem eine Neigung zu arteriellen Gefäßspasmen (Morbus Raynaud), sowie schwere Herz-Kreislauf-Erkrankungen zu nennen.

2.1.2 Massage

Die manuelle (Nacken-)*Massage* sowie die *Ultraschalltherapie* („innere Gewebsmassage") sollten nur im kopfschmerzfreien Intervall eingesetzt werden. Angriffspunkt ist bei diesen Therapieformen der durch Stress hervorgerufene Muskelhartspann im Bereich der perikranialen Muskulatur. Durch Verbesserung der Durchblutung und durch Wärmeapplikation sollen verhärtete Muskelstrukturen und lokale Myalgelosen aufgelöst und auf diesem Weg eine Reduktion der erhöhten Schmerzempfindlichkeit herbeigeführt werden.

2.1.3 Elektrotherapie

Ein weiteres Prinzip der physikalischen Therapie ist die *Elektrotherapie,* der je nach angewandter Stromart eine Schmerzlinderung, eine durchblutungsfördernde Wirkung oder eine Reizwirkung auf Muskeln und Nerven zugeschrieben wird (Trettin). Mit Hilfe galvanischer Ströme, die bei milder Reizsetzung eine Analgesie und Durchblutungssteigerung bewirken, können Kopfschmerzen vom Spannungstyp therapiert werden. Neben der Galvanisation kommen auch diadynamische Ströme nach Bernard, mittelfrequente Wechselströme sowie die transkutane elektrische Nervenstimulation (TENS) in der Behandlung von Kopfschmerzen zum Einsatz.

Bei der transkutanen elektrischen Nervenstimulation handelt es sich um ein Elektroanalgesieverfahren zur Unterdrückung von Schmerzimpulsen über schmerzleitende Nervenfasern. Über elektrische Impulse werden die schnell leitenden markhaltigen Nervenfasern stimuliert, während die langsamen schmerzleitenden C-Fasern im Hinterhorn des Rückenmarks gehemmt werden (Prinzip der Gate-control-Theorie). Appenzeller et al. (1975) berichteten erstmals über gute Therapieerfolge mit TENS bei Migränepatienten, wobei auch in der akuten Migräneattacke eine Schmerzlinderung erzielt werden konnte. Pothman (1992) konnte ein gutes Ansprechen auf TENS bei Kindern mit Spannungskopfschmerzen zeigen.

In der praktischen Anwendung platziert der Patient bei Kopfschmerzbeginn eine großflächige Hautelektrode beidseits paravertebral subokzipital und stimuliert über ein TENS-Gerät, das in der Tasche oder am Gürtel getragen werden kann, für die Dauer von 20–30 Minuten. Erfahrungsgemäß sprechen akute Migräneattacken besser an als chronische Kopfschmerzformen. Bei Patienten mit Herzschrittmachern ist diese Therapieform kontraindiziert.

Die Trigeminusneuralgie sowie die Zosterneuralgie zählen ebenfalls zu jenen Schmerzsyndromen, die auf eine TENS-Behandlung ansprechen sollen.

2.1.4 Heilgymnastik

Neben allen passiven Verfahren zur Bekämpfung von Muskelverspannungen im Kopf- und Nackenbereich sollten jedoch zusätzlich auch präventive Maßnahmen im Sinne einer *Bewegungstherapie* (Heilgymnastik) gesetzt werden. Das bewusste Vermeiden von unphysiologischen Sitz- und Standpositionen, wie es in Rücken- und Haltungsschulen gelehrt wird, gezielte Halswirbelsäulengymnastik, Erlernen von isometrischen Übungen sowie das regelmäßige Ausüben eines Ausdauersports (Joggen, Radfahren, Schwimmen u. a.) stellen ebenfalls wichtige Therapieansätze dar.

2.2 Neuroorthopädie

Aus neuroorthopädischer Betrachtungsweise werden Kopfschmerzen vom Spannungstyp auf eine Funktionsstörung im Bereich der Halswirbelsäule zurückgeführt. Hier kommen manualtherapeutische wie auch chiropraktische Verfahren zur Anwendung. In der *Manualtherapie* werden über Jahrtausende überlieferte Handgriffe zur Diagnose und Therapie von Gelenks- und Wirbelsäulenleiden herangezogen. Allen manuellen Therapieformen (Ostheopathie, Reflexzonenmassage) gemeinsam ist die Anwendung von Druck-und Dehnungsreizen auf Haut, Muskulatur, Bänder und Gelenke.

Chiropraktische Methoden versuchen mittels spezieller Handgriffe die Beziehung der Wirbelgelenke der Halswirbelsäule gegeneinander zu korrigieren. Durch kleine Bewegungen werden Impulse an das Gelenk abgegeben, die vorhandene Blockierungen lösen sollen.

2.3 Neuraltherapie

Sekundär entstehende Muskelverspannungen und Myalgelosen können mittels der *Neuraltherapie nach Huneke* behandelt werden. Die Neuraltherapie stützt sich im wesentlichen auf zwei Prinzipien, die Segmenttheorie und die Störfeldtheorie. Die Segmenttherapie geht davon aus, dass bestimmte Hautareale (Headsche Zonen) mit inneren Organen durch Nervenbahnen verbunden sind. Ist die Haut in einer bestimmten Zone überempfindlich, so kann man auf eine Erkrankung im zugehörigen Körperabschnitt schließen und über den kuti-viszeralen Reflexweg eine Behandlung durchführen. Die Störfeldtheorie besagt, dass krankhafte Prozesse im Körper (Entzündungen, Narben etc.) auf nervalem Wege in anderen Organen Fernstörungen verursachen (Dosch 1974).

Ein positiver Effekt durch Anwendung der Neuraltherapie in der Therapie des Kopfschmerzes konnte durch kontrollierte wissenschaftliche Studien bisher nicht nachgewiesen werden.

3 Akupunktur

3.1 Nadelakupunktur

Ein ganz anderer Zugang zum Symptom „Schmerz" findet sich bei der *Akupunktur*. Diese uralte aus der traditionellen chinesischen Medizin stammende Therapieform wird heute in zunehmendem Ausmaß in der Behandlung funktioneller, reversibler Störungen und Schmerzzustände eingesetzt.

Ihren Durchbruch in der westlichen Welt verdankt sie der Akupunkturanalgesie, wobei in spektakulärer Form unter manueller und elektrischer Nadelstimulation Operationen durchgeführt wurden.

Das Wort Akupunktur ist aus den lateinischen Worten „acus", der Punkt, und „punctura", der Stich, zusammengesetzt. Durch Reizung (Nadel oder Laser) anatomisch festgelegter Hautpunkte können sowohl die Funktion als auch die Störungen und Erkrankungen innerer Organe beeinflusst werden. Die ausgewählten Punkte liegen auf so genannten Meridianen, die sich als gedachte Verbindungslinien an der Körperoberfläche befinden. Störungen des Körpers projizieren sich an der Körperoberfläche im entsprechenden Meridian und umgekehrt kann man das Organ über Punkte seines zugeordneten Meridians beeinflussen (Kubiena 1991).

Eine genaue Kenntnis über die Wirkungsweise der Akupunktur liegt bisher nicht vor. In tierexperimentellen Untersuchungen zur analgetischen Wirkung der Akupunktur zeigte sich, dass durch Stimulationsakupunktur sowohl eine Hemmung nozizeptiver Impulse auf spinaler Ebene als auch eine Aktivierung deszendierender hemmender supraspinaler Bahnen erfolgt. Weiters wird eine Erhöhung von Endorphinen und Enkephalinen im ZNS nach Stimulationsakupunktur beschrieben.

Aus der Sicht der traditionellen chinesischen Medizin stellt die Akupunktur eine Regulationstherapie dar – es soll ein Gleichgewicht zwischen Yin und Yang hergestellt werden. Die Begriffe Yin und Yang sind Ausdruck einer Dualität im Sinne wesensverschiedener, sich einander ergänzender Teile eines Ganzen. Nur wenn Yin und Yang im Gleichgewicht sind, ist eine optimale Organfunktion gegeben. Ein Ungleichgewicht führt zu einer Funktionsstörung, einer Irritation und schließlich zu einer manifesten Erkrankung. Auch die Gegenspieler des autonomen Nervensystems, Sympathikus (Yang) und Parasympathikus (Yin) sind in die moderne traditionelle chinesische Medizin eingebunden.

Ein Behandlungszyklus besteht in der Regel aus 10–15 Akupunktursitzungen, die 1x wöchentlich stattfinden. Dabei werden ca. 8–16 Akupunkturnadeln an bestimmten Punkten gesetzt und für ca. 20–30 Minuten belassen. Die Auswahl der Punkte und Meridiane orientiert sich an der Schmerzlokalisation. Begleitsymptome wie Wetterfühligkeit, gastrointestinale Beschwerden und psychische Faktoren sollten ebenfalls in der Punktewahl berücksichtigt werden. Zusätzlich kann die sog. Ohrakupunktur angewandt werden, wobei hier die Nadeln bis zu zwei Wochen belassen werden. Kinder oder Patienten, die blutverdünnende Medikamente (Marcoumar) einnehmen, können auch mit einem Lasergerät „akupunktiert" werden.

Bei der Frage nach der Wirksamkeit der Akupunktur in der Kopfschmerzbehandlung finden sich in der Literatur unterschiedliche Angaben. Ein Großteil der heute vorliegenden Studien weist methodische Mängel auf und ist aufgrund des uneinheitlichen Studiendesigns nicht vergleichbar. Die geforderten randomisierten, plazebokontrollierten Doppelblindstudien sind nach Kubiena im Rahmen der Akupunktur nur schwer durchführbar und auch Weinschütz weist auf die besonderen methodischen Probleme in der Akupunkturforschung beim Kopfschmerz hin.

In der Anfallsbehandlung kommt der Akupunktur nur eine untergeordnete Rolle zu, obwohl vereinzelt auch von guten Erfolgen bei akuten Kopfschmerzen berichtet wird (Pothmann 1992). Die Indikation zur Akupunkturbehandlung der Trigeminusneuralgie wird ebenfalls zurückhaltend gestellt, auch wenn einige Studien positive Ergebnisse aufzeigen konnten (Meng 1991, Topbasi 1995).

Für die Intervalltherapie der Migräne zeigten sich gute Therapieerfolge die Frequenz der Migräneattacken, die Intensität der Migräneanfälle und die Reduktion des Analgetikakonsums betreffend. Bei 45% der Patienten konnte dieser Erfolg auch ein halbes Jahr nach Beendigung der Nadelakupunktur nachgewiesen werden (Vincent 1996, Weinschütz 1996).

Der Stellenwert der Akupunktur in der Behandlung des Spannungskopfschmerzes wird ebenfalls unterschiedlich eingeschätzt. So fanden Tavola et al. (1992) eine signifikante Besserung bezogen auf die Frequenz der Kopfschmerzattacken, den Analgetikakonsum und den Kopfschmerzindex (aus Intensität, Dauer und Frequenz errechnet), aber keinen signifikanten besseren Erfolg nach Verum- als nach Plazeboakupunktur, wogegen nach Johansson et al. signifikant bessere Erfolge mit Verumakupunktur als mit Pseudoakupunktur aufzuweisen sind. Nach Ahonen et al. (1983) wie auch nach Carlsson et al. (1990) ist Akupunktur beim Spannungskopfschmerz etwa gleich effektiv wie physikalische Therapie.

3.2 Akupressur

Die *Akupressur* stellt lediglich eine technische Abwandlung der Akupunktur dar, bei der die Reizsetzung anstatt mit Nadeln mit den Fingerbeeren oder mit Hilfe eines Holzstäbchens erfolgt. Der Vorteil dieser Methode liegt in der Möglichkeit der Selbsthilfe. Eine klassische Kombination von Akupressurpunkten bei Kopfschmerzen sind der „Taiyang" (an der Schläfe) und der „Di4" (am höchsten Punkt des Muskelwulstes zwischen Metacarpale I und II).

In manchen Fällen werden auch spezielle fernöstliche Druckmassagen, wie etwa die Tuina-Terapie oder Shiatsu, in der Kopfschmerztherapie eingesetzt. In der Tuina-Therapie (traditionelle chinesische Massage) werden Areale rund um Schmerz- oder Akupunkturpunkte oder entlang der Meridiane massiert, wodurch ein der Akupunktur vergleichbarer Behandlungseffekt erzielt wird. Ähnliches gilt auch für Shiatsu, einer japanische Massagetechnik, in der mit Druck und Dehnung entlang der Meridianverläufe ein energetischer und struktureller Ausgleich bewirkt werden soll. Durch tonisierende oder sedierende Techniken werden Blockaden im Energiekreislauf gelöst. Neben genereller Krankheitsprophylaxe und Stärkung des Immunsystems wird dieser Therapieform auch eine Lösung von Stresssymptomen und Verspannungen zugeschrieben und sie kann darüber hinaus als Begegnung und Selbsterfahrung in Psychotherapien eingebunden werden.

4 Homöopathie

Eine weitere sehr verbreitete alternative Therapiemethode ist die *Homöopathie*. Sie wird aufgrund ihres außergewöhnlich niedrigen Nebenwirkungsrisikos vor allem in der Kinderheilkunde, Schwangerschaft und Stillperiode angewandt. Der Homöopathie liegt das „Simile-Prinzip" (Similia similibus curentur – Ähnliches vermag durch Ähnliches geheilt werden) zugrunde, wonach das Wirkungsprofil der verabreichten Arznei mit dem Beschwerdebild des Patienten möglichst übereinstimmen sollte. Vor Verabreichung der Arznei findet stets eine ausführliche homöopathische Anamnese statt.

Trotz weit verbreiteter Anerkennung liegen bis heute leider noch keine einheitlich kontrollierten Studien vor, die die Wirksamkeit dieser Therapieform in der Kopfschmerzbehandlung eindeutig belegen. Vereinzelt wird im Einsatz von Homöopathie bei Migränepatienten über Therapieerfolge berichtet (Cooper et al. 1984, Brigo 1987), wogegen Whitmarsh et al. (1997) bei Patienten mit Migräne keine signifikante Besserung der Kopfschmerzen beobachten konnten. Eine Studie zur Wirksamkeit von homöopathischen Arzneimitteln beim chronischen Kopfschmerz zeigte keinen Unterschied zur Plazebogruppe (Walach et al. 1997). Die auffallend niedrige „Drop-out"-Rate trotz fehlender Wirksamkeit in manchen Studien zeigt die hohe Akzeptanz der homöopathischen Therapie und ist vielleicht ein indirekter Hinweis dafür, dass die Patienten eine Verbesserung wahrnehmen, die mit den bisher angewandten Methoden nicht messbar ist (Whitmarsh 1997).

5 Naturheilverfahren

Schließlich sollten hier auch noch einige Naturheilmittel Erwähnung finden, die auch vielfach zur Linderung von Kopfschmerzen angewandt werden. Ein Beispiel hierfür ist die *Pfefferminze* (Mentha piperita), die in Form eines Pfefferminzöles auf die Stirn- und Schläfenhaut (je nach Kopfschmerzlokalisation) aufgetragen wird. Nach Göbel et al. (1997) fand sich zwar in der Therapie des Spannungskopfschmerzes in der Wirksamkeit von Pfefferminzöl im Vergleich zu Paracetamol kein signifikanter Unterschied, wohl aber gegenüber Plazebo.

Weiters soll die tägliche Einnahme von *Mutterkraut* (Tanacetum parthenium) über einen Zeitraum von mindestens vier Monaten einen positiven Einfluss auf Kopfschmerzen haben.

Auch die *Pestwurz* (Reglin 1998) – Petasiches hybridus – wird vielfach bei Schmerzen, insbesondere bei Migräne angeblich erfolgreich eingesetzt.

Erwähnenswert scheint noch der Aspekt einer gesunden ausgewogenen Ernährung. Diesbezüglich werden auch für Kopfschmerzpatienten *Diätprogramme* angeboten (F.-X.-Mayer-Diät, Evers-Diät), die durch „Entgiftung" des Körpers zu allgemeinem Wohlbefinden und zum Sistieren von Beschwerden führen sollen. Bisher gelang jedoch für keine dieser Maßnahmen ein wissenschaftlich gesicherter Nachweis.

Es gibt noch eine Fülle von anderen unkonventionellen Therapieformen wie z. B. Bachblütentherapie, Aromatherapie, Bioresonanztherapie, Magnetfeldtherapie, Psychophonie etc., deren Wirkungsweise jedoch ungesichert und unklar ist.

6 Zusammenfassung

Insgesamt nehmen unkonventionelle Therapieverfahren in der Kopfschmerztherapie in zunehmendem Maße einen Platz ein, insbesondere wenn die Patienten eine klassische medikamentöse Therapie ablehnen, eine medikamentöse Therapie nicht wirksam ist oder aus anderen Gründen (Medikamentenunverträglichkeit, Nebenwirkungen, Schwangerschaft etc.) nicht eingesetzt werden kann. Selbst wenn für die Mehrzahl dieser Behandlungsmethoden nach wissenschaftlichen Kriterien kein oder nur ein marginaler Effekt beschrieben ist, so können sie, wie die klinische Erfahrung zeigt, zu einer Verbesserung der Schmerzsymptomatik beitragen.

Möglicherweise wird auch lediglich ein Plazeboeffekt erzielt, jedoch zeigt sich auch bei kontrollierten Medikamentenstudien (z. B. im Zuge der Einführung der Triptane), dass in einem hohen Prozentsatz, nämlich bis zu 40%, eine Besserung von Kopfschmerzen durch Einnahme eines Plazebos erzielt werden konnte. Offensichtlich wirkt sich auch die erhöhte Zuwendung, die jedem Patienten insbesondere im Rahmen einer klinischen Studie zuteil wird, günstig auf die Ansprechrate aus, selbst bei einem nicht erwiesenen Therapieverfahren.

Literatur

Abel U (1992) Methodiker Gutachten: Akupunktur bei Trigeminusneuralgie. In: Bühring M, Kemper FH (Hrsg) Naturheilverfahren. Springer, Berlin Heidelberg New York Tokyo

Ahonen E, Hakumaki M, Mahlamaki S, Partanen J, Riekinen P, Sivenius J (1983) Acupuncture and physiotherapy in the treatment of myogenic headache patients: pain relief and EMG activity. Adv Pain Res Ther 5: 571–576

Appenzeller O, Atkinson R (1975) Transkutane Nervenreizung zur Behandlung der Migräne und anderer Kopfschmerzen. Münch Med Wochenschr 49: 1953–1954

Aull S, Maly J, Mraz M, Schnider P, Travniczek A, Zeiler K, Wessely P (1994) Polypragmasie beim Spannungskopfschmerz? Wien Klin Wochenschr 106/6: 153–158

Brigo B (1987) Le traitement homeopathique de la migraine: une etude de 60 cas, controlee en double aveugle (remede homeopathique vs. placebo). J Liga Med Homeopathica Int 1: 18–25

Carlsson J, Rosenhall U (1990) Oculomotor disturbances in patients with tension headache treated with acupuncture or physiotherapy. Cephalalgia 10: 123–129

Cooper D (1984) Migraine. A homoeopathic approach. Br Homoeopathic J 73: 1–10

Dosch P (1974) Einführung in die Neuraltherapie mit Lokalanästethika. Haug Verlag, Heidelberg

Göbel H (1997) Die Kopfschmerzen. Springer, Berlin Heidelberg New York Tokyo

Hamill JM, Cook TM, Rosecrance JC (1996) Effectiveness of a physical therapy regimen in the treatment of tension-type headache. Headache 36: 149–153

Johansson V, Kosic S, Lindahl O, Lindwall L, Tibbling L (1976) Effect of acupuncture in tension headache and brainstem reflexes. In: Bonica JJ, Albe-Fessard D (eds) Advances in pain research and therapy, vol 1. Raven Press, New York, pp 839–841

Kubiena G, Meng A (1991) Handbuch der Akupunktur. Orac, Wien
Kubiena G (1993) Migräne und Kopfschmerz: Behandlungsprogramme und Literaturdokumentation aus den beiden großen deutschsprachigen Literaturzeitschriften „Deutsche Zeitschrift für Akupunktur" und „Akupunktur Theorie und Praxis" 1982–1992
Laage von der D (1997) Akupunktur bei Kopfschmerz. Der Schmerz 11: 4–8
Marcus DA, Scharff L, Mercer S, Turk DC (1998) Nonpharmacological treatment for migraine: incremental utility of physical therapy with relaxation and thermal biofeedback. Cephalalgia 18: 266–272
Meng A (1991) Akupunktur-Schmerztherapie. In: Thomalske G (Hrsg) Nicht medikamentöse Therapie bei Schmerz, Bd I. Fischer, Stuttgart New York, S 153
Pothmann R (1992) 1-Point acupuncture in acute headache. Akupunktur-Theorie und Praxis 20/1: 73–74
Reglin F (1998) Pestwurz – Praxis Telegramm 1: 13–14
Soyka D (1984) Spannungskopfschmerz. In: Neundörfer B, Soyka D, Schimrigk K (Hrsg) Praktische Neurologie, Bd 1. Kopfschmerz. Edition Medizin, Weinheim Deerfield Beach Florida Basel, S 135–142
Tavola T, Gala C, Conte G, Invernizzi G (1992) Traditional chinese acupuncture in tension-type headache: a controlled study. Pain 48: 325–329
Topbasi B, Kökten G (1995) Akupunkturbehandlung bei Trigeminusneuralgie. Deutsche Zeitschrift für Akupunktur 38: 4
Trettin H (1994) Physikalische Therapie bei Migräne in Kombination mit Kopfschmerzen vom Spannungstyp. In: Ensink B, Soyka D (Hrsg) Migräne. Springer, Berlin Heidelberg New York Tokyo, S 233–282
Vincent CA, Richardson PH (1986) The evaluation of therapeutic acupuncture: concepts and methods. Pain 24: 1–13
Walach H, Haeusler W, Lowes T, Mussbach D, Schamell U, Springer W, Stritzl G, Gaus W, Haag G (1997) Classic homeopathic treatment of chronic headaches. Cephalalgia 17: 119–126
Weinschütz T (1996) Akupunktur bei Kopfschmerzen. Methodische Grundlagen und Ergebnisse klinischer Untersuchungen. Der Schmerz 10: 149–155
Weinschütz T (1998) Akupunktur in der (Kopf-)Schmerztherapie: Plazebo oder mehr? Nervenheilkunde 17: 168–172
Whitmarsh TE, Coleston Shields DM, Steiner TJ (1997) Double blind randomized placebo-controlled study of homoeopathic prophylaxis of migraine. Cephalalgia 17: 600–604

Sachverzeichnis

Akuter posttraumatischer Kopfschmerz 185

Alkohol 13, 25, 52 f., 126, 132, 174, 176 f., 186 f., 212 f.

Alternativmethoden 243 ff.
Akupunktur 157, 229, 243, 249 f., 252 f.
Diät 53, 155 f., 251
Homöopathie 251
Mutterkraut 92, 251
Neuraltherapie 248, 252
Pestwurz 92, 251, 253

Atypischer Gesichtsschmerz 7 f., 12, 220 f.

Bluthirnschranke 65, 69, 75 f.

Botulinumtoxin 229

Chron. paroxysmale Hemikranie 132

Chron. SDH 187

Cluster-Kopfschmerz 3, 5 f., 8–15, 21 f., 27 f., 31, 48, 85, 94, 123–129, 135, 173, 180 f., 193, 214
Circadiane Rhythmen 47, 125
Corticosteroide 129
Lithium 130 f., 134 f.
Melatonin 125, 127, 135
Pathogenese 138, 140
SUNCT-Syndrom 132 f., 173
Symptomatik 124
Trigger 47, 51 f., 54, 58, 61 f., 132 f., 154, 171 f., 179, 181, 220, 226 f.
Verapamil 85, 91 f., 103, 130 f., 134

Costen-Syndrom 94, 219 f.

Diagnostik, apparative 6, 133, 152

Donnerschlag-Kopfschmerz Tab 1 37, 195 f.

EEG 30 f., 34, 51, 86, 94 f., 106, 108, 137, 205

Elektrotherapie 247

Entzündungen von Gehirn und Meningen 202

Erbrechen, Übelkeit 13, 37, 39, 48 f., 62, 83, 125, 137 f., 151, 153, 163, 166 ff., 176, 184, 186 f., 194 ff., 199 ff., 203, 206–214, 241

Gangrän 66, 163

Gate control theory 247

Hustenkopfschmerz Tab 2 38, 183

Hypertone Krise 18, 201

Intervallprophylaxe 82 f.

Intrakranielle Druckänderung 208 f., 211

Intrakranielle Tumoren 207 ff., 228

Klassifikation
IHS-Kriterien 2, 43 f., 137 f., 153 f., 226, 230, 245
VAS-Skala 2, 125

Kopfschmerz bei Erkrankungen der Augen/Orbita 213

Kopfschmerz bei sexueller Aktivität 9 ff., 184 f.

Kopfschmerz bei zerebrovaskulären Erkrankungen 189
Andere idiopathische Gesichtsneuralgien 9, 12, 171, 181
Antiepileptika 86, 92, 132, 173, 177, 182
Carbamazepin 173–177
GLOA 177
Idiopath. Trigeminusneuralgie 5, 9, 14 f., 34, 94, 133, 171–181, 217 f., 220, 248, 250, 252 f.
Therapie, medikamentös 61 f., 70, 73, 76, 89, 105, 108, 131 f., 141, 143, 146, 155 ff., 161, 164, 168, 173–177, 193, 228
Thermokoagulation 128, 177
Infiltration 94, 229 f.
Mikrovask. Dekompression 173, 178 f.
Mikrokompression 147, 178

Kopfschmerz im Kindesalter 151 f.
Behandlung 17, 21, 28 f., 36, 45, 62 f., 64 f., 71, 80 ff., 87, 89 f., 93, 96, 98, 138, 141, 143–146, 152, 155, 157, 161 ff., 166 ff., 174, 176–179, 192, 219 f., 228, 230, 233–253
Diagnostik, apparative 152
Domperidon 63 f., 67, 155
Medikamente mit Suchtpotential 164
Nebenwirkungen analgetisch 163
Pathophysiologie 35, 56 f., 127, 139, 165, 172, 227
Periodische Syndrome der Kindheit 153
Schmerzmittelinduzierter Dauerkopfschmerz 161
Therapie im Kindesalter 156

Kopf- und Gesichtsschmerzen ohne strukturelle Läsion 171 ff.

Leitsymptome
Algorhythmus der Diagnose/Differenzialdiagnose 108
Arteriitis temp. Tab. 4 40
Differenzialdiagnose 108
Hirndruck Tab. 4 40

Hustenkopfschmerz 9 ff., 13, 36, 183, 209
Periorbitaler Dauerkopfschmerz Tab. 5 41
SAB-Verdacht Tab. 3 39

Liquorunterdruck 10, 184, 211

Medikamentöse Therapie/Attacke 61 f., 91, 105, 108, 133, 141, 146, 155 f., 161, 173–177, 228, 230, 243 f., 252

Migräne 43 ff.
5-Hydroxyindolessigsäure 60
Alice im Wunderland 50
Amaurosis fugax 50, 95, 191 f.
Anatomie 56
Antikonzeptiva, orale = Pille 112 f.
Attackendauer 129
Aura 7, 15 ff., 20, 23 f., 26, 33 ff., 36, 45–52, 54, 57 ff., 61, 68 f., 71, 82, 85 f., 95 f., 98, 101–105, 107, 110, 112 ff., 116–119, 147, 153 f.
Basilarismigräne 14–17, 20, 22, 25, 35, 51, 153
Biorhythmusschwankung = Circadiane Rhythmen
Bluthirnschranke 65, 69, 75 f.
Bradykinin 57, 107
c-fos 57 f., 69, 86
CADASIL, zerebelläre Ataxie 56
CGRP 57 ff., 61 f., 65
Chromosome 56, 99, 101
Comorbidität 44
EEG 30 f., 34, 51, 86, 94 f., 106, 108, 137, 205
Entzündungsreaktion, aseptische perivaskuläre 61
Epidemiologie 43 f., 111, 123 f., 137, 151
Erkrankungsalter/beginn 45 f., 124, 133
Erkrankungsdauer 46
familiäre hemiplegische Form 47, 51, 56
Flimmerskotom 58

Frequenz 2, 7 f., 34 f., 44, 46, 48, 54 f., 58, 70 f., 83, 86, 94, 126, 128 f., 132, 137, 139 f., 144 f., 164, 167, 170, 177, 179, 235, 240 f., 246, 250
Genetische Aspekte 55
Geschlechtsverteilung 45
Ggl. sphaenopalatinum 58
Glaxo Index 70
Goldstandard 70
Gravidität 50 f., 66
Hirnstammsyndrome 51
Histamin 52, 57, 60, 76, 90, 123, 126, 134
Hormonelle Einflüsse 53
HWS-Funktionsstörung 48, 53
Jackson-Anfall 49
Kalzium(ionen) 58
Kalziumkanal 56, 92
Kausalitätsbedürfnis 117
Locus coeruleus 60
Magnesium 59, 81, 90 ff., 93, 98 f., 103–106
Magnetenzephalographie 58 f.
Menstruation 13, 51, 53 ff., 81, 103 f., 106
Menstruationszyklus 53 f.
Migräneäquivalent 50
Migränegenerator 59, 69, 83
Migränekomplikationen 47, 51, 154
Mitochondrien 55
N. caudalis (n. trigemenini) 57 f., 62, 65, 69
Neurokinin A 57, 62
Neuronale Theorie 57
Neuropeptide/Neurotransmitter 54, 56 ff., 60 ff., 68, 76, 82, 87, 98 f., 165
Nitroglycerin 53
NMDA-Rezeptoren 92
NO 58 f., 61 f.
Nuklearmedizinische Befunde 59
Paresen 25, 49, 154, 198, 200, 216, 222
PET-Positronenemissionstomographie 36, 59, 127 f.
Prädisposition 47, 51
Prävalenz 6, 34, 43 f., 111, 124, 138, 151

Prodromi 46
Prostaglandine 55, 58, 100
Pubertät 51
REM-Phasen 52
Risikofaktoren für Insult 55
Schlaf/Wachstadien 52
Serotonin = 5 HT 54, 57, 60–63, 68, 87–91, 97, 99, 102, 106, 140 f., 145, 148
Sinus sagittalis sup. 58, 69, 200
Sonderformen s. Kopfschmerz bei Kindern (Migräne oder Sonderformen im Kindesalter) 151 ff.
Sozioökonomie 44
Spreading Depression = SD 56, 58, 61 f., 83, 86, 89, 92, 102
Spreading Oligemia = SO 58, 61, 85, 104
Status migrainosus 68, 71
Störung, feinmotorische 49
Subst. P. 58
Symptomatik 2, 5, 15, 46, 58, 70 f., 73, 75, 82, 85, 94, 111, 125, 132, 138 f., 145 f., 152 f., 157, 164, 137, 187 f., 192, 194 f., 197 ff., 202, 206 f., 211, 213, 215, 221, 235, 238, 252
Symptomatik, autonome 49
Symptomatik, prämonitorische 46
Synopsis 61
Trigeminovaskuläres System 57
Triggerfaktoren 51 ff., 63, 98, 155–158
Vaskuläre Theorie (Dreiphasentheorie) 57
Verspannung, muskuläre 53
VIP 58
Zerebrale Exzitabilität 59

Migräne, Therapie
5HT1- (5-Hydroxytryptamin)-Agonisten 63, 68 f., 73, 75 f., 87, 91, 98 f., 139
5HT3-Rezeptoren 91
Amitriptylin 87 f., 91–93, 97, 109, 158, 167 f.
Antiepileptika 86, 92, 132, 173, 177, 182

Aspisol R 64, 167
ASS-Acetylsalicylsäure 64 f., 71, 88 f., 92 f., 96 f., 102, 107, 119, 142 f., 155–157, 162 f., 165
Bromocriptin 82, 96, 100
D2-Antagonisten 64
DHE vs. Sumatriptan 59, 63–82, 88, 93, 96–109, 128 f., 132, 134, 139, 143, 148, 158, 167, 170, 226
Diazepam 83, 98
Diclofenac 64, 98, 163
Dihydroergotamin = DHE 67 f., 88, 92, 96 f., 100 f., 105, 109, 119, 128 ff., 134
Domperidon 63 f., 67, 155
Effektivität (Triptane) 64, 66 f., 70 f., 75 ff., 81, 84–90, 93, 142
Eletriptan 74, 77, 101
Ergotalkaloide / allgemeine Wirkung 65
Ergotismus 66
Flunarizin 81, 83, 85, 89, 91 ff., 95, 98 f., 101 ff., 105, 108 f., 157
GABA 91
Hormontherapie – Östrogen TTS 81
Ibuprofen 64, 100 f., 104, 142 f., 149, 155 f., 158, 163
Intervallprophylaxe 83 ff.
Kalziumkanalblocker 83, 85, 89 ff., 92 f.
Kombinationspräparate 64
Lamotrigin 86, 91 f., 98, 101, 130, 132, 174, 176, 182,
Lipophilie 75, 77 f.
MAO-A-Hemmer 75 f.
Menopause 54, 82, 104
Metamizol 64, 83, 142 f., 155 f., 163, 167
Metoclopramid 63 f., 67, 71, 97 f., 100, 104, 107, 109, 155, 167
Metoprolol 83 f., 91 ff., 101 f.
Missbrauch 149
Monoaminooxydasehemmer s. MAO
Nadolol, Timolol, Bisoprolol 84, 91 ff., 97, 108
Naproxen 81, 89, 91 f., 96, 98, 102, 106, 108 f., 142 f., 148, 163, 167 f.

Naratriptan 67, 74 f., 78 ff., 97, 99, 101, 103
Natriumkanäle 86, 92
Netto-Effekt (Net gain) 79
Nimodipin 85, 91 f., 99, 101, 103
Opioide 145, 174
P450-System 75
Paracetamol 64, 89, 101, 142 f., 148, 155 ff., 163, 165, 251
Plazeboansprechraten 79
Progesteron 54 f., 81, 106
Propranolol 75 f., 83 ff., 87, 89, 91 ff., 96, 98, 100 f., 103, 106, 108 f.
Psychopharmaka 87, 109
Recurrence Phänomen (Rebound) 67, 69, 75 f., 79 f., 96, 98 f., 105, 107 f.
Rizatriptan 74, 76–80, 96 f., 99, 101, 107 f.
Serotoninreuptakehemmer 87
Sumatriptan 59, 63 f., 66–82, 88, 93, 96–109, 128 f., 132, 134, 139, 143, 148, 158, 226
Tägliche Ergotamineinnahme 68
tardive Dyskinesien 63
Therapie der Aura 86
Therapieempfehlung (Konsens Österr. Kopfschmerz-Gesellschaft) 67, 92
Therapiefehler (Akuttherapie) Tab. 13 80
Therapiefehler (Prophylaxe) 93, 128, 293
Therapie Perimenstrueller Migräne 81 f.
Thoraxsymptome 72 f., 75 f.
Tierexperiment 58 f., 61, 69, 249
Trigeminoneurale Reflexe
Triptane 7, 29, 34, 65, 68–81, 88, 119, 143, 156, 252
Trizyklika 87 f., 93
Unspezifische Migränemittel 64
Valproinsäure 83, 96, 130, 132
Verapamil 85, 91 f., 103, 130 f., 134
Vergleichbarkeit d. Triptane 77
Zolmitriptan 67 f., 74 ff., 78–81, 98 f., 102, 104 ff.

Sachverzeichnis

Migräne und Schlaganfall 111
migränöser Infarkt 111–114, 117 f.
orale Kontrazeptiva, Pille 112, 116, 119
Rauchen, Nikotin 55, 116–119

Physikalische Therapie 246 ff.

Postpunktioneller Kopfschmerz 10, 211

Pseudotumor cerebri 14 f., 19 ff., 36, 147, 210 f.

Psychologische Diagnostik 36, 233 f.
Autogenes Training 237, 253, 146, 158
Biofeedback 146, 157 ff., 235, 237, 239 ff., 243 f., 253
Desensibilisierung 238
Hypnose 242 ff.
Kognitive Therapie 237, 239
neuropsychologisches Schmerzmodell 234
Relaxation 73, 237, 243, 253
Schmerzpersönlichkeit 236, 244
Stressbewältigungstraining 238

Schleudertrauma der Halswirbelsäule 13, 16, 188, 190

Schmerzskala s. VAS 2

Spannungskopfschmerz 3, 6, 8–13, 26, 28, 30, 36, 43, 46, 49, 82, 94 f., 124, 137–149, 152, 155, 157 f., 161, 167, 177, 208, 225, 233, 235, 240 ff., 244, 246 f., 250–253
Antidepressiva 7, 29, 75, 87, 93, 109, 143 ff., 175, 229
Citalopram 145, 148
Definition, IHS 1 ff., 43, 46, 48, 50, 56, 94, 111, 118, 123, 137, 171, 178 f., 181, 236
Differenzialdiagnose 147
ES1, ES2 Suppression 140

Halbseitenzeichen 186
intrakranielle Drucksteigerung 21, 40, 187, 205, 208 ff.,
Muskuläre Verspannung 140
neurolog. Herdsymptome 40, 184, 187, 192, 195 f., 201, 205, 207,
Pfefferminzöl 145, 251
Physikalische Therapie 146, 244, 246, 250, 253
Psycholog. Methoden 146

Spontane subarachnoidale Blutung 194

St.-Antonius-Fieber 66

Symptomatische Trigeminusneuralgie 15, 217 f.

Tolosa-Hunt-Syndrom 12, 15, 19 f., 41, 133, 222

Traumatisch verursachte Kopfschmerzen 185

Untersuchung
klinische 17, 31, 152

VAS Skala 2

Zervikogene Kopfschmerzen 225, 227 f.
Botulinumtoxin 229
Halswirbelsäule 13, 16, 19, 33, 52, 94, 188, 190, 225, 227, 231 f., 248
Manualtherapie 230, 248
Nerven/wurzelblockaden, Lokalanästhetika 229
Neurolyse 179, 230
Neuroorthopädische Verfahren 230
operative Verfahren 174, 230
Physikalische Maßnahmen 229, 246
segmentale Blockierung 230
TENS 118, 178, 229, 243, 247 f.
Wärmepackungen 229, 246

Zoster ophthalmicus 12 f., 215 f.

SpringerMedizin

Eckhard Beubler

Kompendium der medikamentösen Schmerztherapie

Wirkungen, Nebenwirkungen und Kombinationsmöglichkeiten

Schmerz kann Leben retten. Ohne Schmerzempfindung würden wichtige Warnsignale überhört und Krankheiten zu spät einer Behandlung zugeführt werden. Hat er jedoch seine Warnfunktion erfüllt, ist er ohne Wert und kann das Leben unerträglich machen. Für den Patienten ist der Zustand qualvoll, für seine Genesung oft kontraproduktiv. Schmerzfreiheit fördert die Genesung. Ärzte, Pflegepersonal und Schmerzpatienten wissen viel zu wenig über Möglichkeiten und Wirkung neuer und alter Schmerzmittel. Dieser leicht lesbare Ratgeber beschreibt die wichtigsten Prinzipien der medikamentösen Schmerztherapie, er klärt Mythen und Irrtümer auf und schildert den neuesten Wissensstand. Zu den einzelnen Medikamenten werden Wirkungen, Nebenwirkungen und Kombinationsmöglichkeiten detailliert angegeben. Darüber hinaus gibt der Autor spezielle Hinweise für Schwangere, stillende Mütter, Kinder und ältere Menschen.

Dieses Buch ist damit ein Vademecum für alle, die Schmerz nicht mehr als bloßes Schicksal akzeptieren wollen.

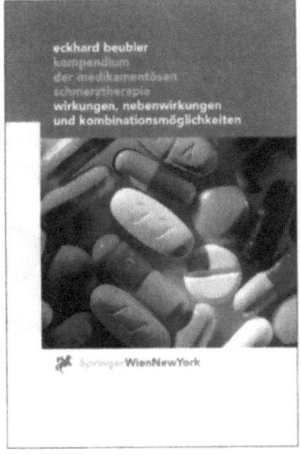

Unter Mitarbeit von Roland Kunz und Jürgen Sorge.
2000. IX, 92 Seiten.
Zahlreiche Abbildungen und Tabellen.
Broschiert DM 39,–, öS 275,–
ISBN 3-211-83431-1

 SpringerWienNewYork

A-1201 Wien, Sachsenplatz 4–6, P.O.Box 89, Fax +43.1.330 24 26, e-mail: books@springer.at, Internet: www.springer.at
D-69126 Heidelberg, Haberstraße 7, Fax +49.6221.345-229, e-mail: orders@springer.de
USA, Secaucus, NJ 07096-2485, P.O. Box 2485, Fax +1.201.348-4505, e-mail: orders@springer-ny.com
Eastern Book Service, Japan, Tokyo 113, 3–13, Hongo 3-chome, Bunkyo-ku, Fax +81.3.38 18 08 64, e-mail: orders@svt-ebs.co.jp

SpringerMedizin

Wolfgang Grisold,
Peter Krauseneck,
Bettina Müller

Praktische Neuroonkologie

2000. XVIII, etwa 620 Seiten. 92 Abbildungen.
Broschiert DM 138,–, öS 966,–
ISBN 3-211-83247-5

Die Neuroonkologie hat sich in den vergangenen Jahren als eine eigene Disziplin sowohl innerhalb der Neurologie als auch interdisziplinär etabliert: übergreifend für Onkologie, Interne Medizin mit onkologischen Patienten, Neurochirurgie, Radiochirurgie und theoretische Fächer. Eine rasche Weiterentwicklung erfolgt sowohl in der Diagnostik als auch beim Therapieangebot.

Das Buch ist nach pathophysiologischen Gesichtspunkten aufgebaut. Dies ermöglicht den Ärzten eine rasche Identifikation der wahrscheinlichsten Ursache der Störung und zugleich eine ausführliche Differentialdiagnose. Damit ist die „Praktische Neuroonkologie" ein unentbehrlicher Ratgeber in der täglichen Arbeit für Neurologen, Onkologen und alle Ärzte, die Patienten mit neuroonkologischen Problemen behandeln.

Die Auflistung aller wichtigen in der Neuroonkologie verwendeten Skalen und Instrumente zur Erfassung der Lebensqualität garantiert den praktischen Nutzen dieses Kompendiums.

SpringerWienNewYork

A-1201 Wien, Sachsenplatz 4–6, P.O.Box 89, Fax +43.1.330 24 26, e-mail: books@springer.at, Internet: www.springer.at
D-69126 Heidelberg, Haberstraße 7, Fax +49.6221.345-229, e-mail: orders@springer.de
USA, Secaucus, NJ 07096-2485, P.O. Box 2485, Fax +1.201.348-4505, e-mail: orders@springer-ny.com
Eastern Book Service, Japan, Tokyo 113, 3–13, Hongo 3-chome, Bunkyo-ku, Fax +81.3.38 18 08 64, e-mail: orders@svt-ebs.co.jp

SpringerMedizin

Brigitte Worofka, Jutta Lassmann,
Kurt Bauer, Wolfgang Kristoferitsch

Praktische Liquorzelldiagnostik

1997. IX, 118 Seiten. 106 großteils farbige Abbildungen.
Broschiert DM 39,–, öS 275,–
ISBN 3-211-83060-X

Ein einfacher Zugang zur Liquorzelldiagnostik wird anhand eine umfangreichen Farbbildteiles und leicht verständlicher Erläuterunge sowohl zu den theoretischen und technischen Grundlagen der Liquo zytologie als auch zur Bearbeitung der Proben im Labor ermöglich Normale und pathologische Liquorzellbilder – auch aus atypische Liquorproben (Drainagen, Liquorrhoe) – werden ausführlich beschri ben und den entsprechenden neurologischen Erkrankungen zugeor net. Als Ergänzung dazu werden die Grundprinzipien der Protei diagnostik im Liquor cerebrospinalis und deren Beurteilung dargestell Die übersichtliche, prägnante Aufbereitung erleichtert sowohl d Arbeit der im Labor Tätigen als auch die Diagnosestellung durch de Facharzt.

„... Die Lesbarkeit ist durchwegs ausgezeichnet. Besonders müssen d hervorragenden Farbabbildungen erwähnt werden, die einen echte Atlas der zellulären Veränderungen darstellen und höchste Ansprüchen genügen ... Als Leitfaden insgesamt sehr übersichtlich, hi reich und lesenswert." Pädiatrie&Pädolog

„... ist es den Autoren gelungen, die Komplexität der Liquorze diagnostik in überschaubarer und insbesondere auch visuell verstän licher Form darzustellen ... ein handlicher Entscheidungshelfer für d Befundung von Liquorpräparaten." m

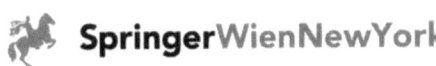
SpringerWienNewYork

A-1201 Wien, Sachsenplatz 4–6, P.O.Box 89, Fax +43.1.330 24 26, e-mail: books@springer.at, Internet: www.springer.at
D-69126 Heidelberg, Haberstraße 7, Fax +49.6221.345-229, e-mail: orders@springer.de
USA, Secaucus, NJ 07096-2485, P.O. Box 2485, Fax +1.201.348-4505, e-mail: orders@springer-ny.com
Eastern Book Service, Japan, Tokyo 113, 3–13, Hongo 3-chome, Bunkyo-ku, Fax +81.3.38 18 08 64, e-mail: orders@svt-ebs.co.jp

SpringerMedizin

Udo A. Zifko, Artur P. Worseg (Hrsg.)

Das Karpaltunnelsyndrom

Diagnose und Therapie

1999. X, 150 Seiten. 32 Abbildungen.
Broschiert DM 68,–, öS 476,–
ISBN 3-211-83214-9

Das Karpaltunnelsyndrom ist das häufigste periphere Nervenkompressionssyndrom. Es handelt sich meist um ein multifaktorielles Geschehen, wobei berufsassoziierten Über- und Fehlbelastungen ei immer größerer Stellenwert zugeschrieben wird. Trotz typische Krankheitssymptomatik ist die differentialdiagnostische Abgrenzun des Karpaltunnelsyndroms oft erschwert, sodaß Patienten erst verspätet einer adäquaten Behandlung zugeführt werden.

Dieses Buch informiert über den aktuellen Stand in der Diagnostik un Therapie. Verfeinerte diagnostische Methoden werden ebenso darge legt wie neue operative und konservative Behandlungstechniken. De Einblick in die diagnostischen und therapeutischen Konzepte der ve schiedenen Berufsgruppen gewährt eine optimale Zusammenarbei Offene Fragen wie etwa der Zeitpunkt des operativen Eingreifens we den ebenso diskutiert wie die der offenen oder geschlossene Karpaltunnelspaltung. Besonderes Augenmerk wird auf die Prophylax durch entsprechende arbeitsmedizinische und ergotherapeutisch Aspekte gelegt.

Das Buch eignet sich als Nachschlagewerk für sämtliche in de Diagnose und Therapie des Karpaltunnelsyndroms involvierten Beruf gruppen.

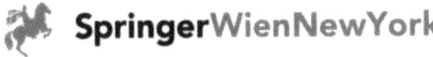
SpringerWienNewYork

A-1201 Wien, Sachsenplatz 4–6, P.O.Box 89, Fax +43.1.330 24 26, e-mail: books@springer.at, Internet: www.springer.at
D-69126 Heidelberg, Haberstraße 7, Fax +49.6221.345-229, e-mail: orders@springer.de
USA, Secaucus, NJ 07096-2485, P.O. Box 2485, Fax +1.201.348-4505, e-mail: orders@springer-ny.com
Eastern Book Service, Japan, Tokyo 113, 3–13, Hongo 3-chome, Bunkyo-ku, Fax +81.3.38 18 08 64, e-mail: orders@svt-ebs.co.jp

Springer-Verlag und Umwelt

ALS INTERNATIONALER WISSENSCHAFTLICHER VERLAG sind wir uns unserer besonderen Verpflichtung der Umwelt gegenüber bewußt und beziehen umweltorientierte Grundsätze in Unternehmensentscheidungen mit ein.

VON UNSEREN GESCHÄFTSPARTNERN (DRUCKEREIEN, Papierfabriken, Verpackungsherstellern usw.) verlangen wir, daß sie sowohl beim Herstellungsprozeß selbst als auch beim Einsatz der zur Verwendung kommenden Materialien ökologische Gesichtspunkte berücksichtigen.

DAS FÜR DIESES BUCH VERWENDETE PAPIER IST AUS chlorfrei hergestelltem Zellstoff gefertigt und im pH-Wert neutral.

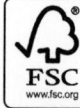

MIX
Papier aus verantwortungsvollen Quellen
Paper from responsible sources
FSC® C105338

If you have any concerns about our products,
you can contact us on
ProductSafety@springernature.com

In case Publisher is established outside the EU,
the EU authorized representative is:
**Springer Nature Customer Service Center GmbH
Europaplatz 3, 69115 Heidelberg, Germany**

Printed by Libri Plureos GmbH
in Hamburg, Germany